Digitally Guided Dental Therapy

State-of-the-Art Dental Technology

デジタルデンティストリーの実践

植松厚夫 著

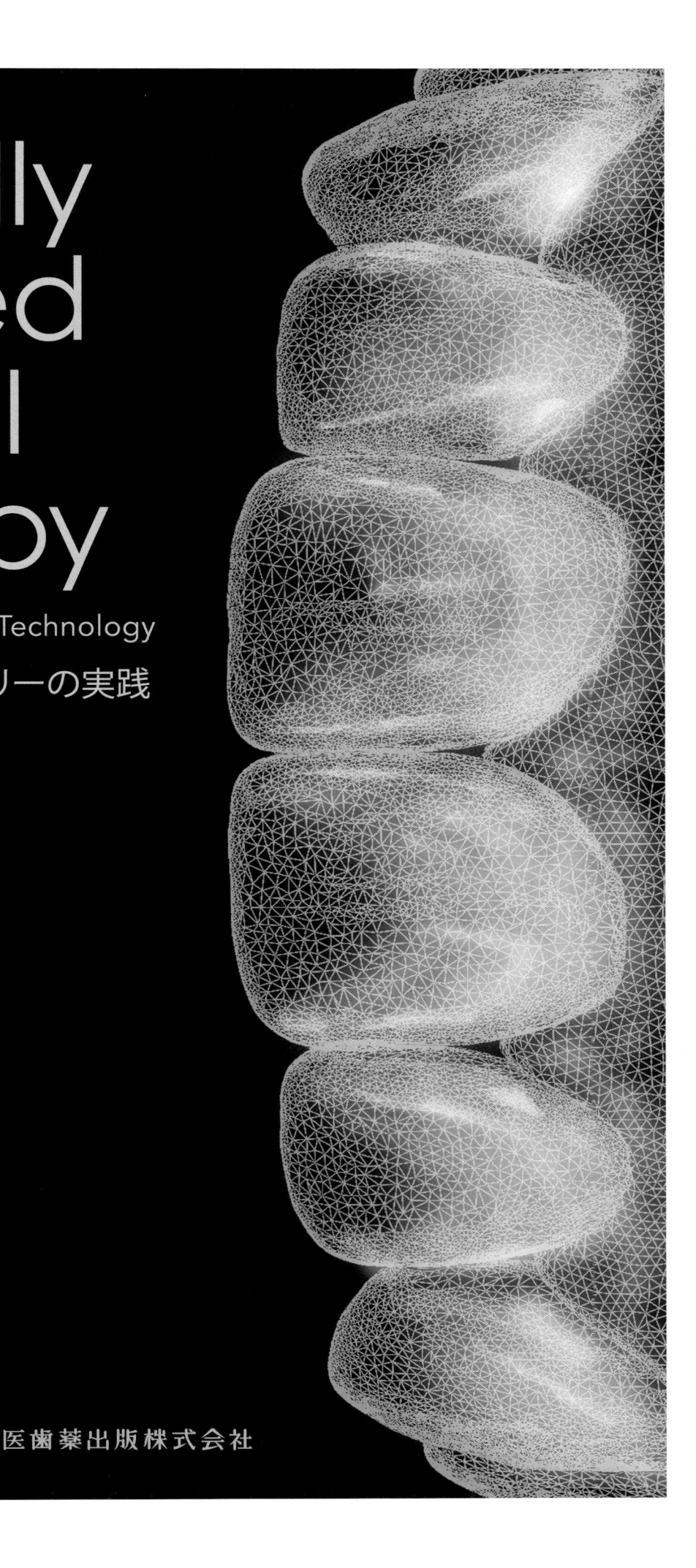

医歯薬出版株式会社

This book was originally published in Japanese
under the title of :

DIGITAL DENTISTRY NO JISSEN

（DIGITALLY GUIDED DENTAL THERAPY : State-of-the-Art　Dental Technology）

UEMATSU, Atsuo
　Uematsu Dental Clinic

ⓒ 2019　1st ed.

ISHIYAKU PUBLISHERS, INC.
　7-10, Honkomagome 1 chome, Bunkyo-ku,
　Tokyo 113-8612, Japan

序　文

　近年，コンピュータ技術の発展にともない歯科治療分野においてもデジタル化が展開されてきている．デジタル化の大きな特徴は，様々なソフトウエアを介して自分の使いたい道具となるコンピュータへ変換できることである．デジタル歯科治療の導入としては，ソフトウエアと工作機器を発展させる目的で10年ほど前からCADソフトでデザインしてCAMでクラウンなどを製作する過程が先行されてきた．その後，CAD/CAMで使用するマテリアルの種類とディスクの大きさが進化して様々な歯科治療に対応可能となり，またCloudやWi-Fiといった通信伝達手段が発達してきたことからデジタル歯科治療にオープンシステムが応用されるきっかけになった．

　特に，ここ数年でIntraoral Scanner (IOS)が歯科治療へ導入され，患者の口腔内の歯，軟組織，そして咬合関係などを3Dで立体構築してカラーで採得したデータを無色のSTLファイル形式で使用できるようになった．このようなソフトウエアの開発でデジタル歯科治療はさらに拍車が掛かり，進歩，発展してきている．

　デジタル化によって，Cone Beam CT (CBCT)，Intraoral Scanner (IOS)など三次元で真度(trueness)かつ精度(precision)の高い情報を，その治療目的に合わせて統合させる様々なソフトウエアが開発されており，診療室だけに存在していた患者情報がコンピュータ画面を通して世界中へ立体的に瞬時に移動できる時代になりつつある．

　現代歯科治療は顔貌からの評価を行って，機能的・審美的な改善を行うことを治療計画立案の主軸として考えることは周知の通りである．頭蓋に対する上顎の位置付けや治療を行う上での下顎位の決定は，アナログ時代に様々な方法が行われてきた．しかし，補綴学的な基準の中には眼で捉えることのできないものも多く存在している．その基準を満たすために実習を通して手指と眼などでその感覚を体得するために練習を繰り返すしかなかった時代から，デジタル化により今まで感覚に頼っていた部分を可視化して精度と再現性の高い治療基準へと導くことが可能となってきている．

　また，インプラント治療においても，軟・硬組織に実際に着手しない段階からシミュレーションできると同時に不必要な処置を事前に省くことが可能となり，デジタル技術により最も侵襲の少ない安全性の高い治療を遂行することが可能となった．

　そこで本書では，Opening Graphにおいてデジタルデンティストリーの必要性について症例を交えて解説した．続くChapter1，2ではデジタルデンティストリーの基本となるIntraoral Scanner (IOS)の特徴および臨床応用について解説した．そしてChapter3では，今後デジタルデンティストリーの中心となるであろうIntraoral Scanner (IOS)とCBCTを統合させた歯科治療について詳述した．さらに誌面だけでは伝えきれないIntraoral Scanner (IOS)の使用法やコンピュータ・シミュレーションなどについては，動画を制作したので特設サイト（P. 8参照）を併せてご覧いただきたい．

　これからの歯科治療は，デジタルを基軸にして診査・診断から問題点の抽出，治療計画の立案，そして順序立てた精度の高い治療をデジタルプランニングによってガイドされながら実行するDigitally Guided Dental Therapyの時代へ進化していくことを期待する．そして本書がその端緒となれば，著者としてこれに勝る喜びはない．

2019年7月

植松厚夫

発刊にあたって

日本臨床歯科学会理事長　原宿デンタルオフィス院長
山﨑長郎　Masao Yamazaki

　私と植松厚夫先生の出会いは，いまから22年前，植松先生が東京SJCDのコースを受講されたのがきっかけである．その時には既に，歯周病学教室の研究生を終えてHARVARD大学歯学部に留学された後であり，学術的なバックグラウンドと高いスキルを兼ね備えていた．そこにSJCDの診査・診断能力やグローバルスタンダードといったエッセンスが加わり，歯科医師としてさらに力を磨いていった．

　その後も東京SJCD理事，副会長と重責を担い，神奈川歯科大学 臨床教授（ペリオ・インプラント），日本臨床歯科学会 指導医，日本口腔インプラント学会　専門医・指導医としても後進の指導にあたり，さらにシンガポールの歯科医師免許を取得するなど，国内外で活躍されている．

　そんな植松先生がデジタルデンティストリーに関する書籍を発刊すると聞き，たいへん嬉しく思う．植松先生は補綴・インプラント・ペリオに精通しており，さらに海外での診療経験も豊富なことから，新たなデジタルデンティストリー像を我々に示してくれると期待したからである．

　本書を拝読して最も感銘を受けたことは，デジタル技術を「診査・診断」に活かしている，という点である．
　熟練した歯科医師ならば，シリコーン印象材で歯肉縁下まできれいに印象を採るだろう．優れた歯科技工士ならば，CAD/CAMよりも美しいセラミッククラウンを作るだろう．それでも植松先生がデジタル技術に注力されているのは「見えないものを見ようとしている」からにほかならない．

　口腔内スキャナーデータとCBCTのデータをスーパーインポーズ（重ね合わせ）することによって，歯列の状態と顎関節の状態を同時に確認する．顎骨と口腔内スキャナーデータから仮想咬合平面をシミュレーションしてプロビジョナルレストレーションを作製する．このようにアナログではできなかったデジタルならではの技術を応用し，診査・診断，治療計画の立案に活かしているのである．それはまさに，次世代のデジタルデンティストリーの姿ではないだろうか．

　本書が多くの方々の臨床に役立ち，そしてデジタルデンティストリーのさらなる発展に寄与することを祈念している．

2019年7月

山﨑長郎

Digitally Guided Dental Therapy

State-of-the-Art Dental Technology

デジタルデンティストリーの実践

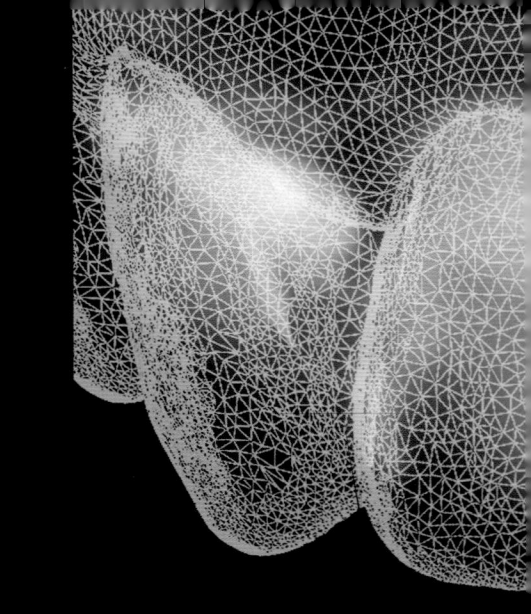

CONTENTS

序文　……3

発刊によせて
山﨑長郎　Masao Yamazaki　……5

Opening Graph
Why Digital Dentistry?　……9

Chapter 1　デジタル歯科治療（口腔内スキャナー・CBCT）　……19
　1　口腔内スキャナー(IOS)の有用性　……20
　2　各種口腔内スキャナーの特徴（口腔内スキャナーの比較）　……26
　3　信頼性の高いIntraoral Scanning　……31
　4　CBCTを用いた3D診断と治療計画（Superimpositionとの関連性）　……42
　5　Chapter 1のまとめ……50

Chapter 2　口腔内スキャナーの臨床応用　……51
　1　デジタルワークフロー（Digital Workflow）　……52
　2　天然歯への適用　……53
　　clinical case1. **インレー**　……56
　　clinical case2. **オーバーレイ**　……57

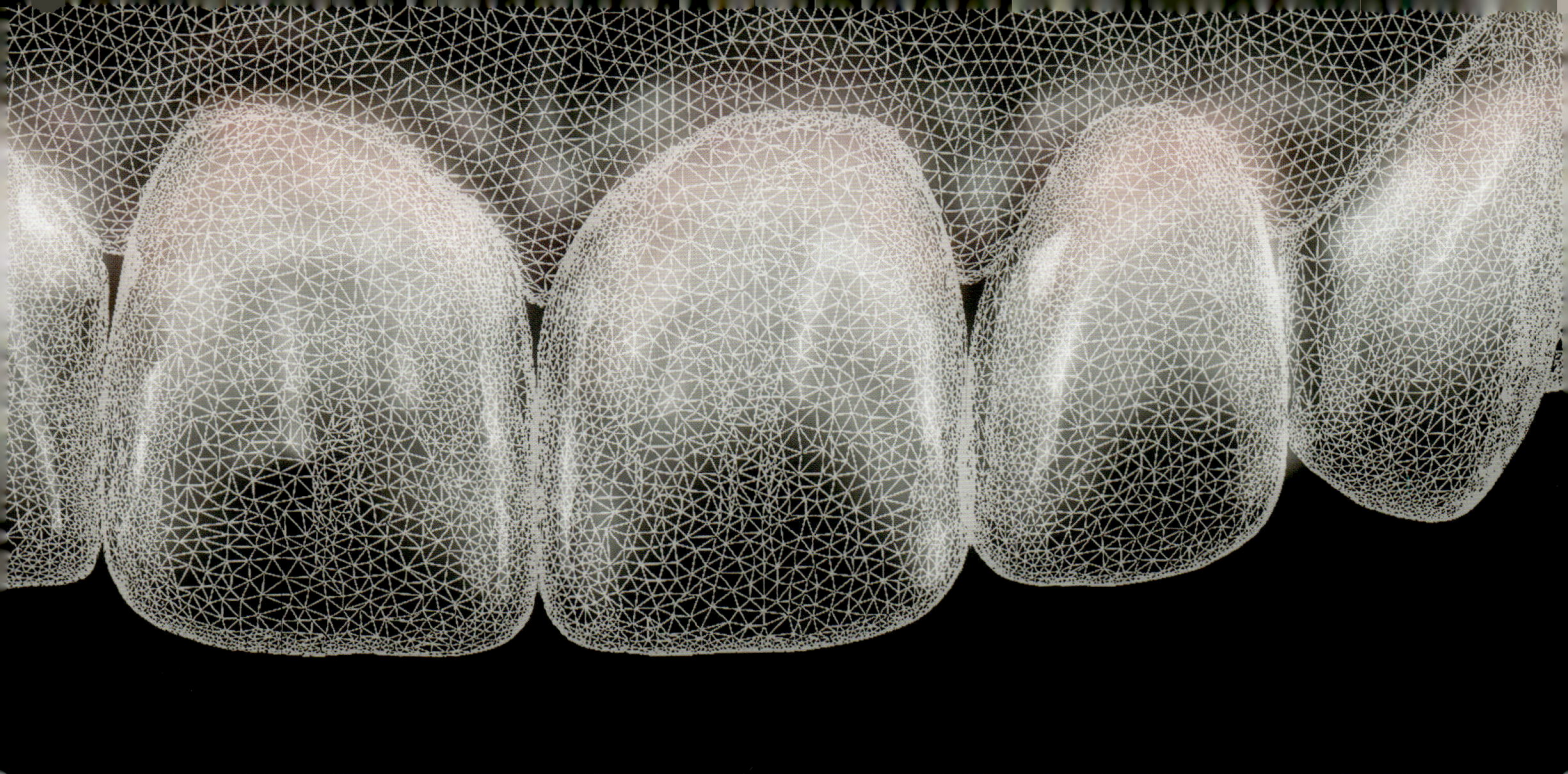

　　　clinical case3. **クラウン**　……59

　　　clinical case4. **歯肉縁下フィニッシュラインの光学印象が困難な場合**　……62

　　　clinical case5. **単独ベニア**　……65

　　　clinical case6. **複数歯のベニア**　……67

　3　インプラントへの適用　……73

　　　clinical case1. **シングルインプラント（大臼歯，即時プロビジョナル）**　……73

　　　clinical case2. **フラップレスインプラント（下顎前歯部，即時プロビジョナル）**　……80

　4　Chapter 2のまとめ　……86

Chapter 3　CBCTとIOSの統合を利用した咬合再構成　……87

　1　使用するCBCTの精度　……88

　2　CBCTとTRIOSデータの統合　……89

　3　仮想平面を具現化し咬合再構成を行う　……89

　4　CBCTとIOSの統合を利用して咬合再構成を行った臨床症例　……92

　　　clinical case1. **関節窩と下顎頭の位置関係を確認して行うインプラント補綴**　……92

　　　clinical case2. **IOSとCBCTを基に咬合平面を設定した症例**　……100

　　　clinical case3. **IOSとCBCTを用いて咬合平面，インプラントポジション，
　　　　　　　矯正治療を計画した症例**　……110

　5　おわりに　……131

参考文献　……132

あとがき　……134

表紙画像：田中文博氏（コアデンタルラボ横浜）

動画ホームページのご案内

本書の中で「MOVIE」と記載されている写真は，動画でご覧頂くことができます.

ホームページアドレス
https://www.ishiyaku.co.jp/ebooks/462160/

Digitally Guided Dental Thepapy
デジタルデンティストリーの実践 付録動画

Opening Graph　Why Digital Dentistry？

o-1　バーチャル咬合器を用いて製作する下顎位誘導のためのアプライアンス（P.14）

Chapter1　デジタル歯科治療（口腔内スキャナー・CBCT）

1-1　エマージェンスプロファイルの光学印象（P.37）

Chapter 2　口腔内スキャナーの臨床応用

2-1　クラウンの光学印象（P.59）

2-2　最終補綴物のデザイン（P.60）

2-3　歯肉縁下，最終補綴物のデザイン（P.63）

2-4　ミリング（P.66）

2-5　複数歯のベニア　印象採得の工夫（P.71）

2-6　ジャストフィニッシュライン（P.71）

2-7　抜歯後の顎堤を作る（P.81）

2-8　バーチャル咬合器（P.82）

Chapter3　CBCTとIOSの統合を利用した咬合再構成

3-1　エマージェンスプロファイルとスキャンボディによる印象（P.103）

3-2　咬合平面に合わせたプロビジョナルレストレーションの作製（P.105）

3-3　バーチャルプランニング（P.117）

3-4　スキャンボディを用いた全顎的な光学印象（P.119）

3-5　下顎の矯正治療時の歯槽骨と歯の関係（P.123）

3-6　下顎の矯正治療時のバーチャルプランニング（P.124）

3-7　チタンアバットメント作製時のバーチャルデザイニング（P.128）

3-8　バーチャルプランニングと治療結果の再評価（P.130）

◆パソコンで視聴する方法
上記のURLにアクセスし，該当項目をクリックすることで動画を視聴することができます.
［動作環境］
Windows 7以上のMicrosoft Edge，Google Chrome最新版
MacOS 10.10以上のSafari最新版
◆スマートフォン・タブレットで視聴する方法
上記のURLを入力するか，QRコードを読み込んでサイトにアクセスし，該当項目をクリックすることで動画を視聴することができます.
［動作環境］
Android 6.0以上のGoogle Chrome最新版
iOS 11以上のSafari 最新版
※フィーチャーフォン（ガラケー）には対応しておりません.
◆注意事項
・お客様がご負担になる通信料金について十分にご理解のうえご利用をお願いします.
・本コンテンツを無断で複製・公に上映・公衆送信（送信可能化を含む）・翻訳・翻案することは法律により禁止されています.
◆お問い合わせ先：以下のお問い合わせフォームよりお願いいたします.
URL：https://www.ishiyaku.co.jp/ebooks/inquiry/

WHY DIGITAL DENTISTRY?

なぜ歯科のデジタル化が必要なのだろうか.

それは，デジタル技術によっていままで視認できなかったものが視認できるようになる，という点が一番のメリットだと考える.

たとえば，口腔内スキャナー（IOS:Intraoral Scanner）とCBCT(cone-beam CT)を組み合わせることで，カンペル平面，中心位といった様々な基準が可視化されていく. また口腔内スキャナーを用いることで，いままで見えなかった角度から咬合接触点を観察したり，補綴物の厚みを任意の位置で確認することもできる. 診断用ワックスアップをバーチャル咬合器上で動かすことで，適切なアンテリアガイダンスが付与できるか，事前に確認することができる.

こうしたバーチャルプランニングに用いることができるのが，デジタル化の最大のメリットと考える.

さらに口腔内スキャナーは，感染のリスクが少ない，医療廃棄物の削減，印象材の誤嚥のリスクがない，記録の保管が容易といった効果も挙げられる.

ここでは，IOSとCBCTを利用して上下顎の位置関係を修正し，下顎位を適切な位置へ誘導するアプライアンスをCAD／CAMで作製した症例を提示し，デジタル化のメリットについて論じてみたい.

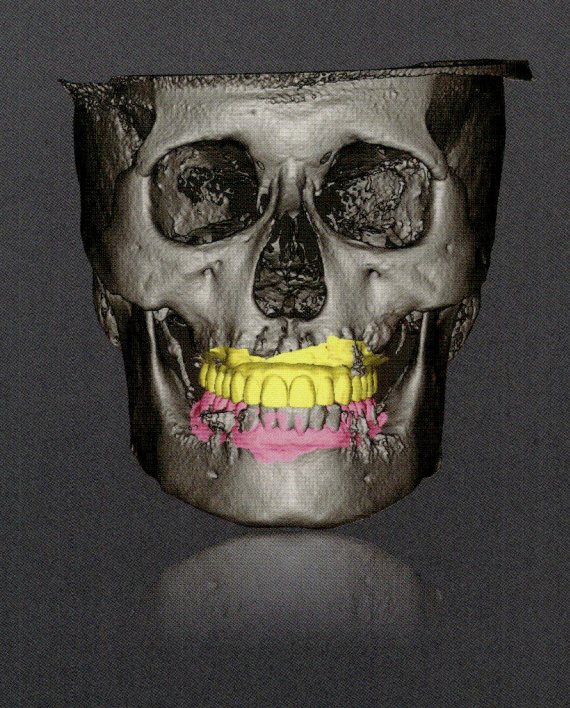
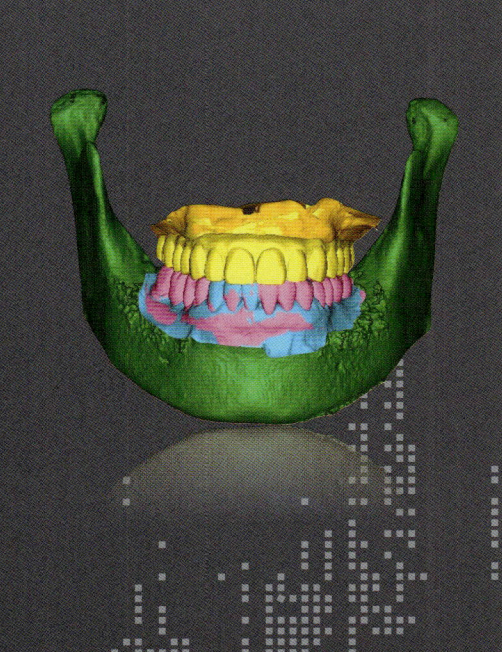

半調節性咬合器へフェイスボウトランスファーで
上顎模型を付着する際に起こる問題点

　複雑な補綴治療は他科と連携した治療が必要だが，治療ゴールの設定や情報交換を行う上で，補綴医がイメージしている最終ゴールが確実に同じ状態で伝わっているかを目に見える状態で確認し難いのが現状である．

　診断用ワックスアップを行うために咬合器付着をしても，フェイスボウトランスファーで上顎の後方基準点となる左右の耳の高さが異なる事が原因で，頭蓋に対する上顎の位置付けが傾斜してしまうことを経験する歯科医師も多いことだろう（図 o-1a, b）．

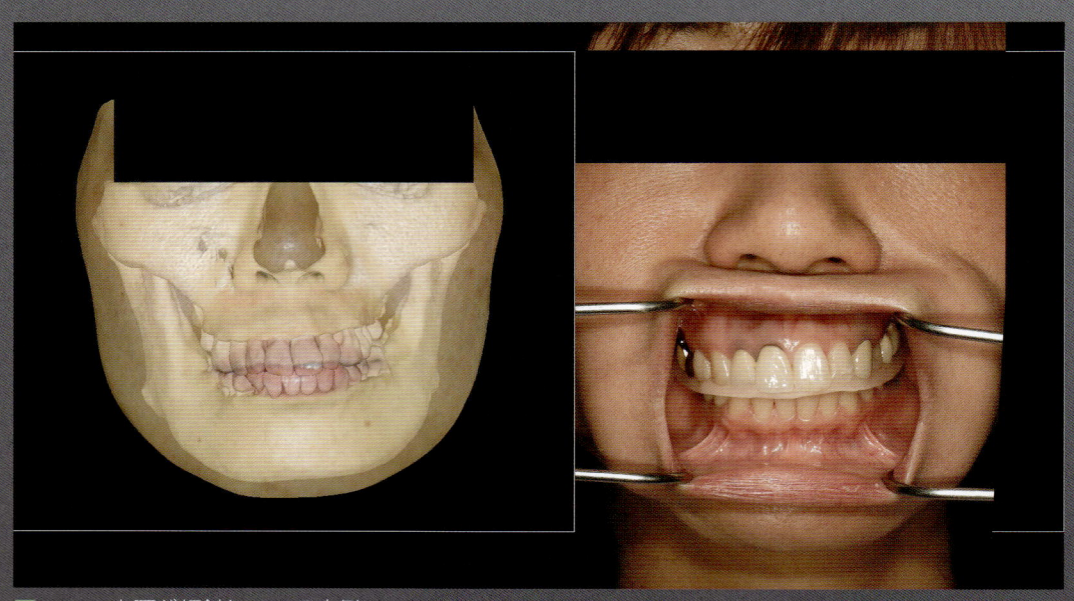

図 o-1a　上顎が傾斜している症例.

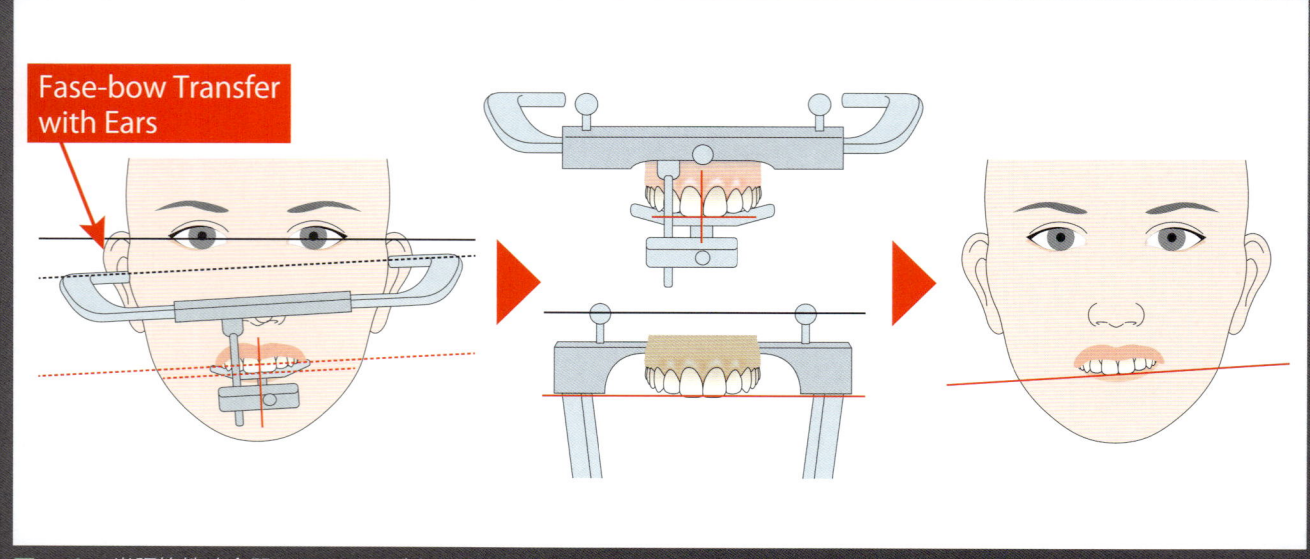

図 o-1b　半調節性咬合器へフェイスボウトランスファーで上顎模型を付着する際に起こる左右の後方基準点の高さの違い. 頭蓋に対する上顎骨・歯列弓の正しい位置付けができない.

　また，咬頭嵌合位の状態は種々な下顎位が存在しており，それに伴う下顎頭の位置が左右で著しく異なる場合は，咬合器付着を咬頭嵌合位を用いて行っても咬合器に設定された開閉軸と患者の下顎の開閉軸が一致しないことが多々ある（図o-2a〜d）．

　この様な半調節性咬合器にフェイスボウトランスファーで模型を付着する場合に起こる問題点を考慮すると，咬合器を使用しなくても良いのではないかという意見も出て来そうである．この時点で図o-2dで問題となるのが，下顎位を中心位へどの様に誘導するか，あるいは誘導できる状態なのか，ということではないだろうか．この下顎位をデジタル技術によって中心位へ誘導できないものだろうか．

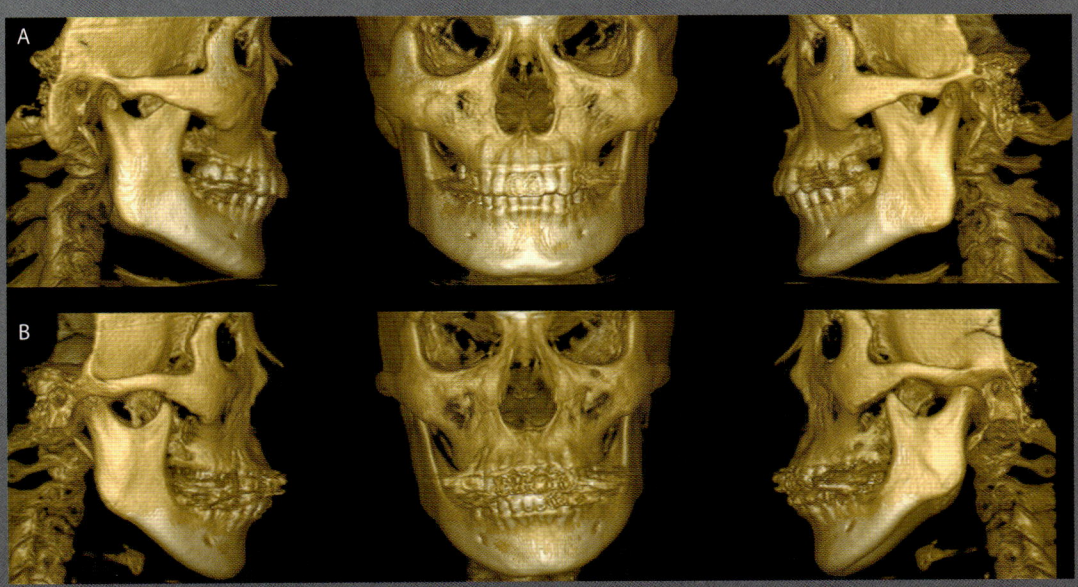

図 o-2a　三次元立体像で確認すると頭蓋に対する下顎骨の位置がAとBでは著しく異なる事が分かる．

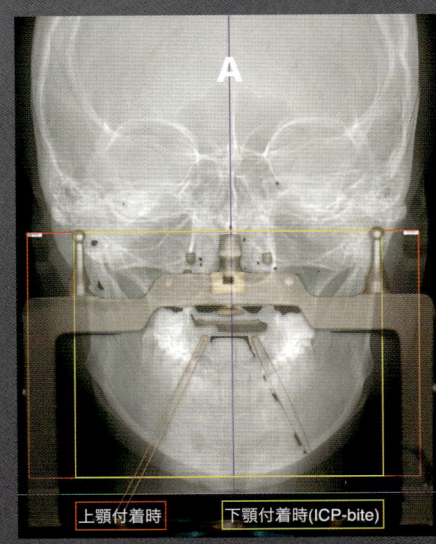
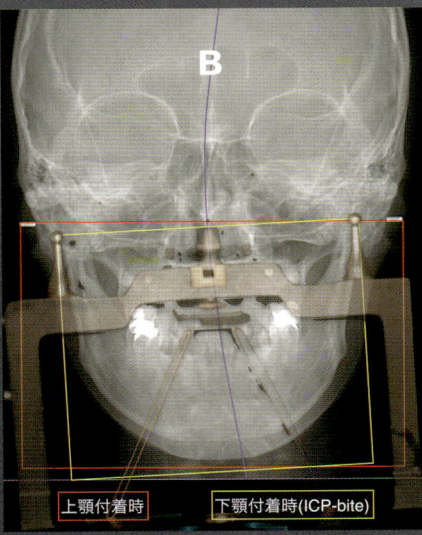
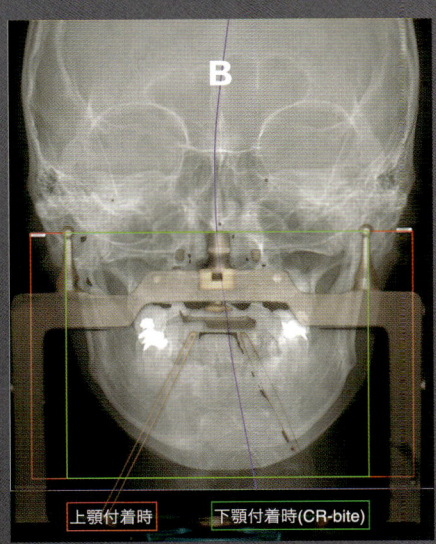

図 o-2b　Aの下顎位の状態は咬頭嵌合位でも下顎頭と咬合器の開閉軸が一致している．

図 o-2c　Bの下顎頭の位置は咬頭嵌合位では咬合器の開閉軸と一致していない．

図 o-2d　下顎位を中心位に誘導した状態は下顎頭の位置が咬合器の開閉軸に近似することになる．

仮想基準を可視化する

　デジタル化によって，いままで視認できなかった補綴治療における数々な仮想基準が可視化されていくことは，我々歯科医師にとって有益なことであろう．特に，咬合再構成を必要とする複雑な症例においては，その価値は一段と高くなっていく．

　多数歯欠損の特殊性を考慮しながら現時点におけるデジタル技術を有効利用して，アナログでは試行錯誤を繰り返すことの多かった下顎位の誘導に関して検討していきたい．

IOSとCBCTを利用して下顎位を誘導した症例

　下顎位をスプリントやプロビジョナルレストレーションを用いて誘導することは，徐々に多くの歯を喪失して下顎位が偏位した症例を咬合再構成する時は必須のものである（図o-3a, b）．

　しかし，従来のアナログ法は，中心位に近似した位置へ下顎頭を誘導した時点で採得されたシリコーンバイトなどを用いてヒンジアキシスで回転運動している下顎の位置を上顎歯列に対して位置付

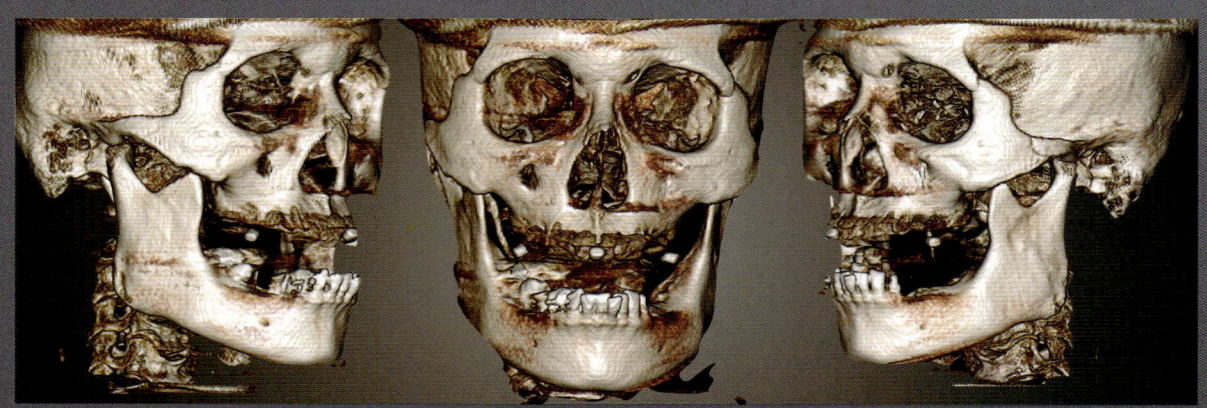

図 o-3a　CBCTを用いると頭蓋骨に対する上顎骨の位置，下顎骨の位置，そして上下顎の位置関係を立体的に実測可能な状態で捉える事ができる．

Problems	Solution
1. 上下顎の位置関係	
2. 咬合高径	インプラント前に プロビジョナルデンチャーを装着 & インプラント後に プロビジョナル レストレーションを装着
3. 咬合の安定	

図 o-3b　多数歯欠損の治療を行う場合の特徴は，上下顎の位置関係や咬合高径などに改善が必要かどうか，またこれらが関係して咬合状態が不安定になっている．

けるように採得する方法であった．

　そこで，IOSとCBCTを利用して上下顎の位置関係を修正し，下顎位を上下顎の正中線上で一致させるために誘導するアプライアンスをCADでデザインしてからCAMで作製することを試みた（図o-4）．

　IOSで採得した口腔内の状態は，上顎歯列弓を黄色，下顎歯列弓をピンクで色分けして表現し，咬頭嵌合位で撮影されたCBCTのデータとスーパーインポーズ（透過した重ね合わせ）することによって表現される（図o-5）．これら二つのデータがスーパーインポーズによって一致することで患者の口腔内の状態を口腔外へ抽出して診査・診断できることになる．

　上顎，下顎そして下顎頭など必要な部分をソフト内でセグメンテーション（分離）することができる．アナログでは分離したものは完全な形で元に戻す事は不可能だが，デジタルはこの部分が得意であり，コピー，スーパーインポーズ，そして元データで確認することで分離したものを元の形に復元できる（図o-6）．

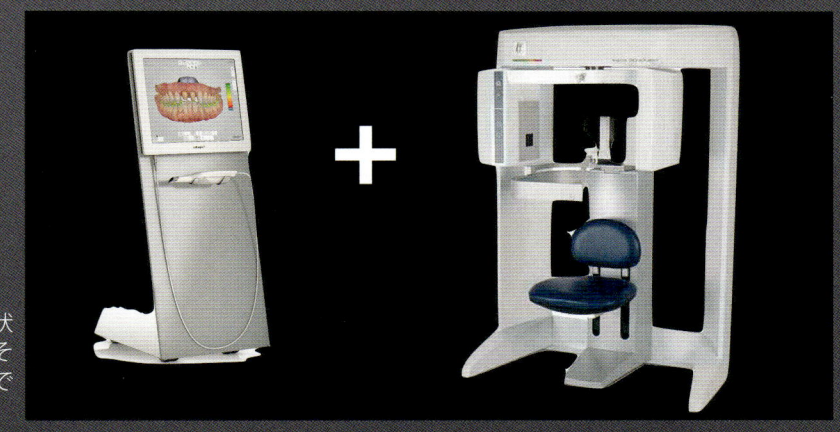

図 o-4　軟組織や患者の咬頭嵌合状態は Intraoral Scanner (IOS) で，その時の上下顎の位置関係は CBCT で採得できる．

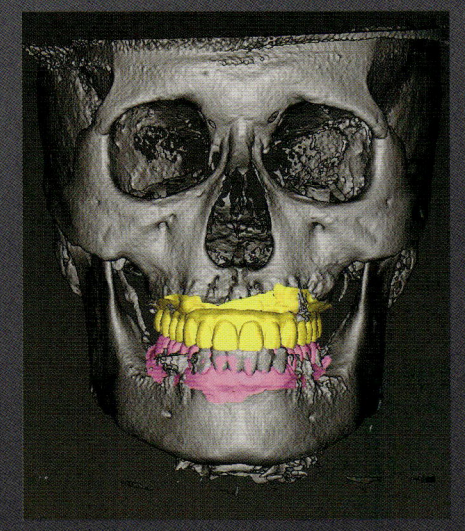

図 o-5　スーパーインポーズ（透過した重ね合わせ）によって，CBCTで写らないプロビジョナルレストレーションの情報をIOSから持ち込むことができる．

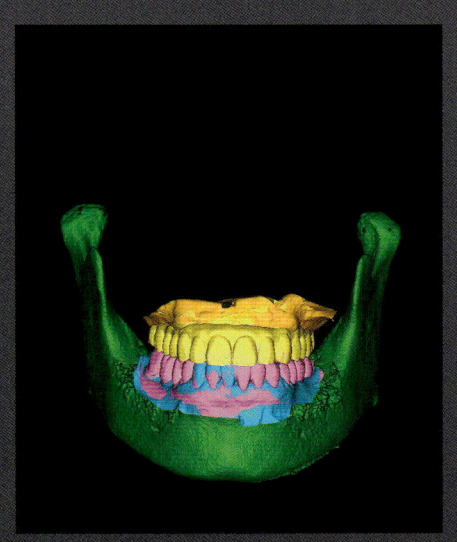

図 o-6　分離された下顎体と IOS から統合された上下顎歯列弓．

分離したCBCTデータをカンペル平面を考慮しながらバーチャル咬合器へ付着する．種々なバーチャル咬合器がソフト内に存在しているが，下顎運動を再現するにはアルコン型の咬合器を選択すべきである．

　咬合器付着を行った後に，各咬合器に設定されている作業側と非作業側のバーチャル上での動きを利用して上下顎の正中が一致するまで移動する．下顎体が移動したことで生じる空隙へアプライアンスを設計するため，このデータをCADソフトへ移動してデザインされたアプライアンスをCAMで作製する（図 o-7）．

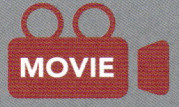 **o-1**　バーチャル咬合器で上下顎の正中を一致させるために必要な修正量を導き出す

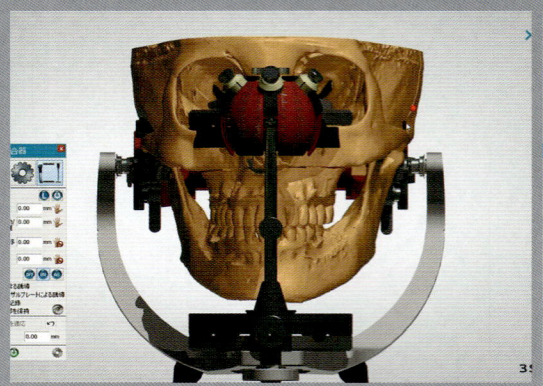

図 o-7a　バーチャル咬合器へ CBCT データを付着．

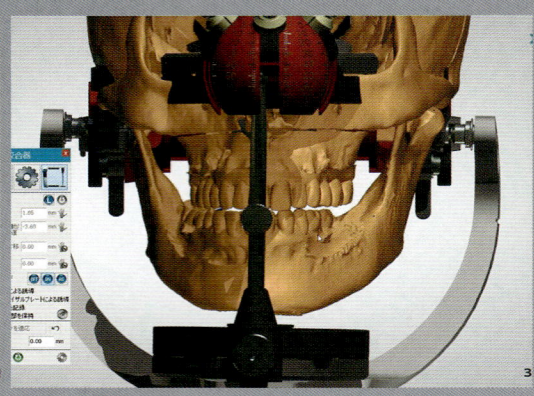

図 o-7b　側方運動をバーチャル咬合器に設定されている作業側，非作業側の動きに合わせて行う．

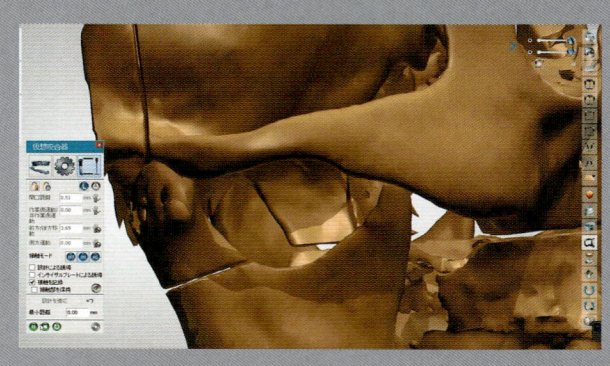

図 o-7c　側方運動時の関節窩内における下顎頭の動きを可視化できる．

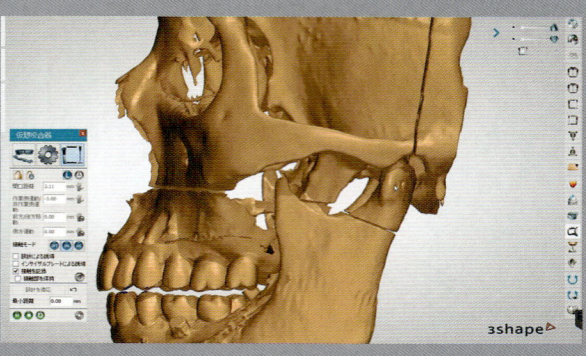

図 o-7d　前方運動時に関節窩内で下顎頭が前下方に移動して，わずかに開口している．

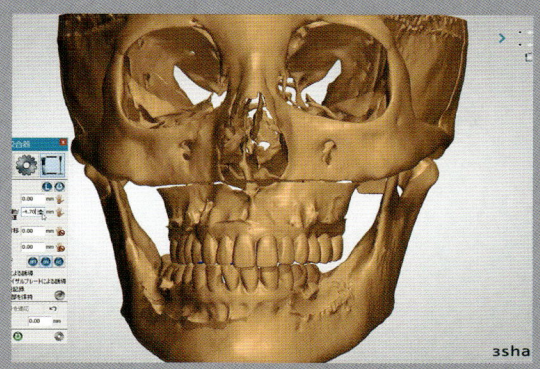

図 o-7e　右側方運動時

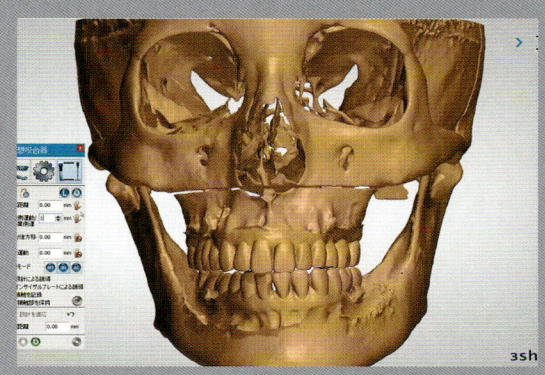

図 o-7f　左側方運動時

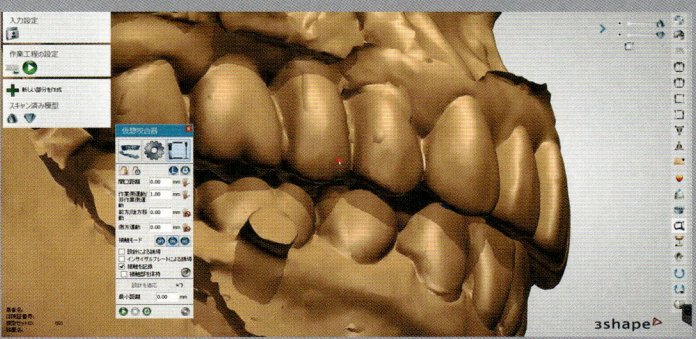

図 o-7g　上下顎の正中線を一致させると，左側側切歯から右側第二大臼歯の範囲で離開を生じた．アプライアンスでこの空隙を満たせば，中心位へ誘導することとなる

アプライアンスの作製

　3Shape 社の DentalDesigner を用いて，IOS から得られたデータ上で接触点の確認とアプライアンス作製時のバーチャルワックスアップを行い，CAM へデータを送信して上下顎の正中を一致させるアプライアンスを作製する（図 o-8, 9）．

　アプライアンス装着直後は，正中線が上下顎一致せずに左側臼歯部に空隙が出現していた（図 o-10a）．その後，約20分以上経過後，上下顎の正中線は一致して左側臼歯部の空隙は消失していた（図 o-10b）．

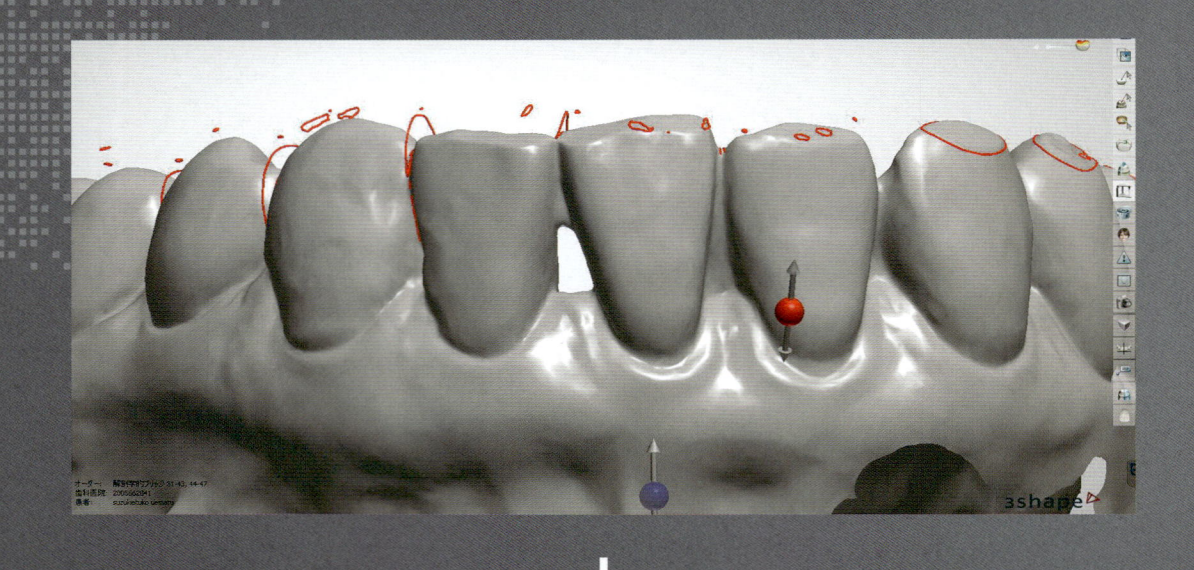

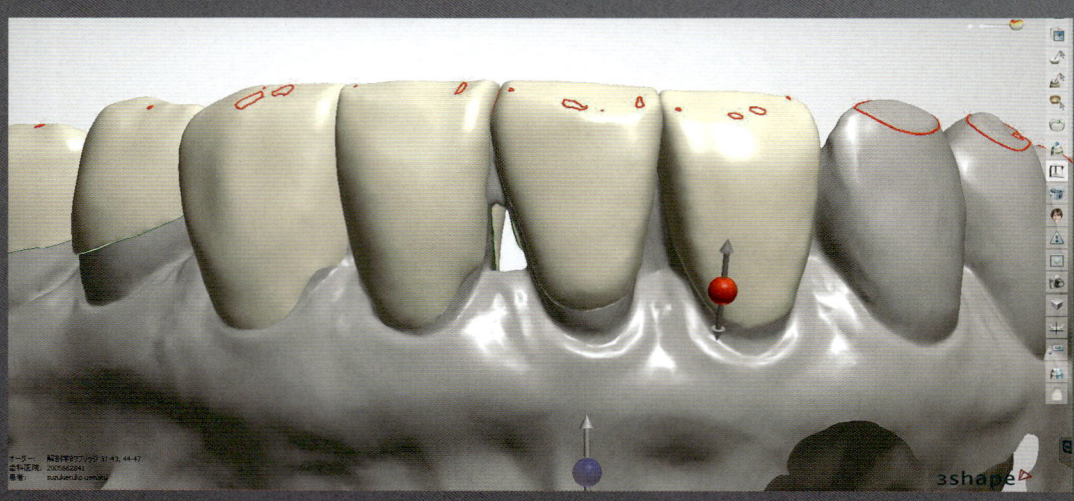

図 o-8　そこで 3Shape 社の DentalDesigner を用いてデジタルでガイドする量を決定したアプライアンスを作製する.

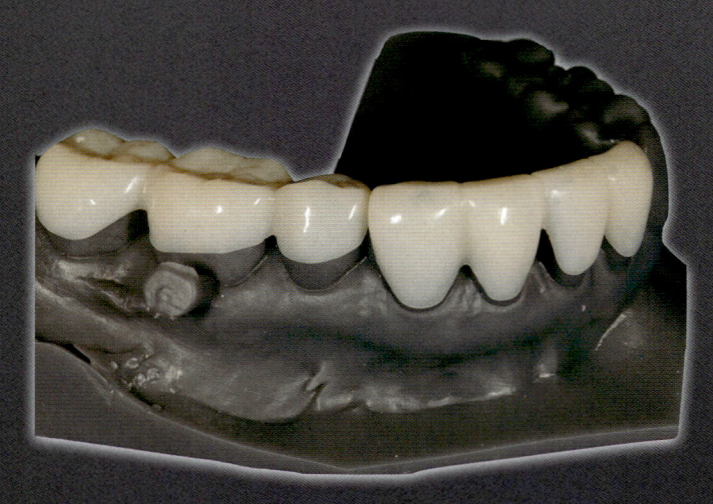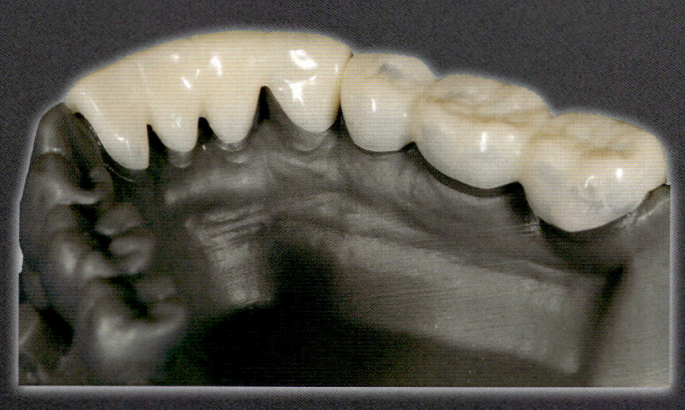

図 o-9　既にプロビジョナルレストレーションが装着されているが，上下顎の正中線が一致していなかったため，デジタルで下顎移動量を計測して添加する PMMA のアプライアンスを作製した.

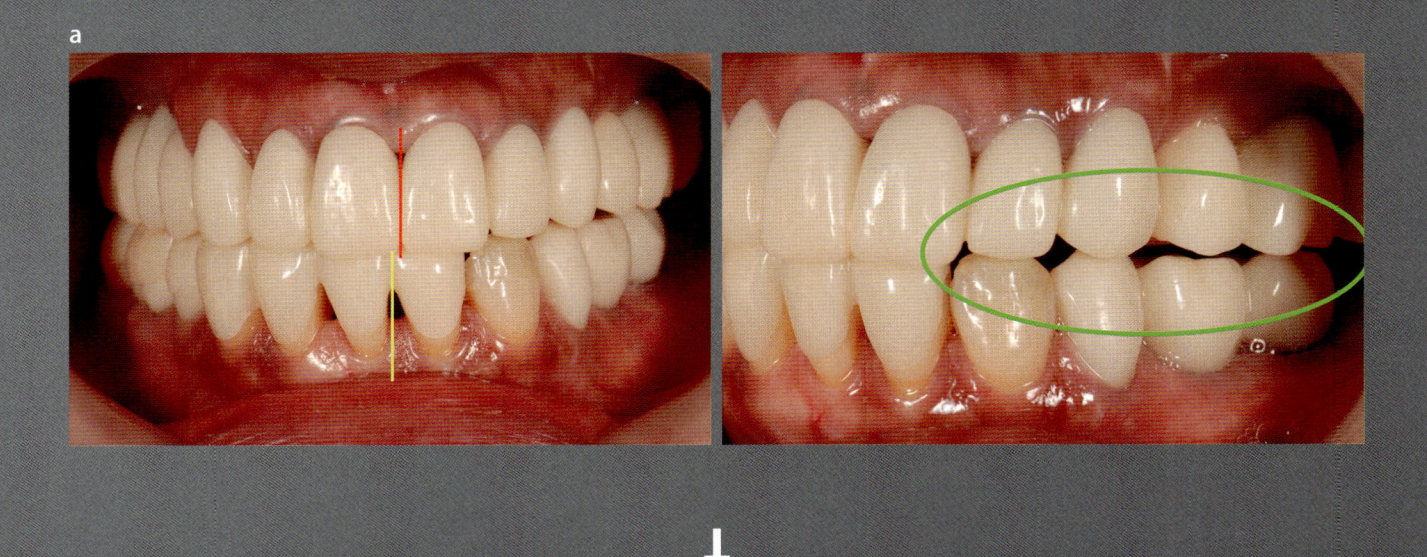

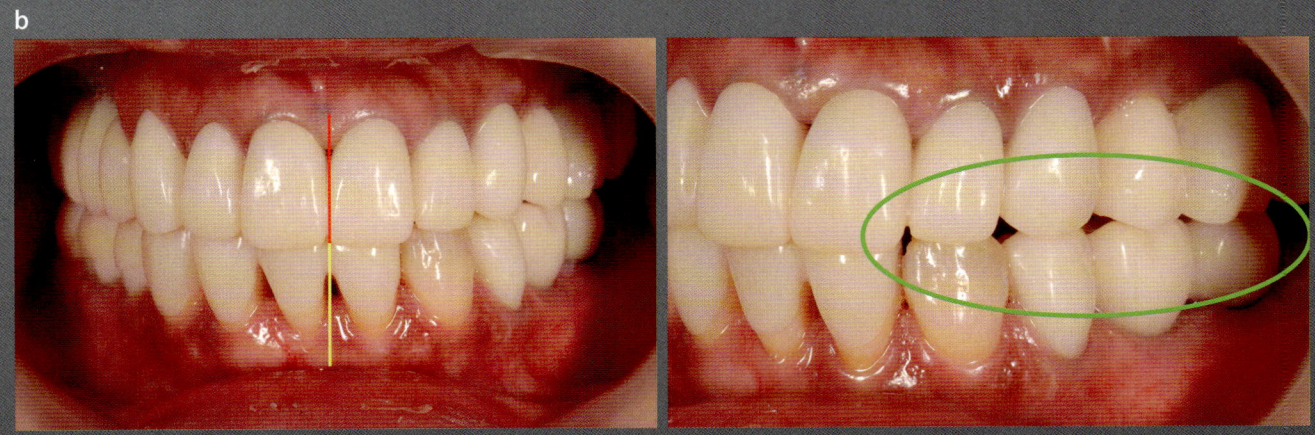

図 o-10a, b　アプライアンス装着直後に出現した左側臼歯部の空隙は，約 20 分後に消失し上下顎の正中線は一致した．本症例ではこれで中心位へ誘導したことになる

　アプライアンス装着前は下顎正中線はわずかに右側へ偏位していた．しかし装着後 20 分以上経過した状態では上下顎正中線が一致していた．この下顎の移動量と結果はデジタルで計画した通りであった（図 o-11）．アナログでは移動するかしないかは咬合調整を通して誘導しなければならないが，デジタルでは最終状態を予測して決定し，そこへ導く事が可能である．

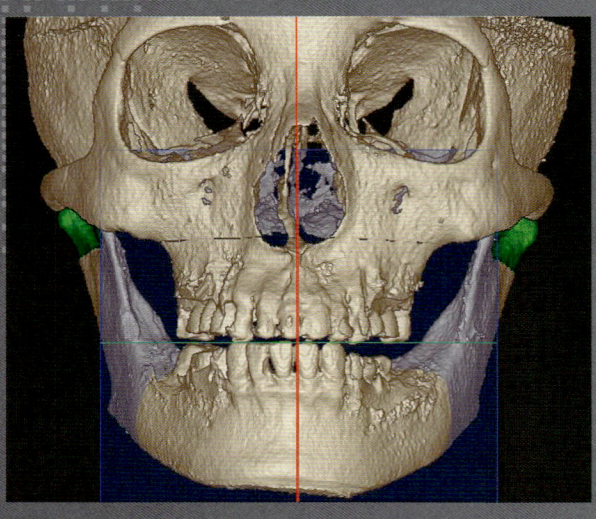
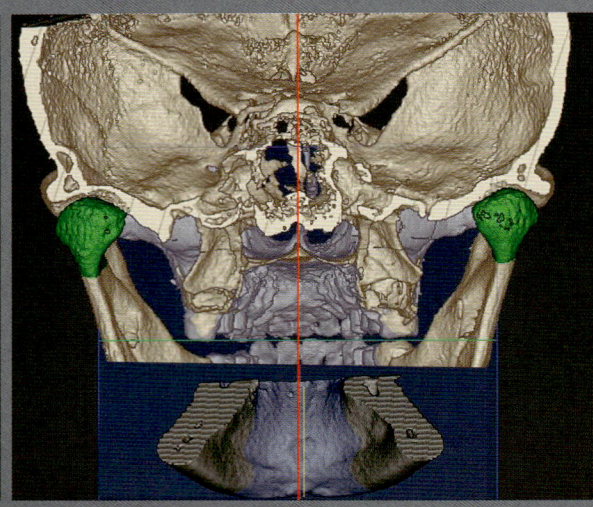
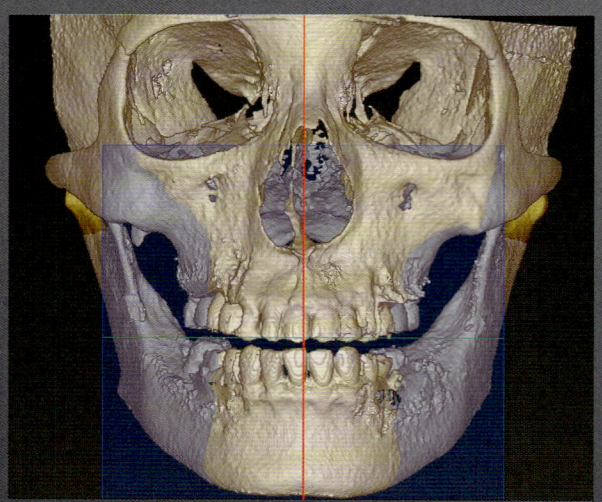
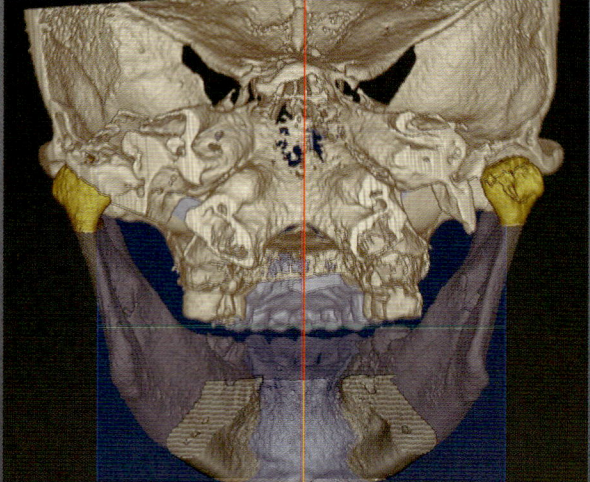

図 o-11　アプライアンス装着直後（上）と装着 20 分後（下）．正中線は，上顎は口蓋板の前鼻棘と後鼻棘を結んだ線の中線，下顎はオトガイ棘の中央として，上下顎の関係を検証した（アプライアンスは CBCT 上に写っていない）．

まとめ

　ここでは，下顎位が偏位した症例に対して，口腔内スキャナーと CBCT を利用して上下顎の位置関係を修正し，さらに下顎位を上下顎の正中線上で一致させるために誘導するアプライアンスを CAD でデザインして CAM で作製するという症例を提示した．

　従来であれば，中心位へ下顎を誘導し，その時点でシリコーンバイトを採得して模型に付着してプロビジョナルレストレーションを作製するという方法だったが，デジタル技術を用いることで，下顎頭の位置と歯列を同時に観察することができ，それをあらかじめシミュレーションすることで，より生体に調和した形で下顎位を誘導するアプライアンスの製作が可能になったと考えている．

　これらのデジタル技術を用いるためには，口腔内スキャナーと CBCT への理解が必須である．そこで Chapter1 では，デジタル歯科治療に欠かせない口腔内スキャナーと CBCT の基本について解説したい．

Chapter 1

デジタル歯科治療
（口腔内スキャナー・CBCT)

1 　口腔内スキャナー(IOS)の有用性

2 　各種口腔内スキャナーの特徴（口腔内スキャナーの比較）

3 　信頼性の高いIntraoral Scanning

4 　CBCTを用いた3D診断と治療計画（Superimpositionとの関連性)

5 　Chapter 1のまとめ

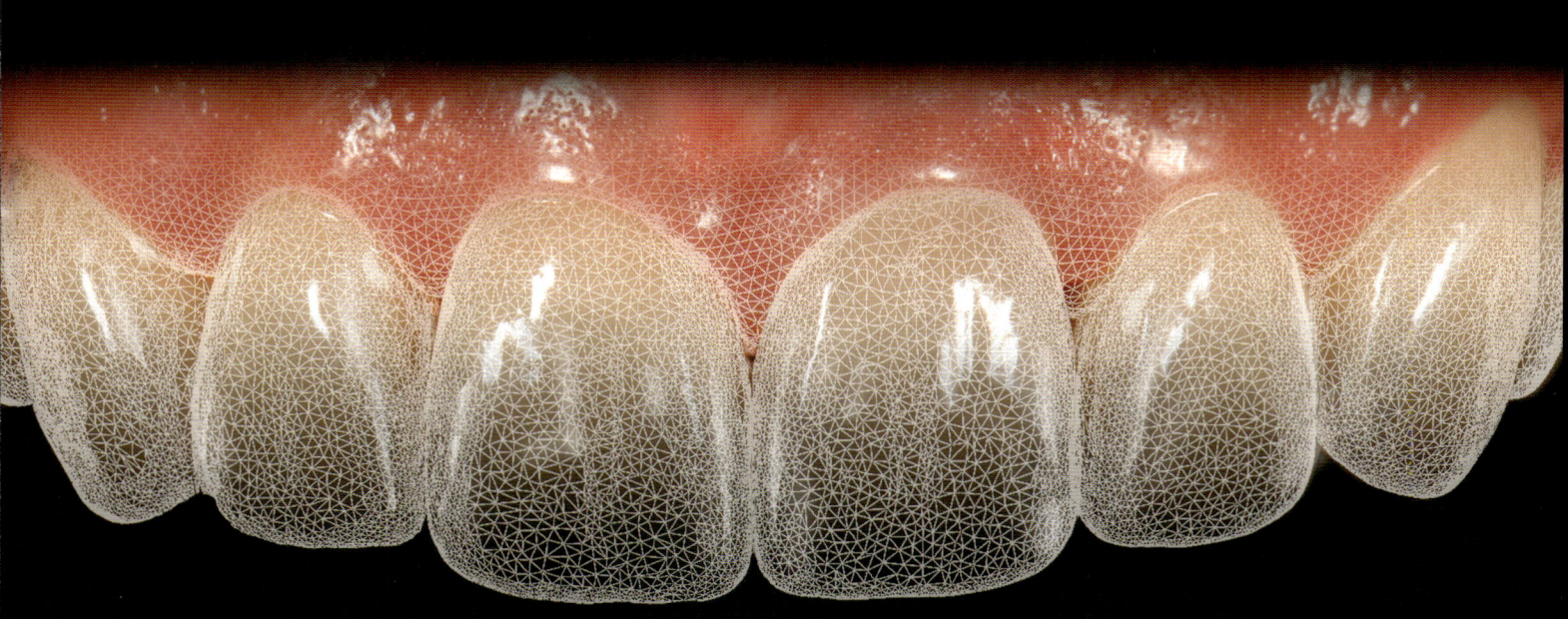

Chapter 1

デジタル歯科治療
（口腔内スキャナー・CBCT)

1 口腔内スキャナー (IOS) の有用性 [1~3]

　1980年の中頃にチェアサイドで使用する口腔内スキャナー (Intraoral Scanner：IOS) としてCERECが登場して以来，2008年にE4Dが登場するまでの約30年間，チェアサイドで使用できるIOSはCEREC以外存在しなかった．

　その後，様々な口腔内スキャナーが開発されてきており，近年では，IOSが小型化して高速になったことから口腔内のハンドリングが容易になった．またソフトウェアが充実して，多くの作業が自動認識によって容易に使用できるようになったことから，ここ数年でIOSを使用する歯科医師も急増してきている．

　IOSを用いることで，印象採得時の印象材，石膏注入時，そして硬化膨張など，今までどうしても避けることのできなかった様々な変形要因がなくなり，光学印象を行ったデータが瞬時に選択したラボへ送信されることで，精度の高い技工物の作製と時間短縮が可能になってきている [4, 5]（図1-1，2)．

　図1-3に日本で主に用いられているIOSを示す．IOSは撮像方式やパウダー使用の有無，カラーかモノクロか，適応範囲など，それぞれ特徴がある．どのIOSを選択するかは，診療スタイルや主に用いる用途によって異なるため一概には言えないが，筆者は3Shape TRIOS3を臨床で用いている．本書で提示する症例もすべてTRIOS3を用いたものである．

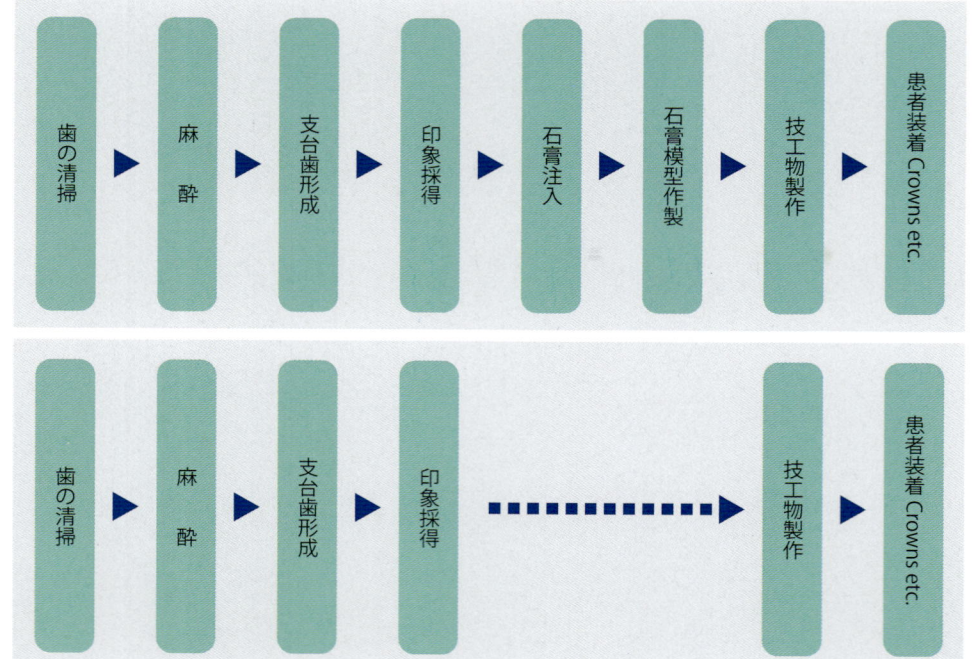

図 1-1　従来法によるクラウン作製の流れ.

図 1-2　口腔内スキャナーを用いたクラウン作製の流れ.

表1-1にTRIOS3の適応を示す．クラウン・ブリッジのコーピング，フレームワーク，フルアナトミカルクラウン・ブリッジ，診断用ワックスアップ，ポスト＆コア，テンポラリークラウンといったクラウン・ブリッジ関連，インプラントアバットメント，サージカルガイド，上部構造といったインプラント関連，局部床義歯，全部床義歯といったデンチャー関連，スプリント，アライナーといったアプライアンス関連など，非常に広範囲に適応可能である．

　もちろん，他の口腔内スキャナーメーカーも適応拡大に向けて活発にソフトウェアのバージョンアップを行っているので，常に最新の情報をチェックしておきたい．

　こうしたIOSの違いは，各社で使用可能なソフトウェアとIOSのスキャン方式の違いによるデータの真度(truness)と精度(precision)が関係していると考えられる．

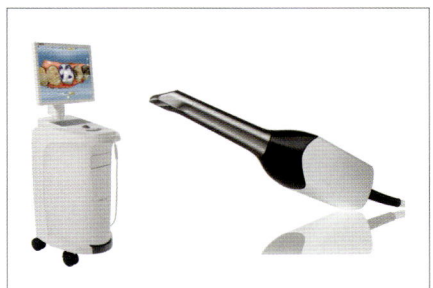
CEREC Omnicam
（Dentsplysirona）

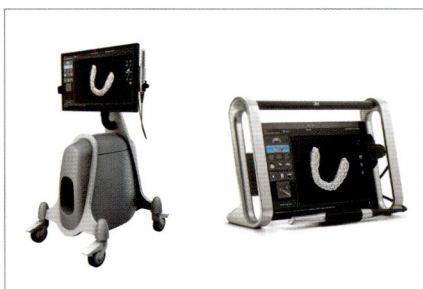
True Definition Scanner
（3M）

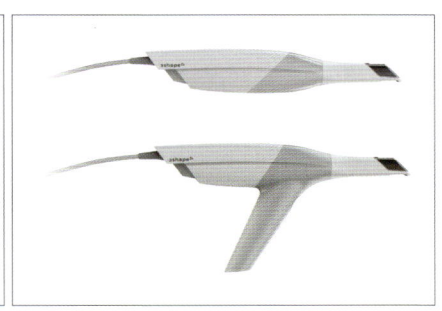
TRIOS 3 （3Shape）

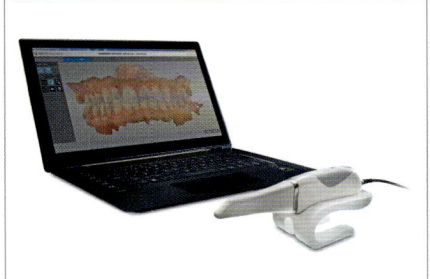
CS 3600 （Carestream）

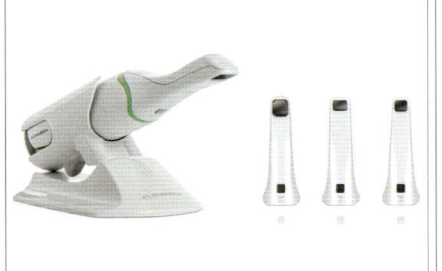
Planmeca PlanScan
（Planmeca）

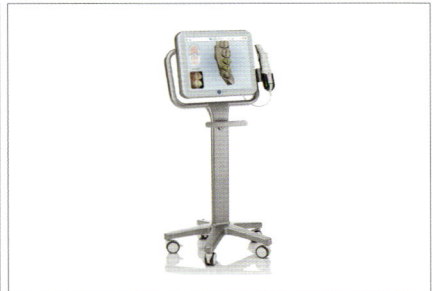
iTero Scanner
（Align Technology）

図 1-3　主な口腔内スキャナー．

表 1-1　TRIOS 3 の適応

Single crowns	Implant models with analogs	
Full anatomical bridges	Crown and bridge models	
Maryland Bridges	Implant bars	
Copings	Screw retained bridges	
Framework bridges	Screw retained crowns with cutback	
Crowns and bridges with facial cutback	Customized abutments	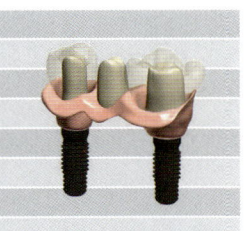
Inlays,onlays and veneers	Implant frame bridges	
	Screw retained crowns	
Temporaries	Customized impression trays for implant cases	
Virtual diagnostic wax-ups including models		
Table-tops and non-prepared veneers	Single arch dentures	
Splints	Dentures	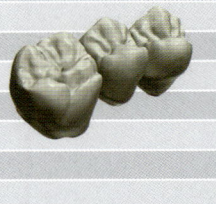
Primary telescope	Removable partial dentures	
Secondary telescope	Customized impression trays	
Post retained crown (Richmond crown)	Digital Smile Design & RealView	
Standard post and core	Clear Aligners	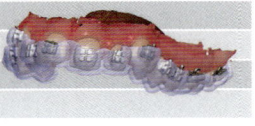
Positioning guides	Implant planning and surgical guides	
	Orthodontics and appliances	

チェアサイドで使用されるIOSは，従来の印象材を使用して石膏模型を介して補綴物を作製する流れと比較するとその利点が大きい．

IOSを使用することで，図1-4, 5に示すように治療時間を短縮できることはもとより，歯科治療の内容，時間，そして材料など様々なものが，英語で「-less」を付加して造語ができるくらいに簡素化することが可能になってくる．

・Time-less
・Impression-less
・Material-less
・Model-less
・Stock Place-less
・Stress-less

・Re-evaluation（再現性が高いので再評価に有効）
・Real Color Digital Impressions（模型にないカラー表示の有効利用）
・Real Bite Registration（直接的な咬頭嵌合位の有効利用）
・Pressure-less Impressions（軟組織の無圧印象）
・Distortion-less（画像変形が少ない）

図1-4　IOSによる簡素化　　　　図1-5　IOSの優位点

その利点に関して以下に列記する．なお，IOSによってはロック機能，カット機能などが使えない機種もあるので，メーカーに確認されたい．

① 印象面のリアルタイムなスキャニングと視覚化 (図 1-6):

IOSで印象採得を行った印象面と支台歯の状態は光学印象模型上でスキャニング直後に確認できる．従来はこのような事を判断するには石膏模型が必要であり，その時点ですぐに再印象を行うことは不可能であった．

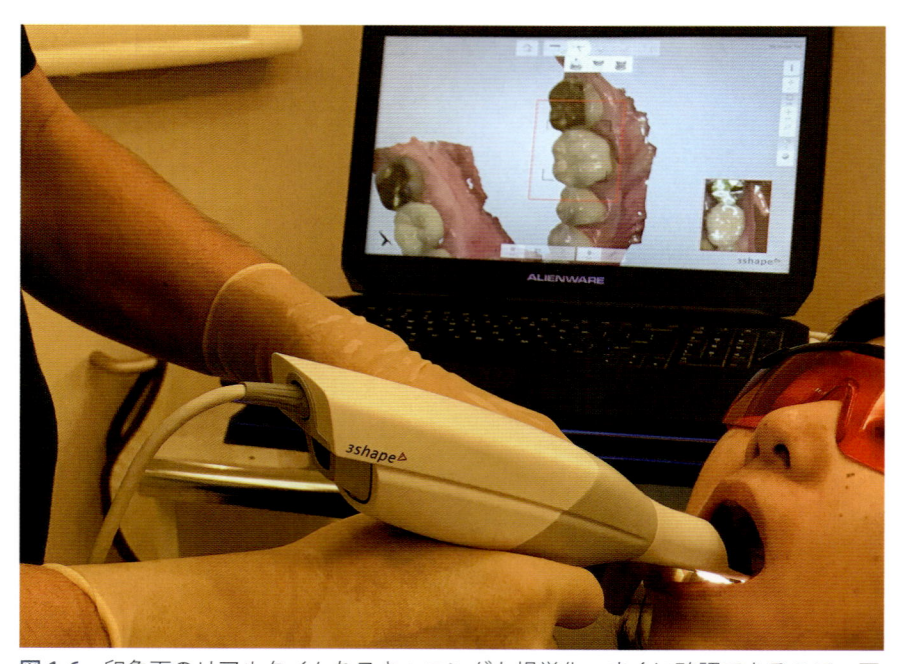

図1-6　印象面のリアルタイムなスキャニングと視覚化．すぐに確認できるので，再印象の判断もその場でできる．

② 容易な再印象:

デジタル模型にエラーを発見したら，エラーした箇所のみをスキャニングするだけで再印象できる．従来の印象のように，トレーの調整，印象材のミキシングやセッティングを行う必要がなく，全顎印象で再度全てを印象採得する必要はない．

③ 選択的な再現性（図 1-7）:

IOS はエラーが生じた場所を選択的に再現することが可能である．例えば，出血や唾液などでマージン部分の印象が不鮮明だったとしても，不鮮明になっている一部のみを再印象すればよい．

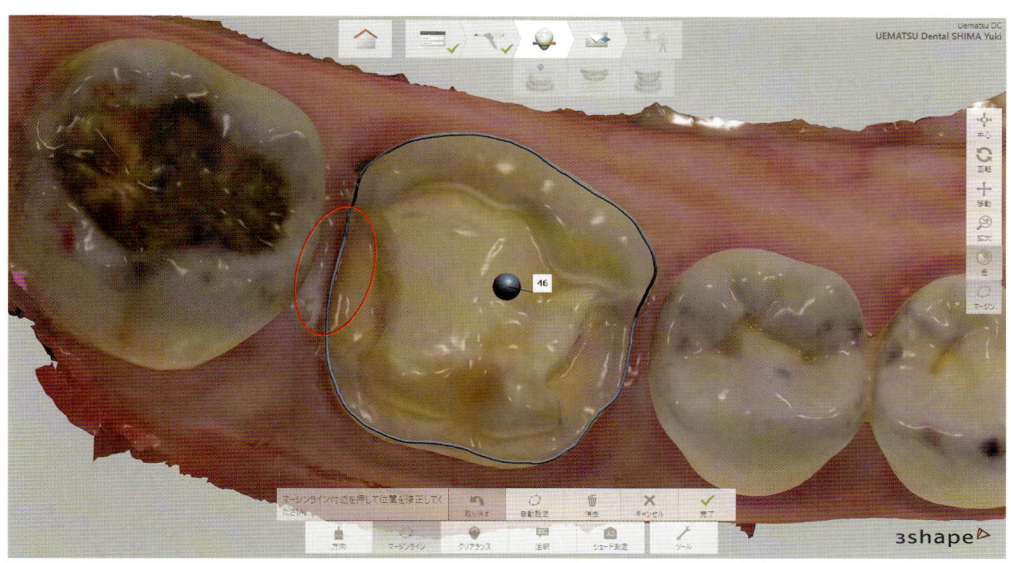

図 1-7　選択的な再現性．不鮮明な部分のみ（赤丸）を再印象すればよい．

④ プレスキャン オプション（図 1-8）:

治療計画立案時に採得してあったバーチャル模型を再利用する．形成前の状態を消去して，支台歯形成を行った部分のみを新たに追加することが可能である．

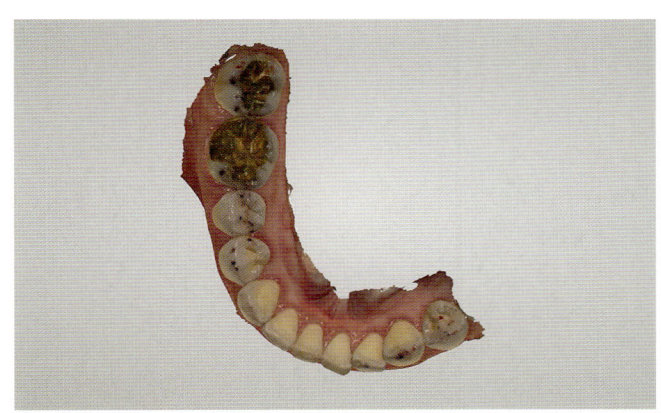

図 1-8a　プレスキャン オプション．すでに採得してあったデジタルデータを再利用する．

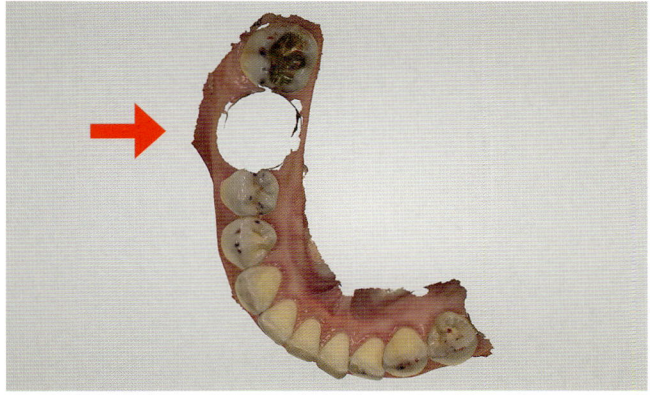

図 1-8b　形成前のバーチャル模型から支台歯形成した歯の部分を消去する（赤矢印）．

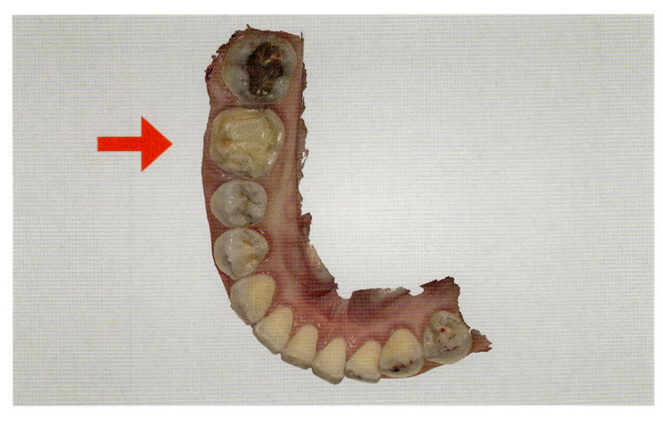

図 1-8c　支台歯形成後に支台歯形成した歯のみをデジタル印象する（赤矢印）．印象時間は数秒で済み，また印象範囲も最小限のため，変形等が起こるリスクも少ない．

⑤ 印象用トレーが存在しないため
　清掃や消毒といった過程がない:

　IOSはチップ先端がディスポーザブルになっていたり，オートクレーブ可能であるなど衛生的である．従来のようなトレーの洗浄や消毒で時間を費やすことがなくなる．

⑥ 支台歯形成や補綴物を分析する機能がある (図1-9):

　支台歯形成や補綴処置において大変重要なパラメータである，「クラウン挿入軸」，「支台歯のアンダーカット」，そして「対合歯までのクリアランス」(特にMIを考慮した最小限の削除量) などを画面上のバーチャル模型で視覚的に確認することができる．

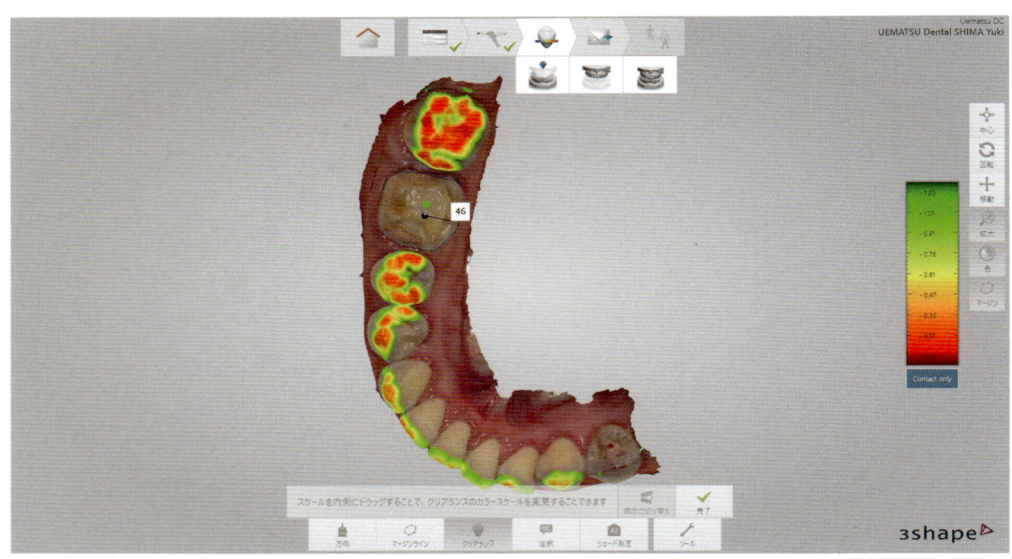

図1-9　支台歯形成や補綴物を分析する機能がある．本図はクリアランスの確認をしている．最もクリアランスの少ない部分を抽出して表示している．

⑦ 光学印象時に変形させたくない部分は
　固定することが可能である (図1-10):

　全顎光学印象を行った後，特に精細度の高い印象を行うために，一度確実に光学印象された部分を固定 (Lock) する機能がある．

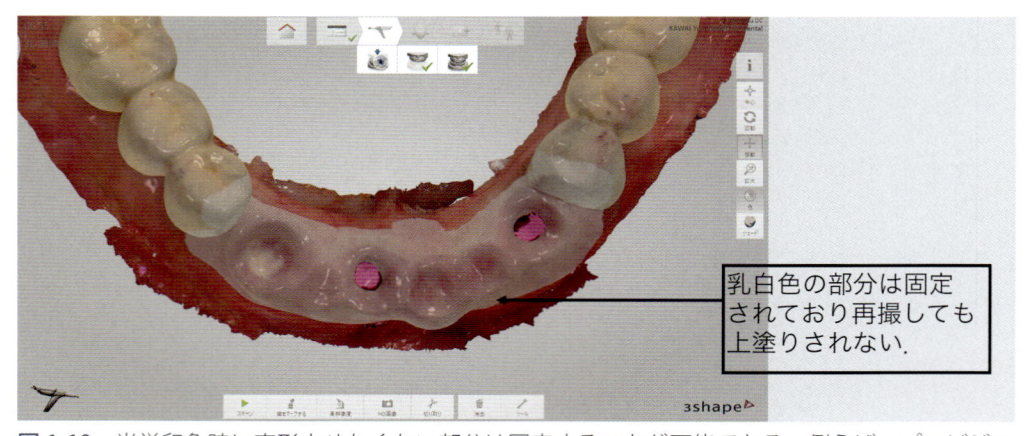

乳白色の部分は固定されており再撮しても上塗りされない．

図1-10　光学印象時に変形させたくない部分は固定することが可能である．例えば，プロビジョナルレストレーションで形成された軟組織形態を崩さない内に光学印象を行うために，全顎的な光学印象を先に撮って保存しておき，その部分の印象が変形しないように固定 (Lock) してから，他の部分をさらに細かく印象採得することができる．

⑧ 咬合状態の記録を保存，診査・診断することができる（図 1-11）：

咬合接触状態の空隙を可変させて診査することが可能である．

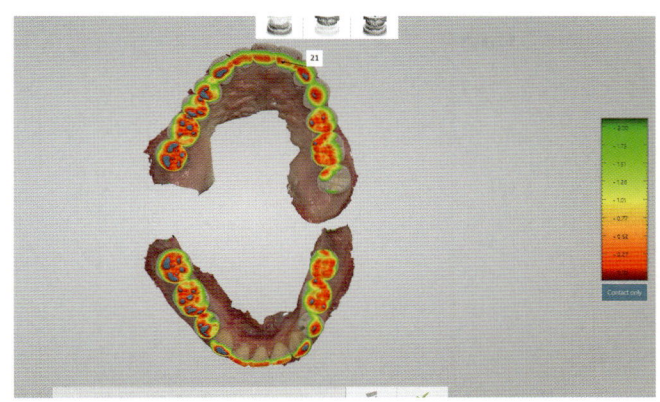
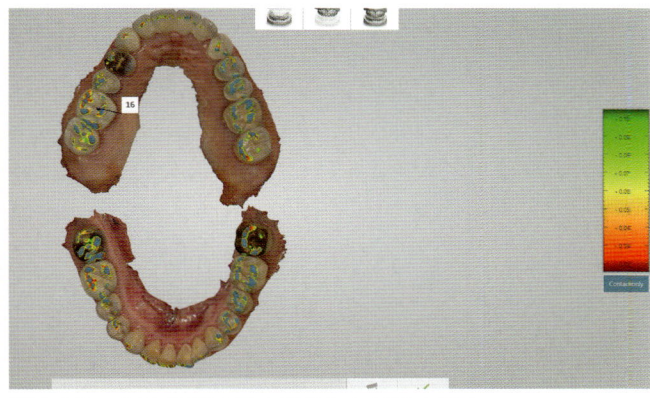

図 1-11a　対合歯間の空隙をカラー表示で診査できる．　　図 1-11b　対合歯間の最も近接した状態を示す．

⑨ 患者固有の咬合状態を保存，診査・診断することができる（図 1-12a, b）：

患者固有の咬合状態が印記された咬合紙の色分けを利用して保存，診査・診断することができる．

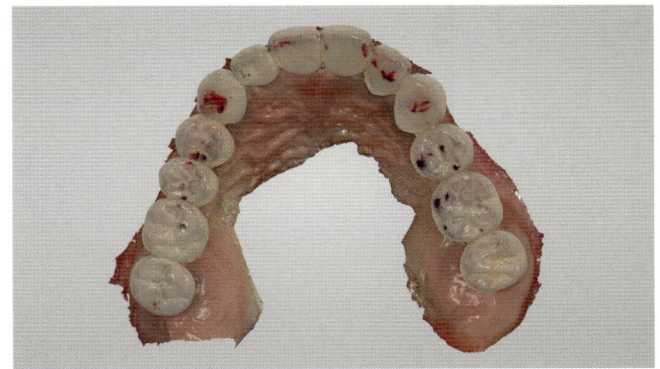
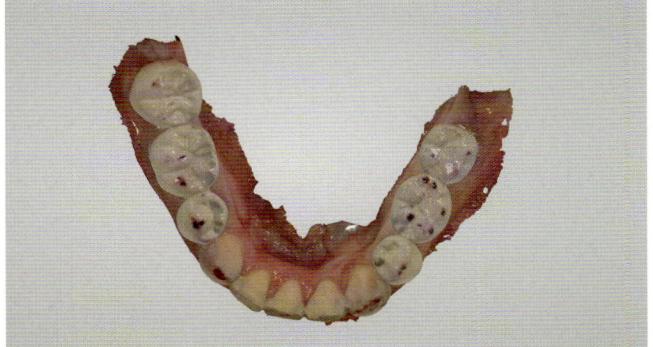

図 1-12a　患者固有の咬合状態が印記された咬合紙の色分けを利用して保存，診査・診断することができる．

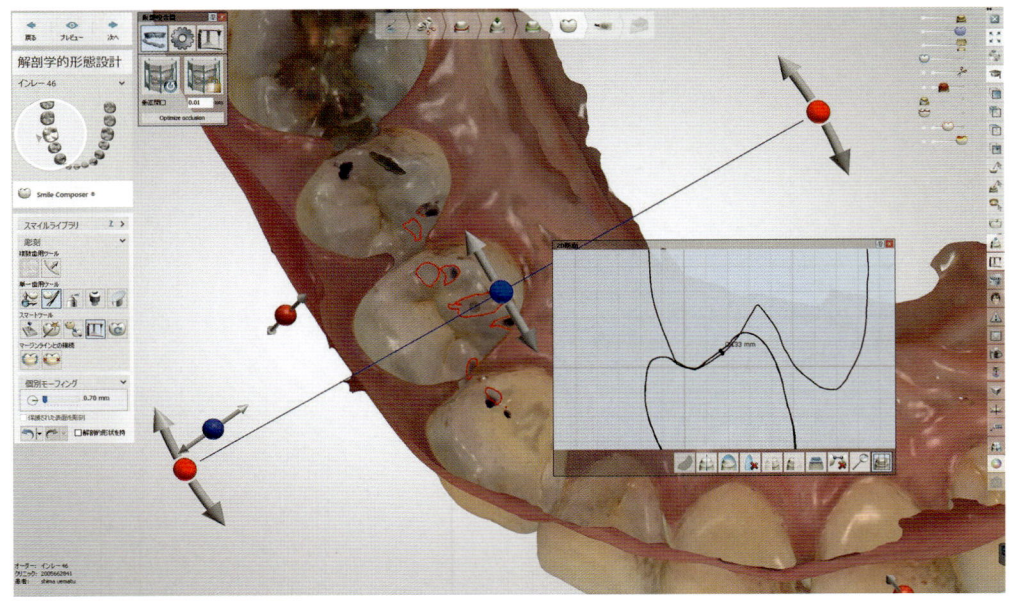

図 1-12b　咬合紙の印を付与した状態でプレスキャンしたデータと形成後のデータを重ねることで咬合採得時のズレを確認，補正できる．

この症例では，第一小臼歯部分で咬合紙の印がプレスキャン時にあるが，その部分でバーチャル模型は 0.133 ㎜咬合していない．

⑩ 模型の破損や磨り減りがない:

バーチャル模型は，石膏模型の時に生じる咬合調整中の模型の磨り減りや破損がなく，全く変化のない状態で作業を行うことができる．

⑪ 迅速なラボコミュニケーションや補綴物製作:

バーチャル模型は，瞬時にインターネット上で歯科技工所やミリングセンターへ送られる．他の必要なデータもクラウドサービスなどを利用して送ることができる．そのため，時間短縮と技工物運搬費などを削減することができる．

⑫ 記録保管が容易:

従来の石膏模型よりも簡単で効率的にバーチャル模型のデータ保管が行える．模型を保管するための部屋は必要ない．患者のデータファイルはコンピュータのサーチ機能で即座にそして簡単に見つけることができ，また使用することができる．

⑬ 歯科材料の節約ができる:

デジタル印象にとって印象材は全く必要ない．バーチャル模型は，持続性，資源節約，そして保管という点に関して有効である．

2 各種口腔内スキャナーの特徴 (口腔内スキャナーの比較)

現在，日本国内で使用可能な口腔内スキャナーはCerecを含めて7種類以上が存在している．これらの口腔内スキャナーの比較を通してその特性を理解した上で使用することで正確性の高いスキャニング結果を出すことができる．

1. 代表的な口腔内スキャナー

以下に国内で用いられている主な口腔内スキャナーを示す（表1-2）．

① True Definition (3M ESPE)

2015年3月に高精度のデジタル印象採得装置である3M™ トゥルーデフィニションスキャナーが医療機器承認を取得し，2016年5月より日本で販売開始をしている．

[製品特徴]

口腔内で使用される先端部分のワンドの形状が歯科用ハンドピースからイメージされており，業界最小のワンドサイズである．重量も約200gと軽量でハンドリングに優れている．

IOSの動画撮影は，短波長の青色LEDを採用しパウダーを対象物へ軽く散布することで精細な画像を作成している．データ取り込み原理は，アクティブ ウェイブフロント サンプリングAWS(Active Wavefront Sampling)であり，パウダーからの一定の反射光データを元に高速で正確な動画撮影方式をとっている．

オープンシステムに対応しており，出力ファイル形式は STL, ULDC, 3OXZ, exo, xorder など多種多様なCAD/CAM機器と自由な治療フローの選択が行えるように設計されている．

表1-2　各種口腔内スキャナーの特徴（堀田康弘：口腔内スキャナーの種類とその仕組み．補綴臨床別冊／口腔内スキャナー入門 2019．より）．

	パウダー	カラー／モノクロ	データ取り込み	データ取り込み原理
True Defunition (3M ESPE)	必要 (酸化チタンパウダー)	モノクロ	ビデオ像	3D inmotion
CS3500,CS3600 (Carestream Dental)	不要	カラー	CS3500／複数画像重ね合わせ CS3600／ビデオ像	三角測量法
Cerec Omnicam (DentsplySirona)	不要	カラー	ビデオ像	アクティブ三角測量, 共焦点法
Planmeca PlanScan (Planmeca)	不要	モノクロ／カラー	複数画像重ね合わせ	三角測量法, 共焦点法
3shape TRIOS3 (3shape)	不要	カラー	複数画像重ね合わせ	共焦点レーザー
iTero Element (Align Technology)	不要	モノクロ／カラー	複数画像重ね合わせ	3Dレーザースキャン
Aadva IOS (GC)	不要	モノクロ	複数画像重ね合わせ	ステレオ撮影と構造化光投影法

② CS3500, CS3600 Intraoral Scanner
(Carestream Dental, Rochester, NY, USA)

　CS3500とCS3600のIOSはCS3000のミリングマシーンと共にCAD/CAMチェアーサイド ワークフローを確立している．CS3500が各個の写真イメージから構築されていたのに対して，CS3600は動画撮影により画像を構築するシステムになっている．

[製品特徴]

　データ取り込み原理は，三角測量（Triangulation Technology）である．CS3500とCS3600の両者ともパウダーフリーでトゥルーカラー ディスプレーである．USBを介して治療用ユニットへ接続可能である．出力ファイル形式はクラウドプラットフォーム CS connect 経由でオープンSTLエクスポートである．

③ Cerec Omnicam (Dentsply Sirona, York, PA, USA)

　デンツプライ シロナは，セレック オムニカムのバージョンを含むIntraoral Scannerの生産ラインを拡張した Cerec AI(Acquisition Integration)を立ち上げた．

[製品特徴]

　データ取り込み原理は，三角測量（Triangulation Technology）である．パウダーフリー スキャニングとフルカラーディスプレーである．出力ファイル形式はクラウドプラットフォーム Cerec connect 経由でクローズシステムである．

④ Planmeca PlanScan (Planmeca, Helsinki, Finland)

PlanScan intraoral scanner と PlanMill 40S または，それより小型の PlanMill 30S と共に完全なチェアーサイド ワークフローを完成している．アメリカにおいて PlanScan intraoral scanner を E4D を使用して改善され，非常に小型で，軽量である．また高速な Planmeca Emerald が発売されている．

[製品特徴]

データ取り込み原理は，三角測量（Triangulation Technology）である．パウダーフリー スキャニングとフルカラーディスプレーである．出力ファイル形式はクラウドプラットフォーム Planmeca Romexis Cloud 経由でオープン STL エクスポートである．

⑤ 3Shape TRIOS 3 (3Shape, Copenhagen, Denmark)

TRIOS 3 からワンド先端部の形状が小さくなり，スキャニングした三次元データは 3Shape コミュニケートを利用して遠隔地の歯科技工所などの CAD ソフトへ送信できる．CAD ソフトウェアは Inbox ソフトウェアをインストールすることで複数の送信元からデータ受信することが可能になる．

[製品特徴]

データ取り込み原理は，共焦点レーザーテクノロジーであり，パウダーフリースキャニングとフルカラーディスプレーである．出力ファイル形式はクラウドプラットフォーム経由 3Shape TRIOS Inbox で，dcm ファイル形式から Inbox を介して STL ファイルへ変換されて複数の CAD/CAM システムに対応できるようになっている．

⑥ iTero Scanner (Align Technology)

2017 年 7 月に医療機器承認を取得し日本で購入できるようになった．パウダーフリーで連続高速スキャンを行い 3D で構築された画像から，CAD/CAM 外部機器へ送信することで歯科補綴物の設計と製作，矯正装置の製作を行うことが可能である．

[製品特徴]

データ取り込み原理は，共焦点顕微鏡であり，パウダーフリースキャニングとカラーディスプレーである．毎秒 20 倍速スキャニングで 6,000fps のビデオシーケンスで，出力ファイル形式はクラウドプラットフォーム経由 My Aligntech でオープン STL エクスポートされる．

⑦ Straumann Cares DWIO (Dental Wings)

Dental Wings IntraOral(DWIO)scanner と DW Lasermill(DWLM) のミリングマシーンが共同で作業できるようになっている．

[製品特徴]

データ取り込み原理は，三角測量の発展型であるマルチスキャン イメージング テクノロジーを使用している．10 種類のカメラで歯の表面に映し出された 5 点の黒いポイントを記録して映像化する．パウダーフリーであるが，残念ながらトゥルーカラー ディスプレーでない．ワンドは小さく小型化されており，カートタイプはタッチスクリーンである．また，持ち運びに便利なタブレットタイプもある．出力ファイル形式はクラウドプラットフォーム DWOS connect 経由でオープン STL エクスポートである．

2. データ取り込み原理 (scanning technology)

　IOSのスキャン方式の違いであるデータ取り込み原理（scanning technology）は，光学印象時に対象物までどのような光の届き方をしているかによって，どのように動かすと効率よくデータ取り込みを安定して出来るかを左右するものであり，我々が使用する上で最も考慮すべきポイントである．

　IOSのスキャン方式は，その光が対象物まで届いてから集積される特性から，Triangulation technology, Confocal technology, AWS(Active Wavefront Sampling), Stereophotogrammetryなどがあり，その中でも特に，Triangulation technology（三角測量方式）（図1-13）と，Confocal technology（共焦点方式）[6]（図1-14）について言及する．

① Triangulation technology（三角測量方式）

　三角測量とは，ある２点間の正確な距離が分かっている場合，その２点から離れたある１点の距離を定められている２点の両端の角度から求める方法である．

　この原理を利用して，離れた物体の上に光照射により一点を作り出し，その点までの距離を連続的に計測した値を三次元的な形態に三角関数から変換することで光学印象（光学3次元測量システム）を行っている．

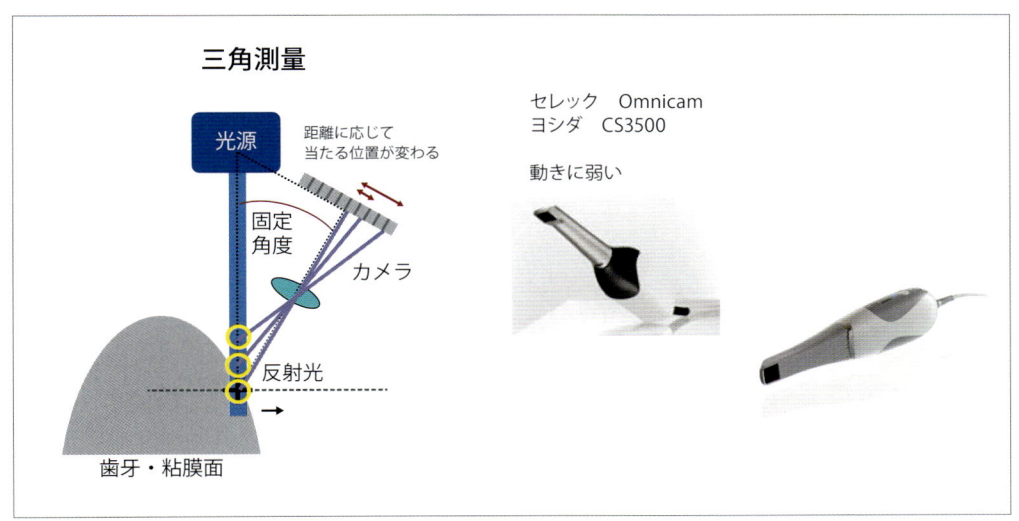

図 1-13　三角測量方式のスキャン方法（協和デンタルのご厚意による）．

利点：
・三角測量を応用した3Dスキャナは，実在するものをバーチャルモデルとして取り込むことが可能であり，特にサイズの小さなものから人，車，そして鉄道，飛行機，さらには橋梁や遺跡まで幅広い領域において，色と形状を3D化するためのバーチャル空間への入り口として既に日常的に利用されている．

欠点：
・反射に弱い．
・動く対象物を撮影しにくい．
・定められた２点間と照射光で作り出される１点との間に一定の距離を要する．
・狭い部分で使用するには距離的問題を生じやすい．

② Confocal technology（共焦点方式）

コンフォーカル（共焦点）光学系には，焦点の合った部分だけが際立って明るく撮像され，非合焦の部分は暗くなる特性がある．

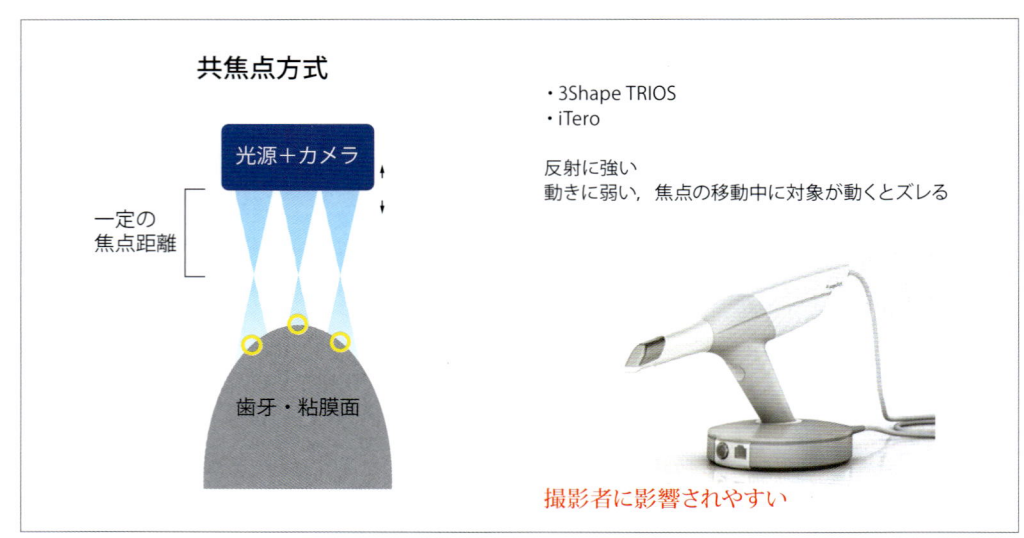

図 1-14　共焦点方式のスキャン方法（協和デンタルのご厚意による）．

利点：

- 焦点の合っていない箇所からの不要散乱光が除去されるため，高コントラストになり，解像度が上がる．そして焦点深度が深くなる．
- 表面の３次元構造も構成することができ，表面形状測定，段差測定，粗さ測定などを行うことができることから光学印象の信頼度が高い．

欠点：

- 動きに弱い．
- シャープな領域部分を認識して読み取っていくので水分に弱い．
- 焦点の移動中に対象が動くとズレる．
- 焦点を合わせることで正確性が高くなるので術者の学習度によって結果が異なる．

3 信頼性の高い Intraoral Scanning

1. 真度と精度について

　IOSによって取り込まれたデータの信頼性を言葉として表現する場合に，分析値に対して精確さ(accuracy)を表すために真度（trueness）と精度（precision）との関係から表現することが基本的に必要であるとされている．「真度(trueness)」は，多数の測定結果の平均と真の値または参照値との一致の程度，つまりは"測定値の偏り"を示すものであり，「精度(precision)」は，測定結果の間の一致の程度，つまりは"測定値のばらつき"を示すものである．そして，この二つの概念を合わせたものを「精確さ(accuracy)」として表現し，測定方法全体の信頼性の議論に用いることとされている（図1-15）．また，「精確さ」は分析化学用語では「正確さ」でもある．

　このようにaccuracy，trueness，precisionを言語の意味を理解した上で使用することが重要であり，必ずしもこの言葉に縛られるものではないが，意味を明確に伝えるためには大切であると思われる[7]．

　チューリッヒ大学歯学部のコンピュータ修復学のEnder A., Mehl A.. らは，様々なIntraoral Scannersの精確さを比較する上で3次元的な真度（trueness）と精度（precision）が評価されるべきであり，その計測方法に関して報告している[8]．

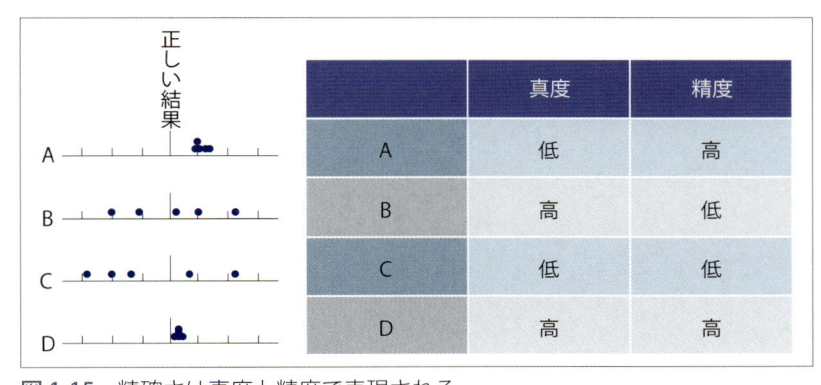

	真度	精度
A	低	高
B	高	低
C	低	低
D	高	高

図1-15　精確さは真度と精度で表現される．

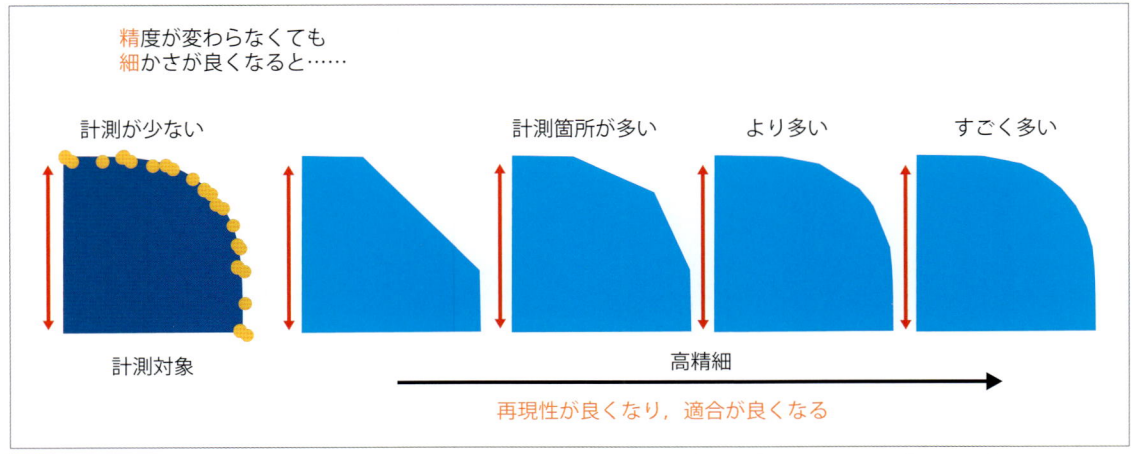

図1-16　高精細のスキャンは再現性が良くなり，適合が良くなる（協和デンタルのご厚意による）．

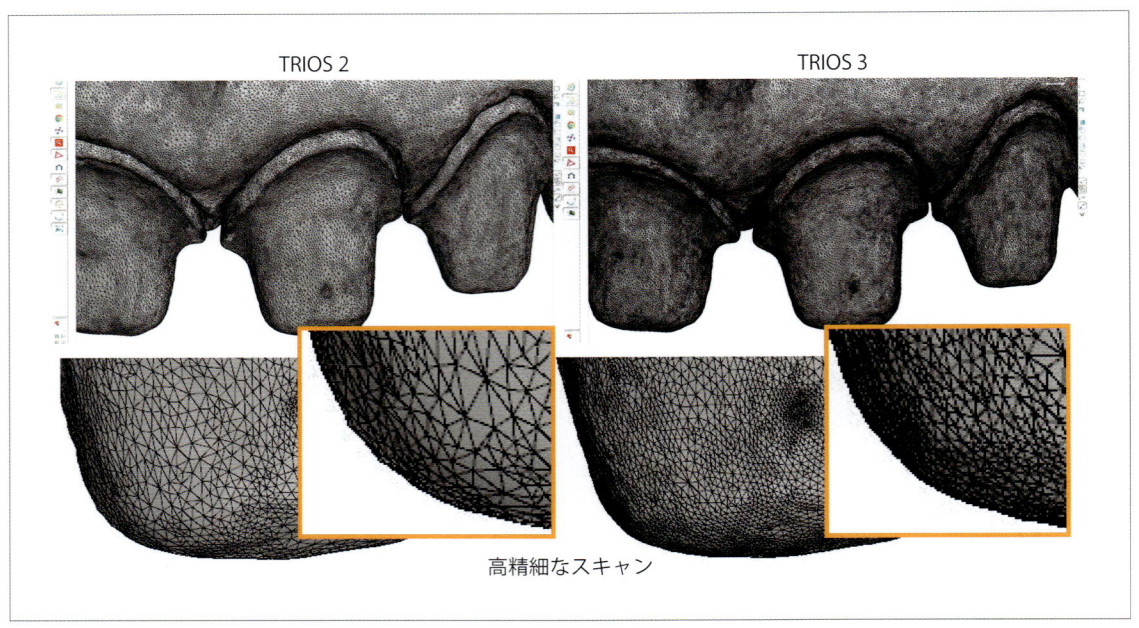

図 1-17　精細度の異なるポリゴンメッシュの比較（協和デンタルのご厚意による）.

2. 信頼性の高いスキャンとは何か

　信頼性の高い Intraoral Scanning を行うためには，真度と精度の高いスキャニングを行うことになる．そこで偏りとばらつきの少ないスキャニングを行うためにはどうしたら良いのだろうか[9]．

　また各種口腔内スキャナーの特徴（表1-2）で示したように様々な口腔内スキャナーが存在しており，その種類によって信頼性は異なることが報告されている．

3. 口腔内スキャナーを使いこなすテクニック

　IOS を使用して光学印象を正確に行うためには，IOS に悪影響を与える因子を排除し，撮影特性上の工夫をすることが必要である．

　スキャニングの精度に影響する主な要因は，スキャニング装置，三角測量方式（Triangulation technology）または共焦点方式（Confocal technology）等のようなスキャニングテクノロジー，口腔内の唾液，出血，そして治療用ライトの光，スキャニング手順，光学印象データの演算処理，CAD ステージの変換エラーなどが挙げられる（図1-18）.

　・スキャニング装置
　・スキャニングテクノロジー
　・口腔内環境（出血，唾液，治療用ライトの光）
　・スキャニングの手順
　・データ演算処理
　・CAD ステージでの変換エラー

図 1-18　スキャンの正確さに影響を及ぼす因子

① スキャニング手順：

光学印象は撮影順序を毎回同じ手順にすることで時間の短縮と撮影ムラを少なくできる．

a. 上顎片側の光学印象（図1-19a）：

大臼歯咬合面，頬側面，そして口蓋側面の順序で行う．患者の開口時の疲労から頬粘膜の弛緩収縮で焦点距離が変動して撮影に悪影響を与えることを回避する．

b. 下顎片側の光学印象（図1-19b）：

大臼歯咬合面，舌側面，そして頬側面の順序で行う．患者の開口時の疲労から舌の移動や頬粘膜の弛緩収縮で焦点距離が変動して撮影に悪影響を与えることを回避する．

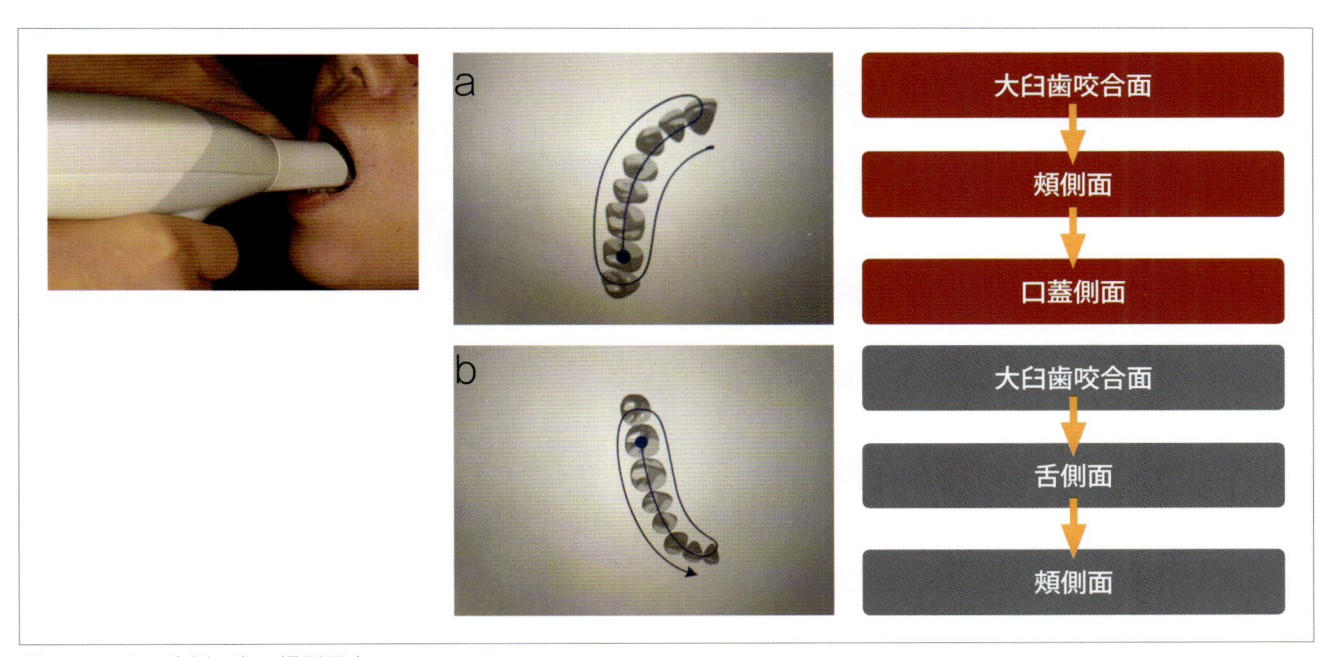

図 1-19a, b　片側の際の撮影順序．

c. 上顎全顎の光学印象（図1-19c）：

　咬合面を右側から左側へ，頬側面を左側から右側へ，そして口蓋側面を右側から左側へ光学印象を行う．咬合面から光学印象を行うことで，仮に途中で撮影が中断されても容易に撮影を再度開始することができる．

d. 下顎全顎の光学印象（図1-19d）：

　咬合面を右側から左側へ，舌側面を左側から右側へ，そして頬側面を右側から左側へ光学印象を行う．舌側面は唾液が溜まってくるので早期に光学印象を行う必要がある．

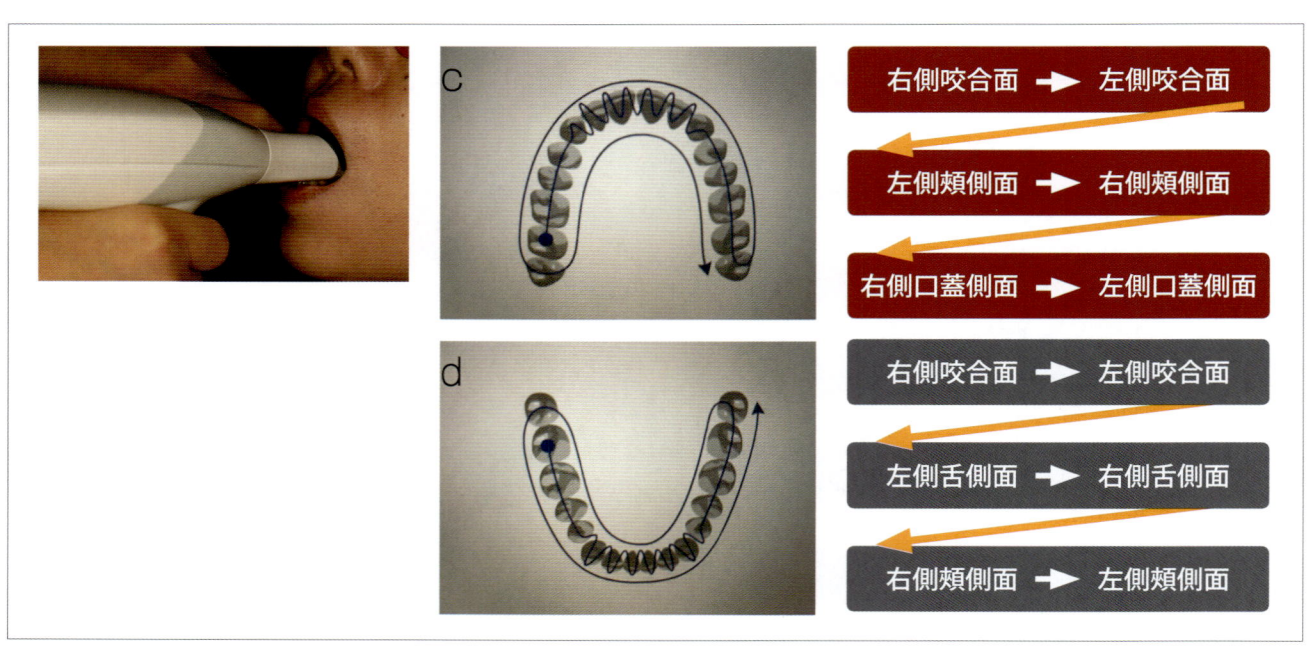

図1-19c, d　全顎の際の撮影順序.

② 唾液や出血などによる光学印象エラー（図1-20）：

　唾液や出血などの影響で光軸が推測された位置に到達されずに偏光してしまうと，光学印象の変形が生じる．

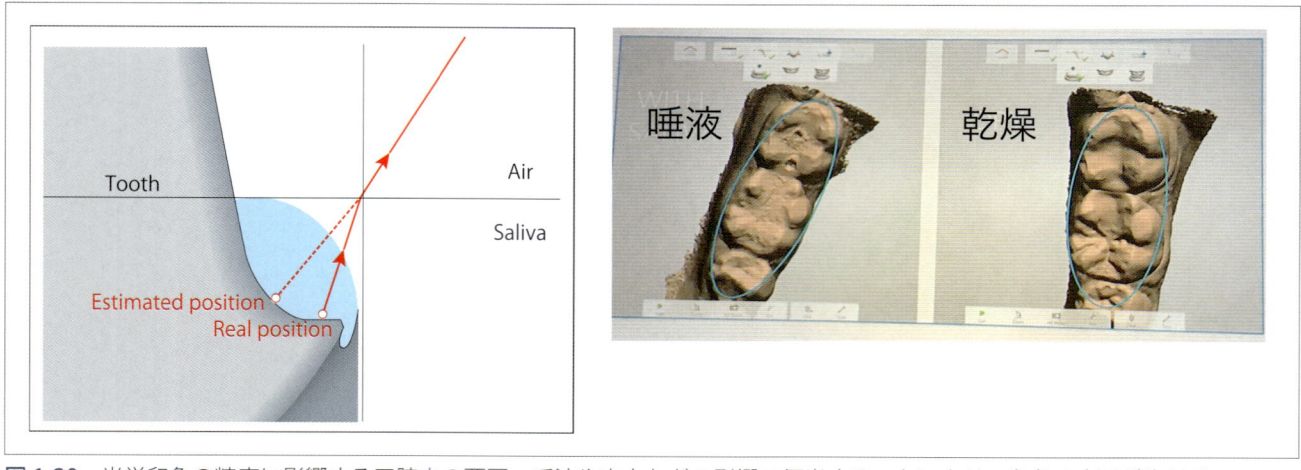

図1-20　光学印象の精度に影響する口腔内の要因．唾液や出血などの影響で偏光することにより，印象の変形が生じる.

③ 光学印象データの演算処理，CAD ステージの変換エラー（図 1-21）:

　光学印象時に鮮明に形態などを取得できないまま算出されたデータによって，CAD ソフトへ送信されたバーチャル模型デザインは，本来の形態と比較すると鋭角な部分が消失していることが多く認められる．このような光学印象の欠点を支台歯形成時に考慮し，なるべくエッジのない形成を心がける．

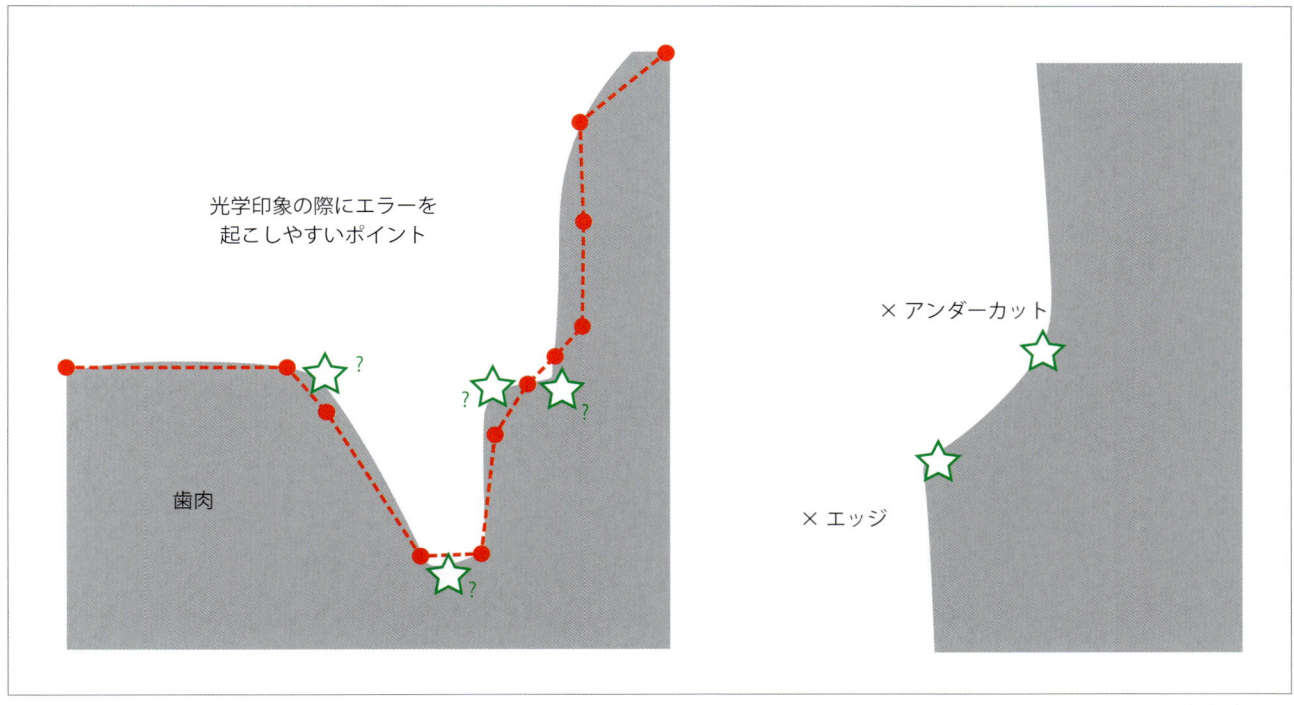

図 1-21　☆印の部位は光学印象時に読み取りにくく，本来の形態と異なる補綴物（赤破線）となってしまうため，支台歯形成に配慮する必要がある．

4. スキャニングに影響する要因とその対応策

① Intraoral Scanning 時の工夫と対応策

　困難な撮影状況にどのように対応するか，何が問題で撮影が困難になっているか，そして最も重要な事はいかに正確性の高い光学印象が撮影できるかであり，これは Intraoral Scanning で非常に重要な部分である．このことはスキャニングテクニックとして大学研究機関と協力しながら少しづつ確立しなければならない．

　今回は，実際に行った臨床的な結果を通してその問題点とどのように対応したかについて，現時点で臨床的に有効なスキャニング方法を列記する．

a. デジタル スタディーモデルの利用

　患者の初診時の状態を保存することで，プレスキャニングとして部分的に利用する場合や，患者固有の咬合高径や咬合接触関係などを再確認する時に役立つ（図 1-22a, b）.

　また，偏位が疑われる場合は印記された咬合紙の跡に合わせて修正を行う（図 1-23）.

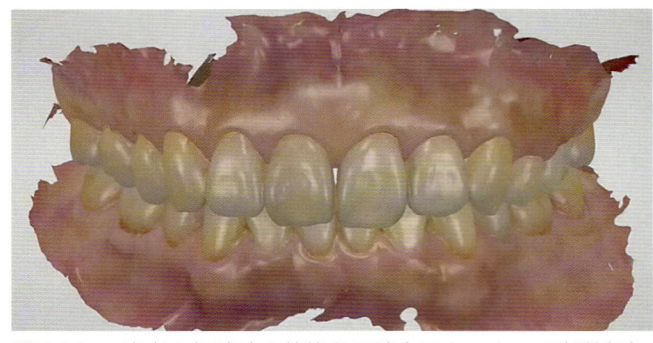
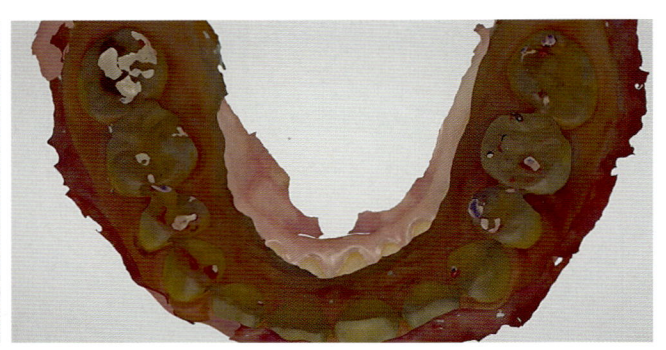

図1-22a 患者の初診時の状態を口腔内スキャナーで光学印象しておき，その後，部分的に使用したり，咬合高径や咬合接触関係を再確認する際に用いる「デジタル スタディーモデル」として利用する.

図1-22b 咬頭嵌合位と咬合紙の印記から接触関係を保存できる.

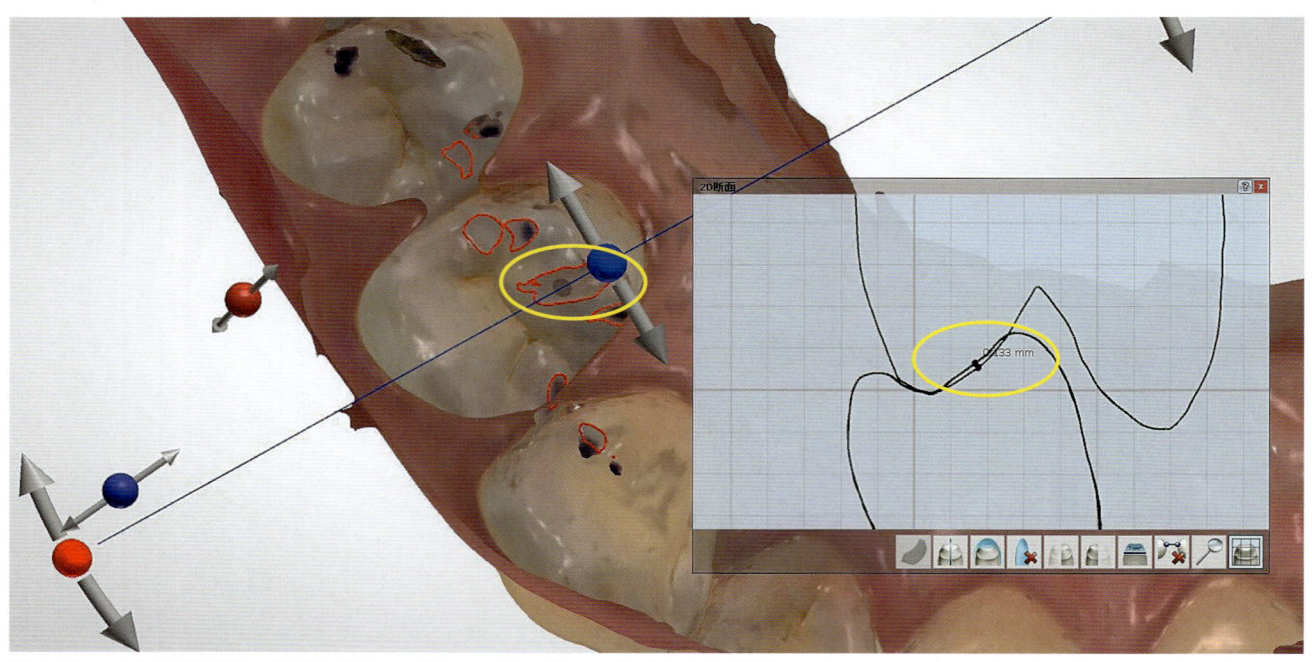

図1-23 咬合接触関係の確認と修正．ブルーの線に沿って作成された横断面から，TRIOS 撮影時の赤い接触痕と咬合紙の黒い接触点が確認できるが，その横断面から咬合紙の部分では空間が 0.133mm 認められる.

b. デジタルデータのコピーを利用

　バーチャル模型のストックされている画面から使用したいもの（赤矢印）を選択する（図1-24a）．オーダーシートのツールからコピーを選択する（図1-24b, c）．使用したいバーチャル模型のデータがコピーされて水色枠内に同じデータが二つあることが分かる（図1-24d）．このようにデジタルデータをコピーすることで，患者固有の生理的咬合状態の保存，少数歯単位での治療に利用，そしてSTLファイルの重ね合わせに使用することができる.

c. エマージェンスプロファイルの光学印象

　スタディーモデルとしてプロビジョナルレストレーション装着時の口腔内を全顎プレスキャンを行い，咬合状態も含めてデータをストックする（図1-25a）．

　bで解説したデジタルデータのコピーを有効に利用することでストレスの少ない光学印象を行うことが可能になる.

　天然歯の支台歯とインプラントが混在する場合は，まず天然歯のみプロビジョナルを外して光学印象を行う．その撮影後にインプラント部分のプロビジョナルを外して即座に軟組織の光学印象を行う．光学印象は2〜3歯の範囲で行う.

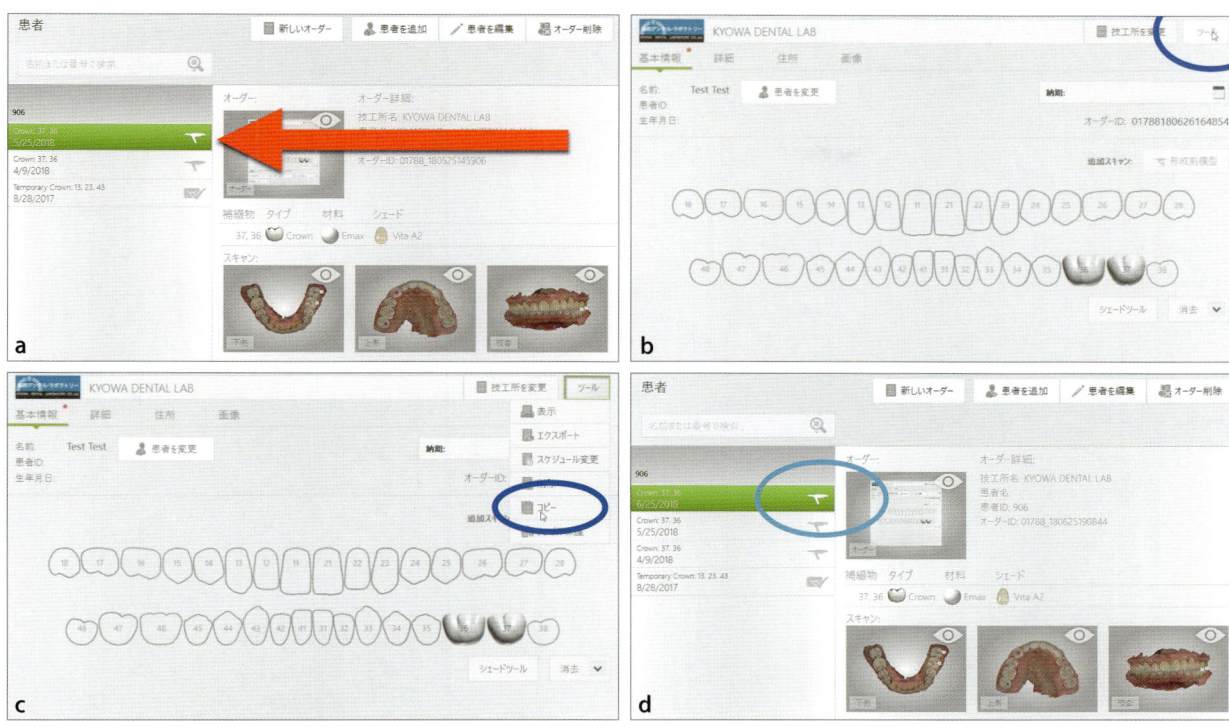

図 1-24　オーダーシートのツールからコピーを選択する.

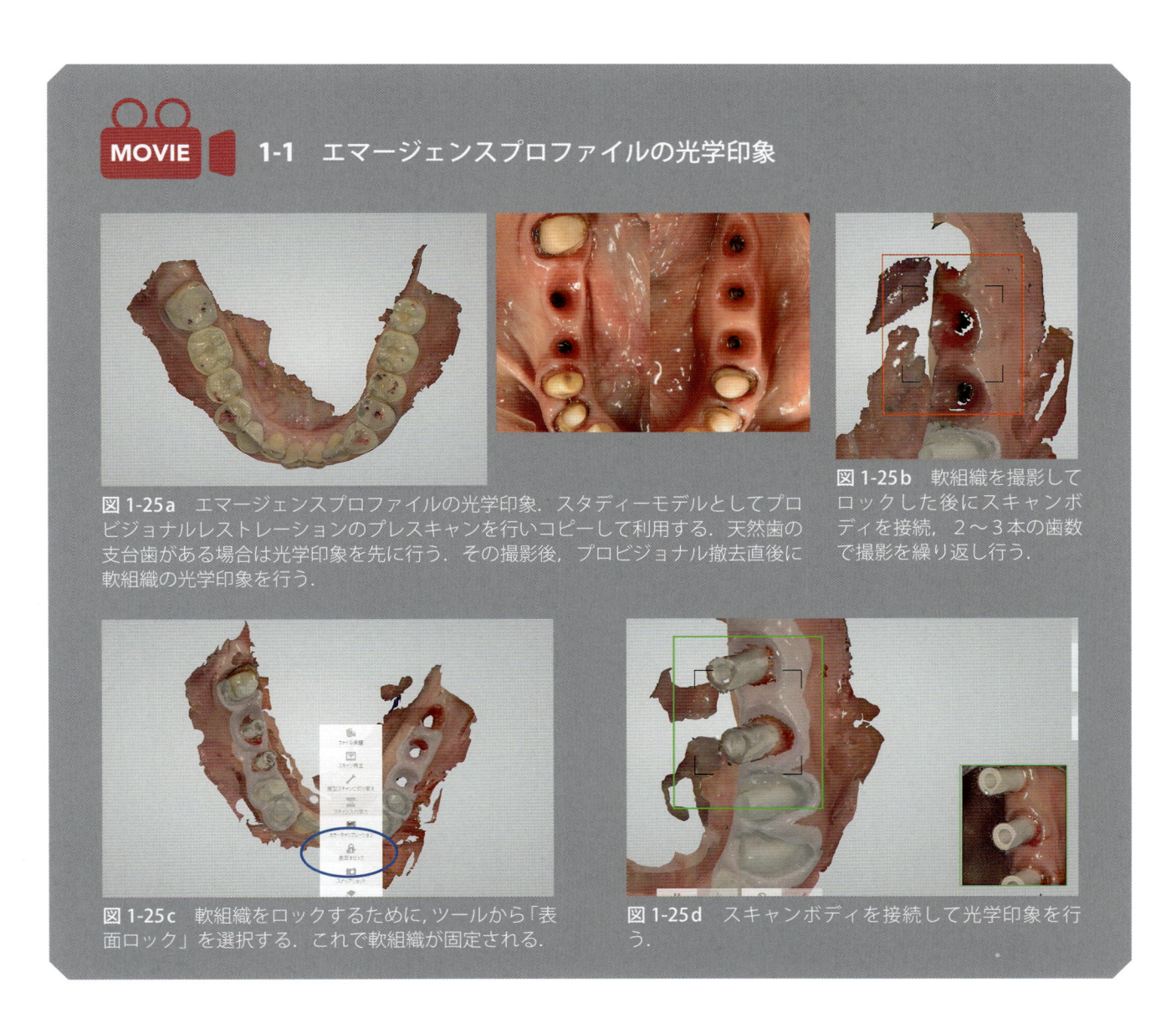

MOVIE 1-1　エマージェンスプロファイルの光学印象

図 1-25a　エマージェンスプロファイルの光学印象. スタディーモデルとしてプロビジョナルレストレーションのプレスキャンを行いコピーして利用する. 天然歯の支台歯がある場合は光学印象を先に行う. その撮影後, プロビジョナル撤去直後に軟組織の光学印象を行う.

図 1-25b　軟組織を撮影してロックした後にスキャンボディを接続, 2〜3本の歯数で撮影を繰り返し行う.

図 1-25c　軟組織をロックするために, ツールから「表面ロック」を選択する. これで軟組織が固定される.

図 1-25d　スキャンボディを接続して光学印象を行う.

d. デジタルデータのロック（Lock）を利用

光学印象が確実に撮影できた場合，その部分がその後変形することを防ぐ目的で「Lock」機能を使用する．エマージェンスプロファイルを撮影する時も軟組織をLock（図1-25cの白濁部分）することで，時間とともに変形していく軟組織の光学印象を行っている．

クラウンの光学印象採得でも，時間とともに変化する辺縁歯肉の形態や確実に撮影できたフィニッシュラインなどをLockすることで変形を防ぐことができる（図1-26a，b）

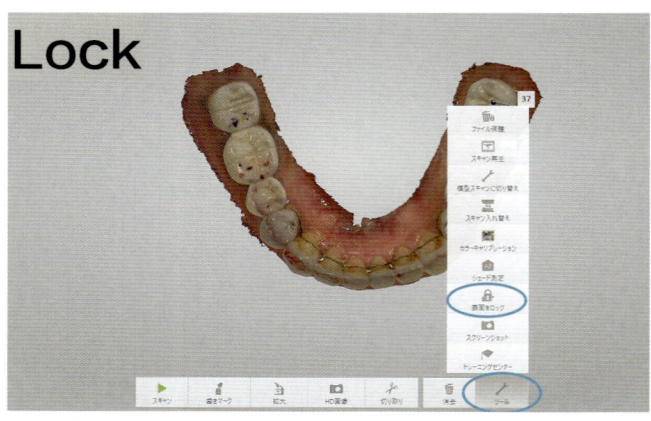 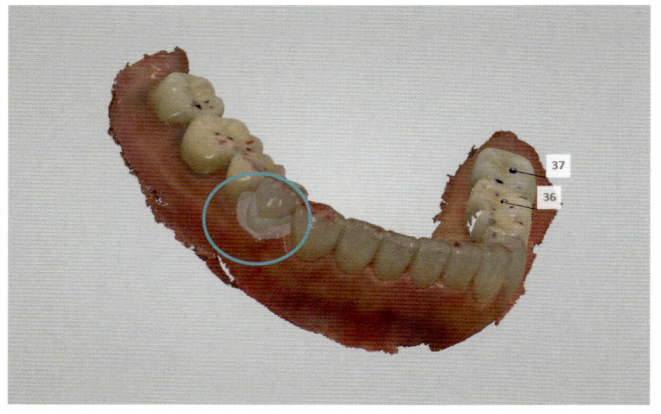

図1-26a　デジタルデータのロック (Lock) を利用．ツールから「表面をロック」を選択する．

図1-26b　Lock された白濁部分を示す．この部は固定されたままとなる

e. デジタルデータのカット（Cut）を利用

画面上のアンダーバーの部分にあるハサミのアイコンからCutを選択し（図1-27a），1mmから4mmの幅で切り取る．そして以前にスキャニングしておいたデジタルデータやコピーデータなどを用いて部分的に再度スキャニングを行い，支台歯形成されたデータや抜歯後のインプラント計画などを行うデータを追加することができる（図1-27b）．

ここで重要なことは，支台歯形成前，抜歯前の患者固有の咬合関係を長期間保存しておいて問題が生じたときに以前の咬合関係を維持しながら治療を行うことができたり，顎位が偏位している場合はその原因を三次元で捉えることが可能な点である．

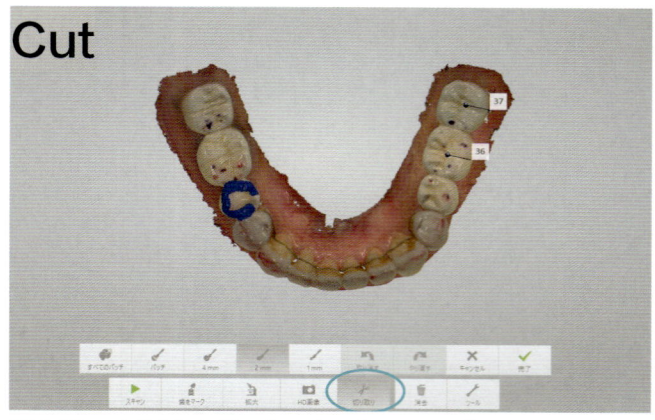 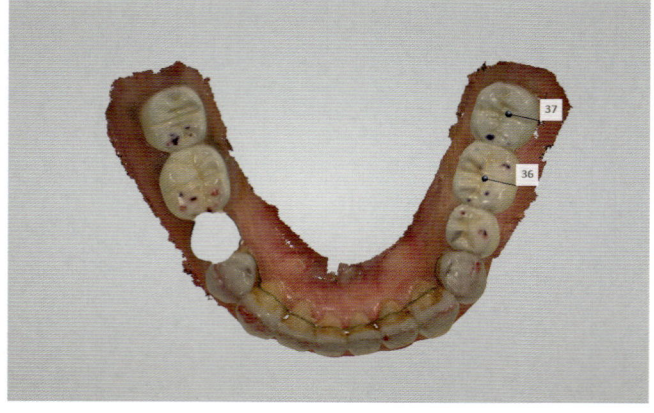

図1-27a　デジタルデータのカット (Cut) を利用．アンダーバーから「切り取り」を選択する．切り取り幅は 1mm 〜 4mm まで存在する．

図1-27b　カットした部分へ支台歯形成したデータや抜歯後のインプラント計画などのデータを追加できる．

f. 全顎補綴症例の光学印象

　プロビジョナルレストレーションを装着している口腔内の状態を光学印象して保存する（プレスキャン）（図1-28a）．このデジタルデータには咬合関係も保存されているのでクロスマウントへ応用することも可能である（図1-28b）．

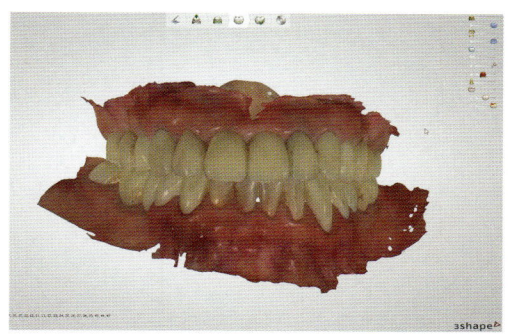
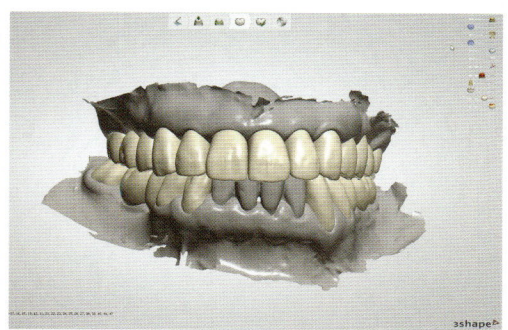

図 1-28a　全顎補綴症例の光学印象．プロビジョナルレストレーションの咬合関係を保存する（プレスキャン）．

図 1-28b　クロスマウント後の補綴設計．

　フルマウスの光学印象は，プロビジョナルを2歯ずつ外して光学印象を行っていくと精度高く印象採得できる．プレスキャンを行ったデータからCutとLockを有効利用しながら印象採得を行えば，全顎印象であっても変形の少ない印象が撮れる（図1-28c〜n）．

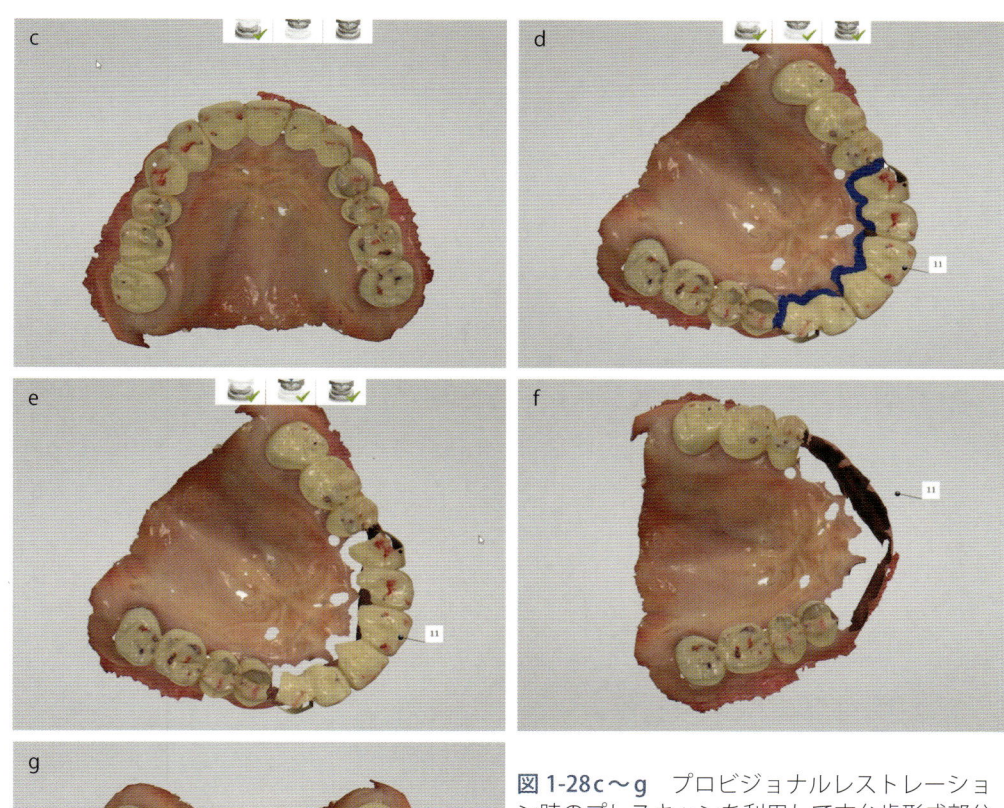

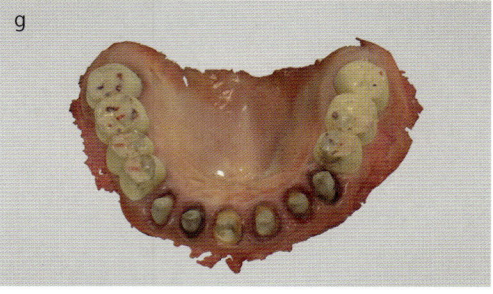

図 1-28c〜g　プロビジョナルレストレーション時のプレスキャンを利用して支台歯形成部分の光学印象を行う．

c：フルマウスのプロビジョナルレストレーション．

d：まずは 3+3 を選択．

e，f：3+3 をカット．

g：支台歯形成した 3+3 のみ光学印象を行い，元のデータと統合した．

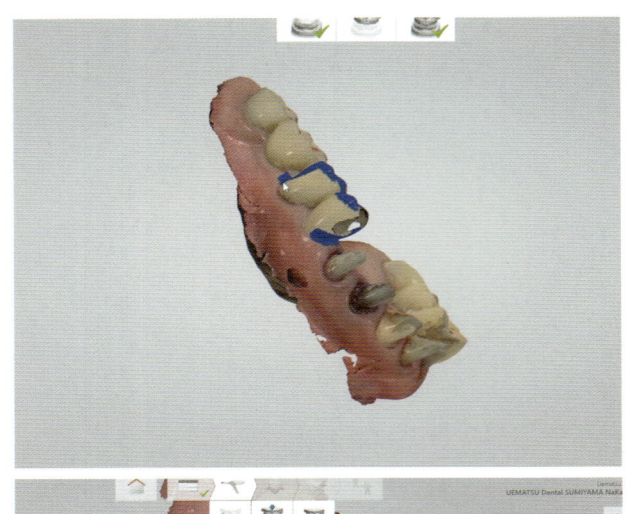
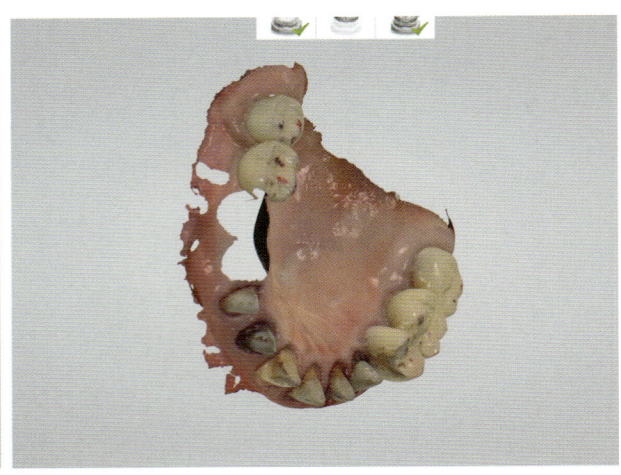
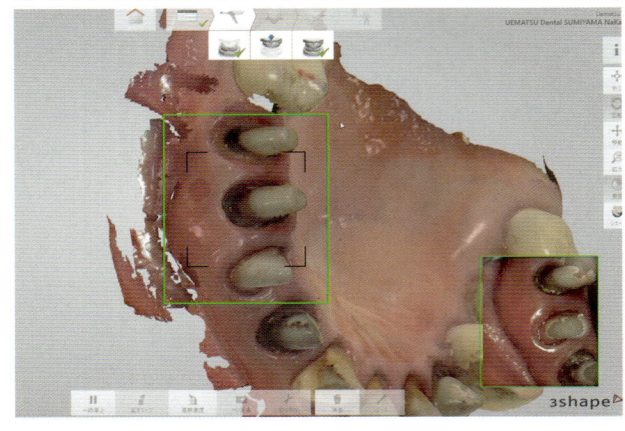

図 1-28h〜j　続いてプロビジョナルレストレーション時に光学印象しておいたデータ（プレスキャン）を利用して 2 歯ずつ光学印象を行う．

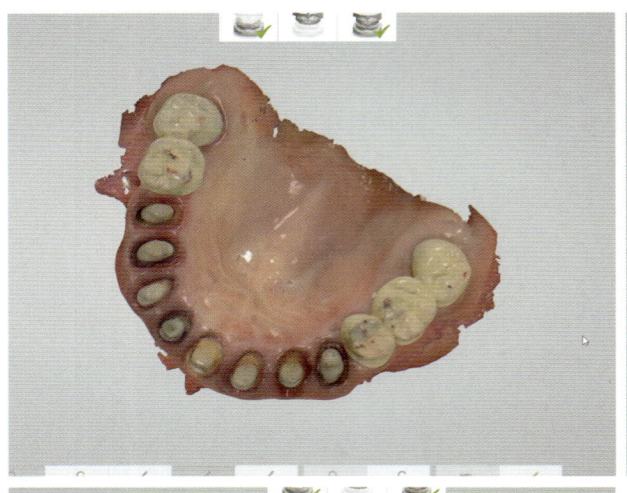
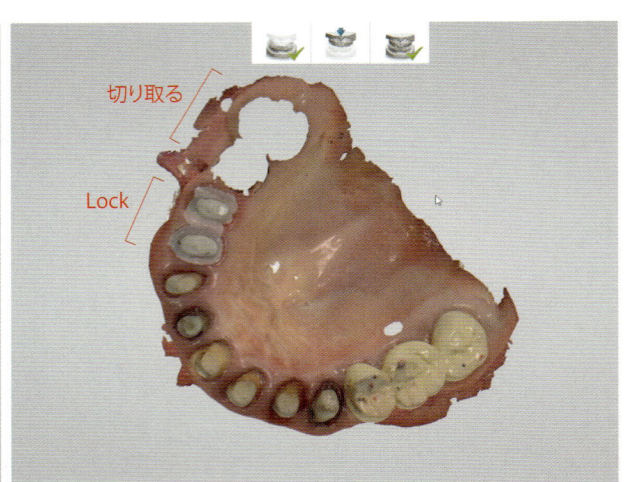
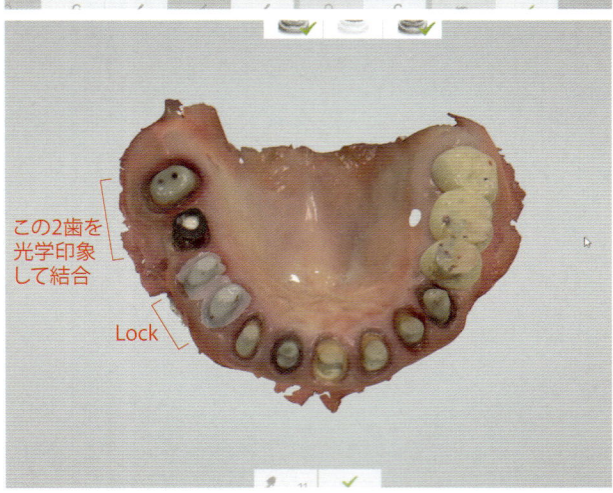

図 1-28k〜m　プロビジョナルレストレーション時のプレスキャンから 2 歯ずつ Lock 機構を有効利用して光学印象を行う．フルマウスを一度に光学印象するのではなく，2 歯ずつ行うことで精度を保ちながら光学印象できる．

　全顎の光学印象を行ってから，プロビジョナルの元データとスーパーインポーズすることで光学印象の変形を確認する（図1-29）．プレスキャン時にスーパーインポーズの際に重ね合わせの基準点とする部位を前歯部と臼歯部に左右で2点ずつ決めておくことがポイントである．この時にバリウムなどを重ね合わせの基準として粘膜などへ貼付するタイプのものは，繰り返し利用することが困難であり再現性が低いため不適当である（図1-30a, b）．付着歯肉を利用すると，仮にプレスキャンで保存していたデータと検証が必要なデータを再現性高く重ね合わせることが可能である（図1-31a, b）．

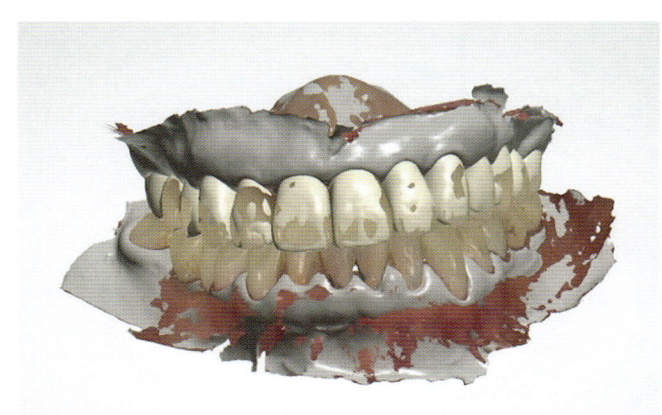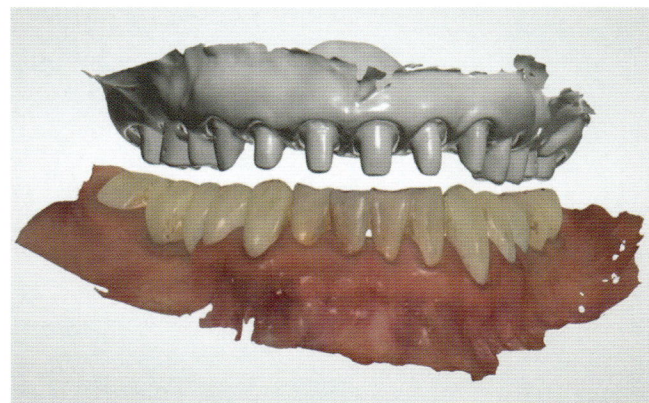

図1-29a, b　プロビジョナルレストレーションをプレスキャンとして形成後のバーチャル模型を重ねる．

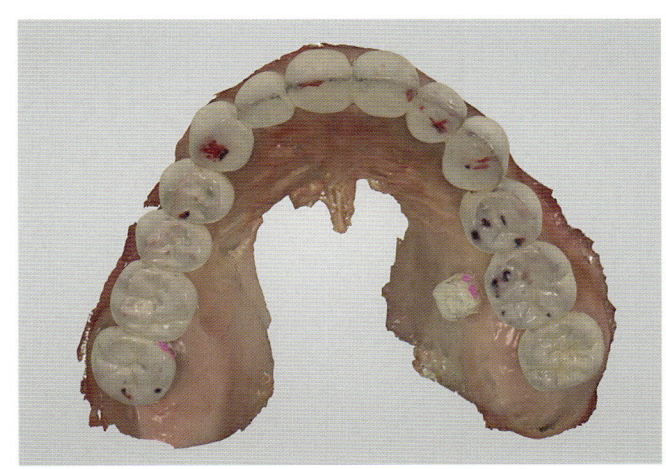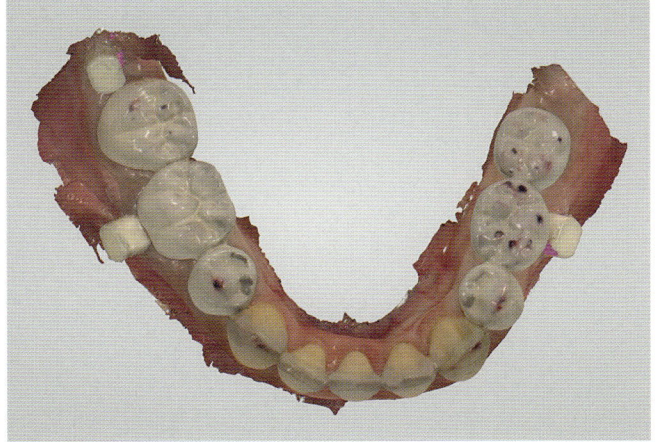

図1-30a, b　バリウムを貼付してもプロビジョナルレストレーション時のプレスキャンを元模型として利用できない．

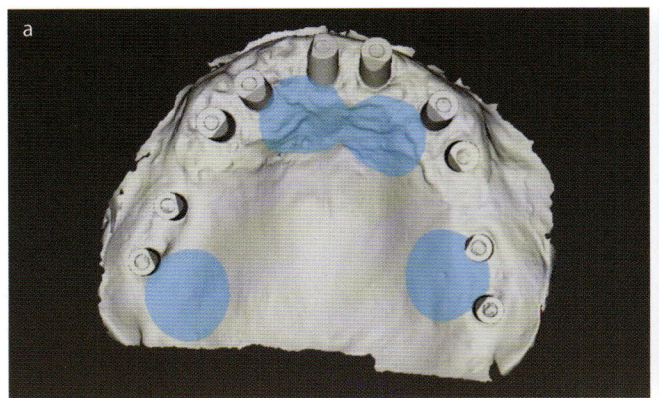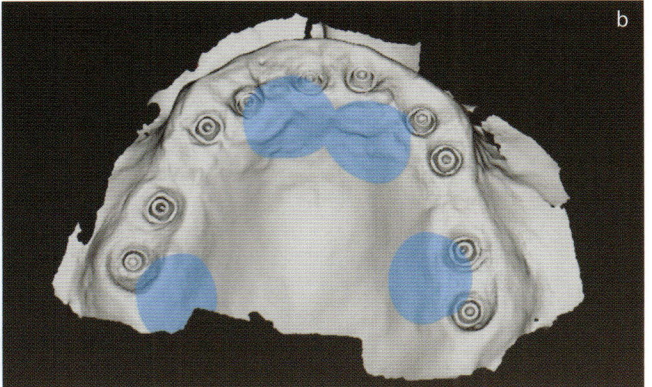

図1-31a, b　付着歯肉に表現されている形態を利用して重ね合わせを行うと，再現性が高い．プロビジョナルレストレーション作製時にフィクスチャーの位置にフォーカスを当てて採得した光学印象へ（a），インプラント周囲粘膜にフォーカスを当てた最終補綴製作用の光学印象（b）を重ね合わせることが可能である．

4 CBCT を用いた 3D 診断と治療計画 （Superimposition との関連性）

　歯科用コーンビーム（CBCT）は，頭頸部に特化したX線装置で特に口腔・歯科領域の診断に絶大なる威力を発揮する機械であり，CT診断は歯科において非常に有効である．歯と顎骨の位置関係，大きさなど従来のレントゲンでは診ることのできない情報を多く得ることができる．従来のレントゲン診査では術者のレントゲン読影経験年数や感性，感覚といった要素が診断を大きく左右していたが，CBCTの3次元立体画像は正確な顎骨の形態を把握でき，診えない部分を把握できるということは安全性，確実性において歯科臨床にとって非常に多くのメリットがあるといえる．

　現在では，インプラントの術前診断はもとより，歯周病診断における歯槽骨欠損部の病態の把握，再生療法の経過観察や効果判定，根尖病巣の診断，根管形態の診断，歯根破折の診断，顎関節，上顎洞などの病変の診断等，様々なことに使用可能である．

　CBCTは，それらを扱う医用画像機器間の通信プロトコルを定義した標準規格であるDICOMデータ（Digital Imaging and COmmunications in Medicine の略）でフォーマットされ，デジタル画像を共有して必要に応じてコンピュータソフトを介し統合して利用することが可能である[13]．

1.CBCT の特徴

　CBCTと医科用ファンCTとの大きな違いは，撮影方向が医科用は横たわるのに対し，CBCTでは座位での撮影となる点である．また，撮影時間がかなり短く，約10秒ほどで済むので被曝線量が医科用と比較して1/8〜1/50と低水準であるところも大きな違いといえる（図1-32）．歯科用コーンビームCTは検出器の大きさ，種類，ボクセルサイズ，X線の照射野によってローデータベースでの画質に違いが生じる（図1-33a〜c）．

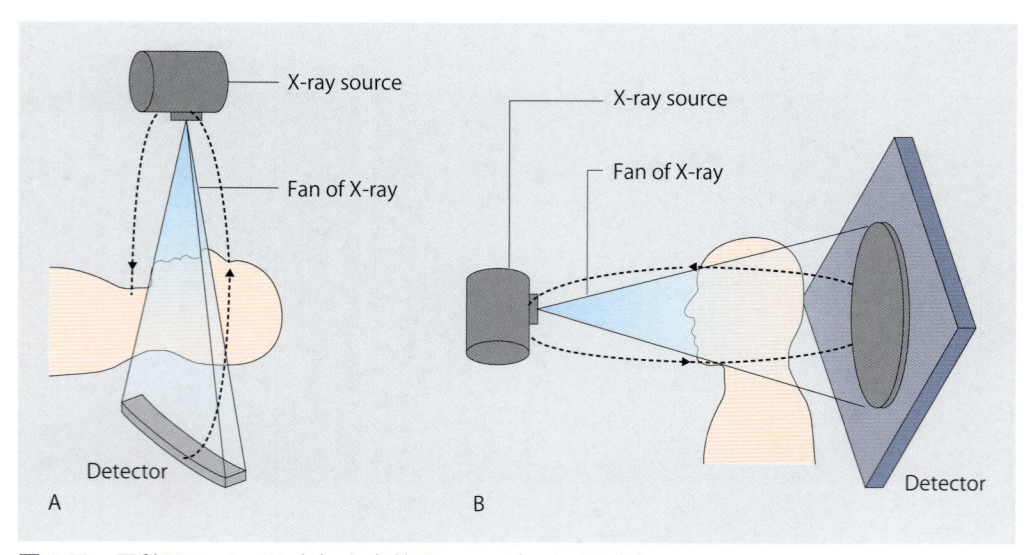

図 1-32　医科用ファン CT（A）と歯科用コーンビーム CT（B）.

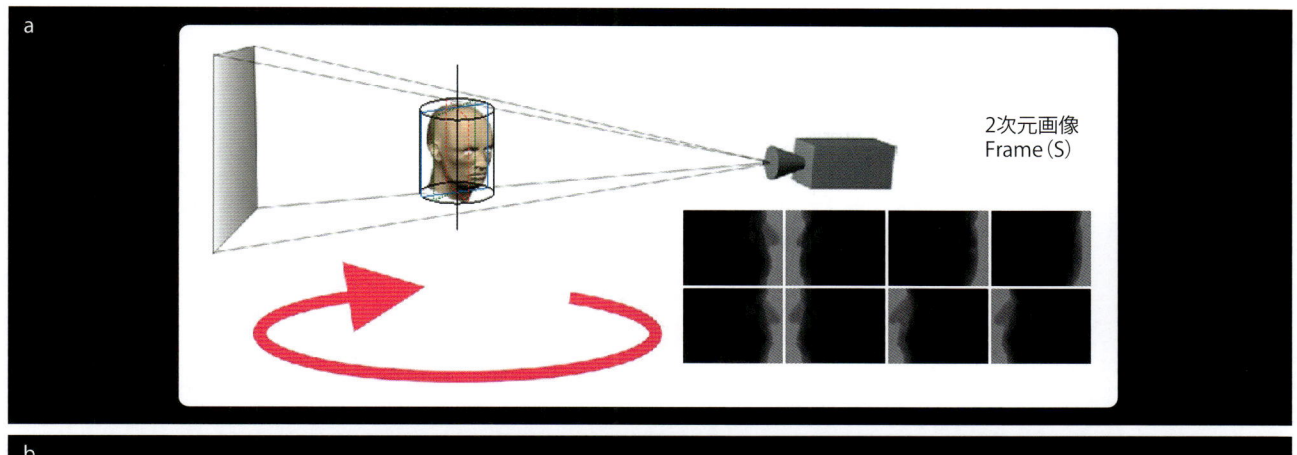

2次元画像
Frame（S）

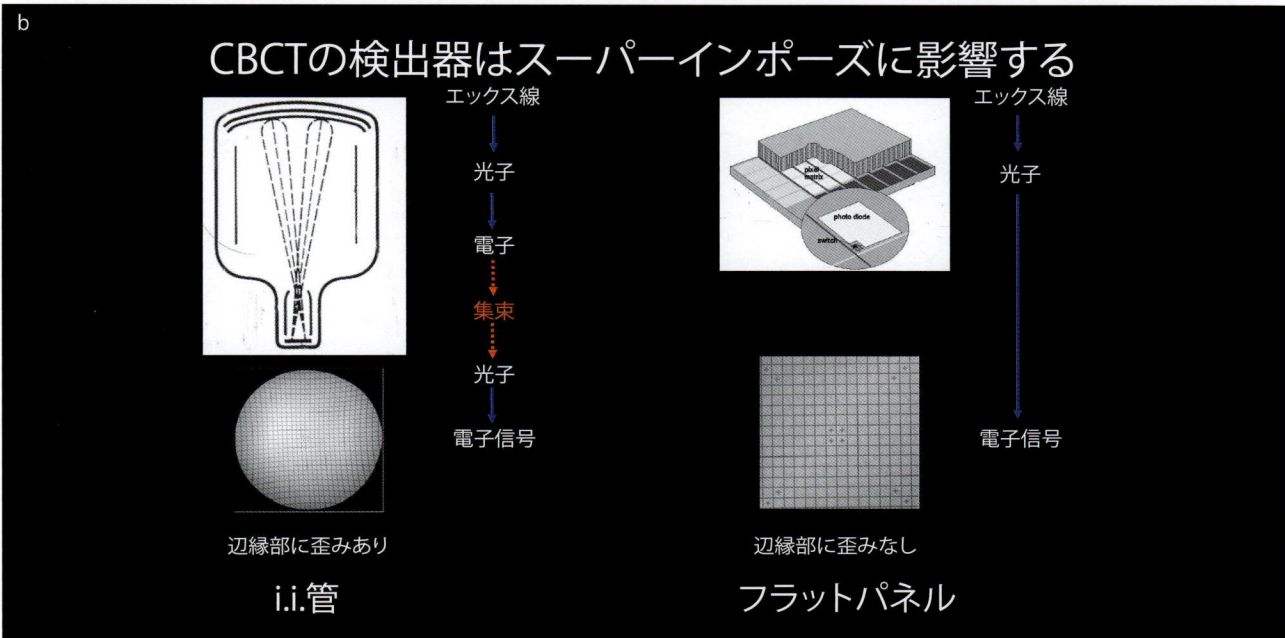

CBCTの検出器はスーパーインポーズに影響する

エックス線

光子

電子

集束

光子

電子信号

エックス線

光子

電子信号

辺縁部に歪みあり

i.i.管

辺縁部に歪みなし

フラットパネル

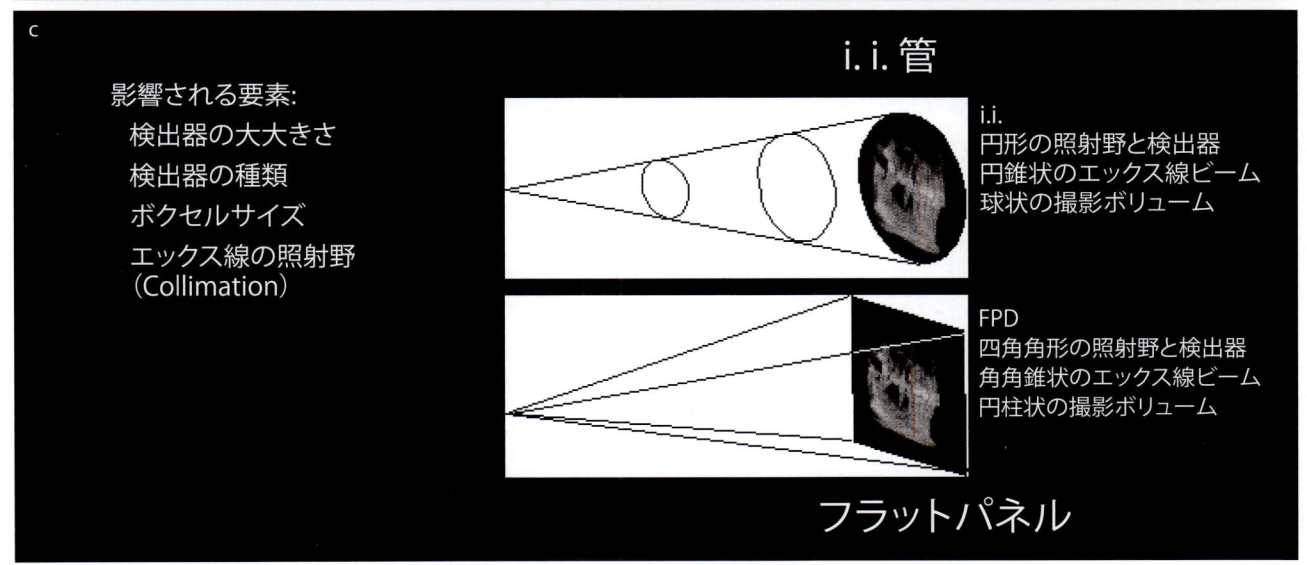

影響される要素:
　検出器の大大きさ
　検出器の種類
　ボクセルサイズ
　エックス線の照射野
　（Collimation）

i. i. 管

i.i.
円形の照射野と検出器
円錐状のエックス線ビーム
球状の撮影ボリューム

FPD
四角角形の照射野と検出器
角角錐状のエックス線ビーム
円柱状の撮影ボリューム

フラットパネル

図 1-33a 〜c　歯科用コーンビーム CT(CBCT)．円錐状のエックス線を照射する管球と向かい合った検出器（detector）が被験者の周りを回転する．回転中にさまざまな角度から撮影された 2 次元画像が取得される．これらの画像が 3D 画像の再構成のために必要なベースの画像（Frame）となる．

被曝線量を考慮して撮影範囲（Field of view; FOV）を調節することが可能であり，機種によって多少の差はあるが，5x φ 8cmから17x φ 23cmの広範囲まで180度または360度で回転して撮影できる（**図1-34**）．基本的にはX線を使用していることを十分に考慮した上で最小限の撮影範囲（FOV）で使用する必要があり，CBCTプロトコルとして撮影部位と撮影範囲との関係から患者への負担を少なくして有効活用することが重要である（**図1-35**）．

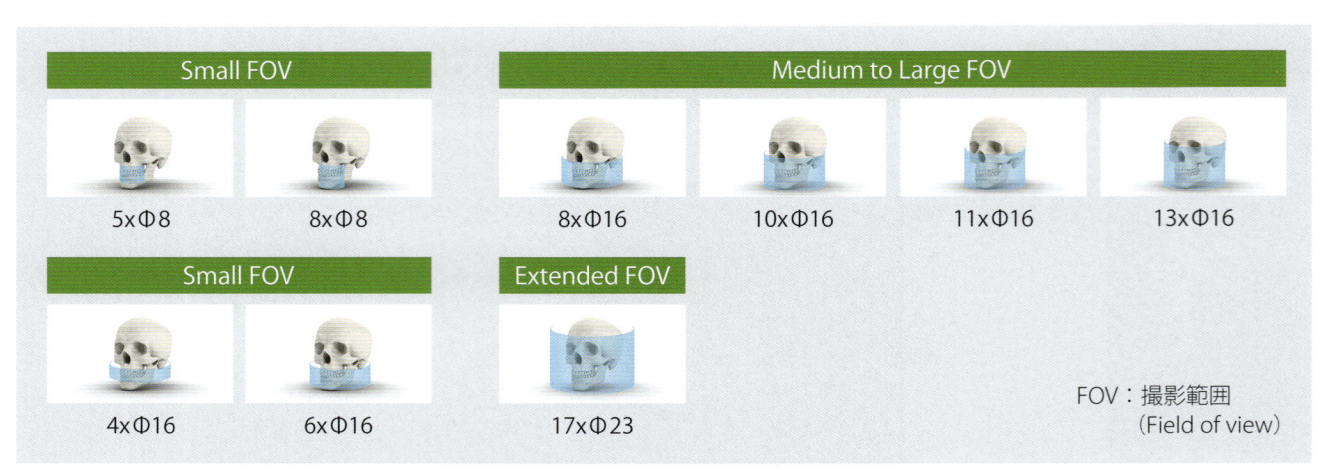

図 1-34　CBCT の被曝線量を考慮した撮影範囲の調整（カボデンタルシステムズ株式会社のご厚意による）．

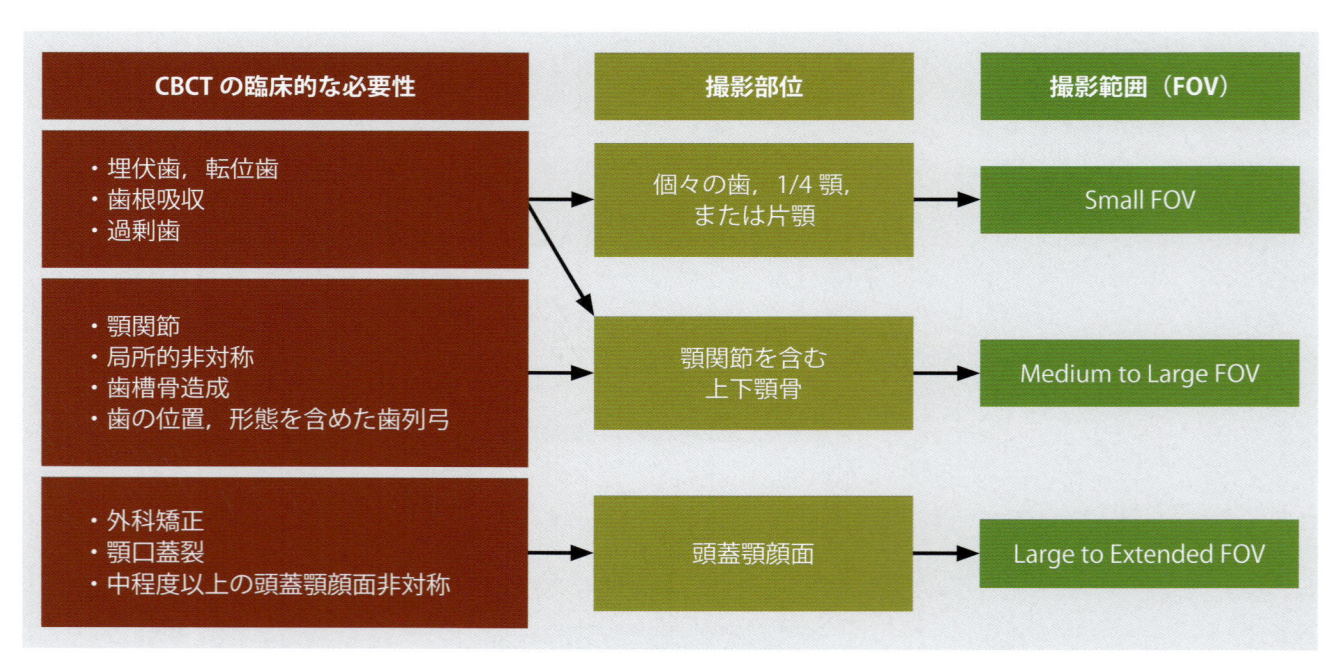

図 1-35　撮影範囲を決めるための CBCT のプロトコル.

　CBCTを基軸としてデジタル歯科治療を行う場合は，咬合に関係する舌骨，咽頭気道，頚椎，上下顎骨，顎関節，篩骨洞までの範囲が立体画像として歪みの少ない状態で撮影可能な機種を選択する．画像の重ね合わせに使用したり，画像の加工中に元画像を基準に利用したりする場合に有効である（図1-36a，b）．

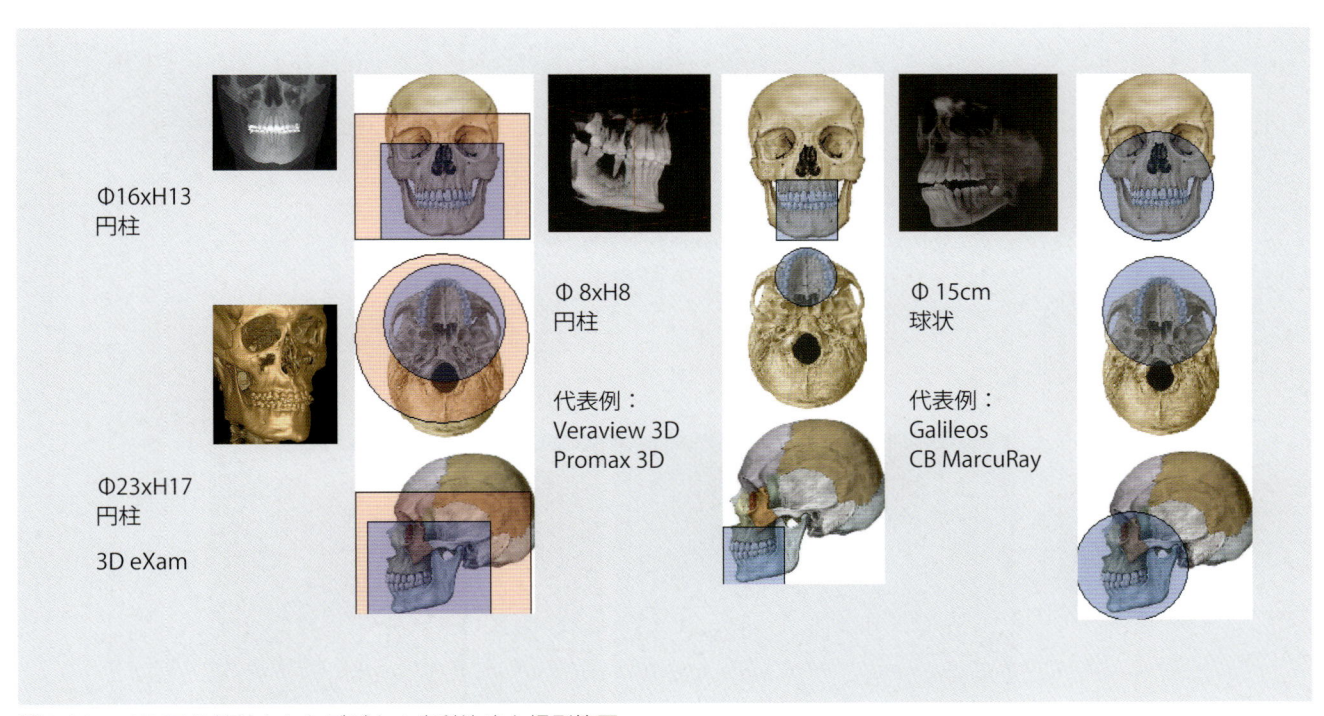

図1-36a　CBCTを基軸としたデジタル歯科治療と撮影範囲．

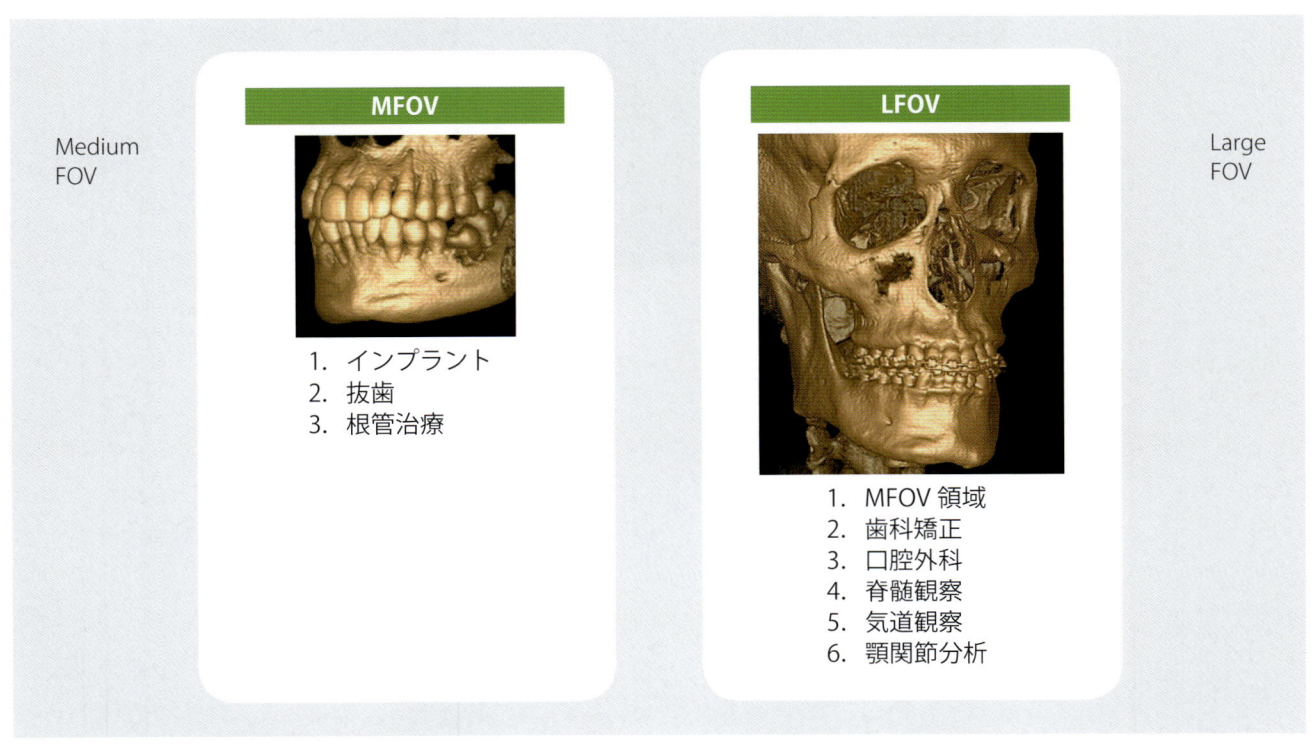

図1-36b　CBCTの撮影範囲と治療目的．

CBCTはCT値の違いを利用して硬組織や軟組織などの診査・診断へ応用することが可能である．CT値とは水が0で基準となり，空気が-1000に設定された条件下でCT撮影された組織の密度を水に対する相対値として表現されており，水に浮かぶ油は人体でいうと脂肪組織で0よりも低いマイナスの値を示す．また，水よりも密度の高い軟組織は0よりも少し大きな値を示し，さらに骨や歯などの硬組織ではより高いCT値を示す．このようなことから，3次元立体画像はCT値の分布図ともいわれている（図1-37a，b）．

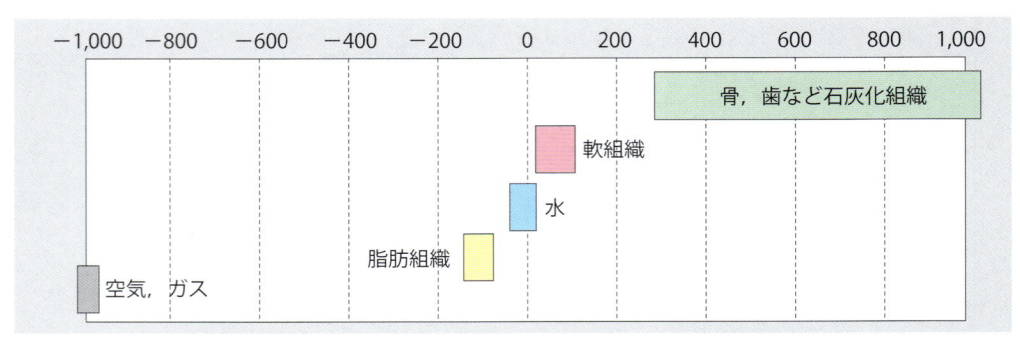

図1-37a　水に対する相対値でCT値を表す．

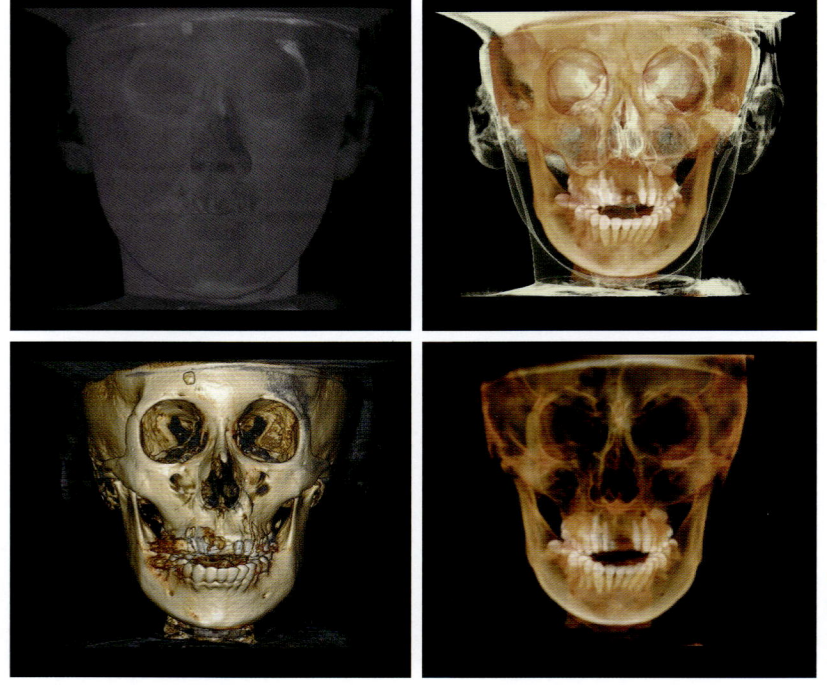

図1-37b　3D構築画像はCT値の違いで組織を表現する．

2.DICOMデータから3次元立体画像への変換

　CT撮影では被写体を取り囲む360度全周方向からの単純撮影が行われ，これらの検出器に映し出されるX線データ（投影データ）をソフトに読み込んだ後にCTの3次元立体画像ができる．この何枚もの投影データを3次元立体画像へ再構成したものをDICOMデータと呼んでいる．

　3次元立体画像として表現される方法には，「サーフェスレンダリング法」と「ボリュームレンダリング法」があり，これらは撮影されたCTデータを，まず立体であるボリュームデータにして（モデリング modeling），次に2次元画像で立体的に見える処理（レンダリング rendering）を行っている．両者には表現方法の違いがあり，

一定の閾値以上の塊の表面を見る方法を「サーフェスレンダリング法」と呼び，また不透明度を変えて中身も見える方法を「ボリュームレンダリング法」と呼んでいる．コンピュータの進歩に伴い，CBCTで表現される方法はボリュームレンダリング法を用いている（図1-38）．

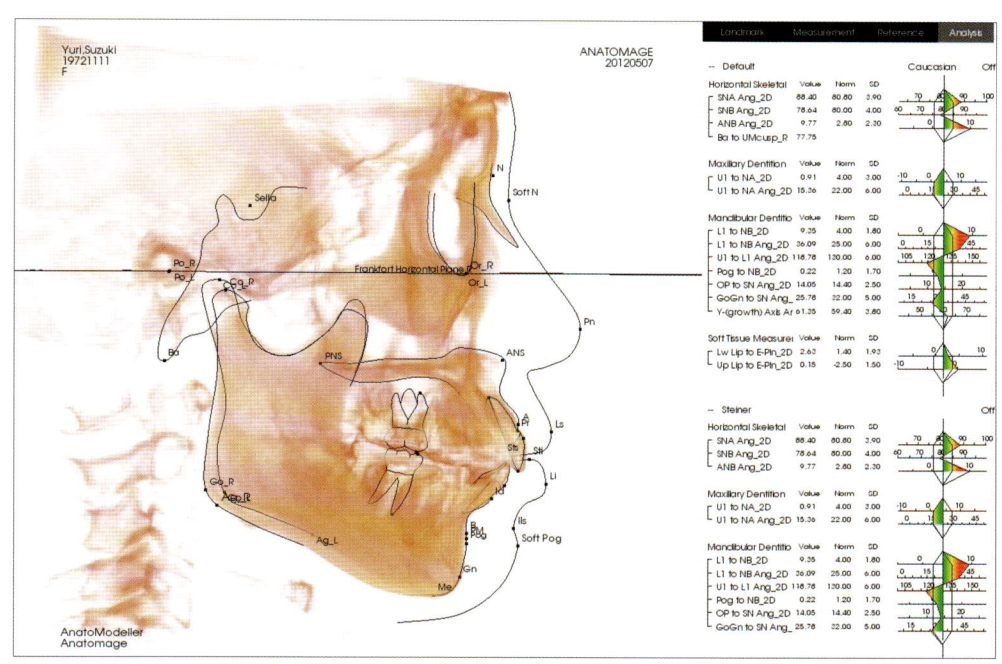

図1-38　ボリュームレンダリング法による3次元立体画像の応用．

　ボリュームレンダリング法などで再構築された3次元立体画像は，レンダリング処理の閾値をどのような値に設定するかによって画像が異なるために完全に信頼することはできない．

　よって，3次元立体画像はおおまかな形態などを把握する場合には分かりやすくて便利だが，インプラントのような細かい口腔内の外科手術などに対して術前診断を行う場合には，必ずXYZ軸の3方向の画像を一度に観察できるMPR画像（Multiplanar Reconstruction）で確認することが重要である[14]（図1-39）．

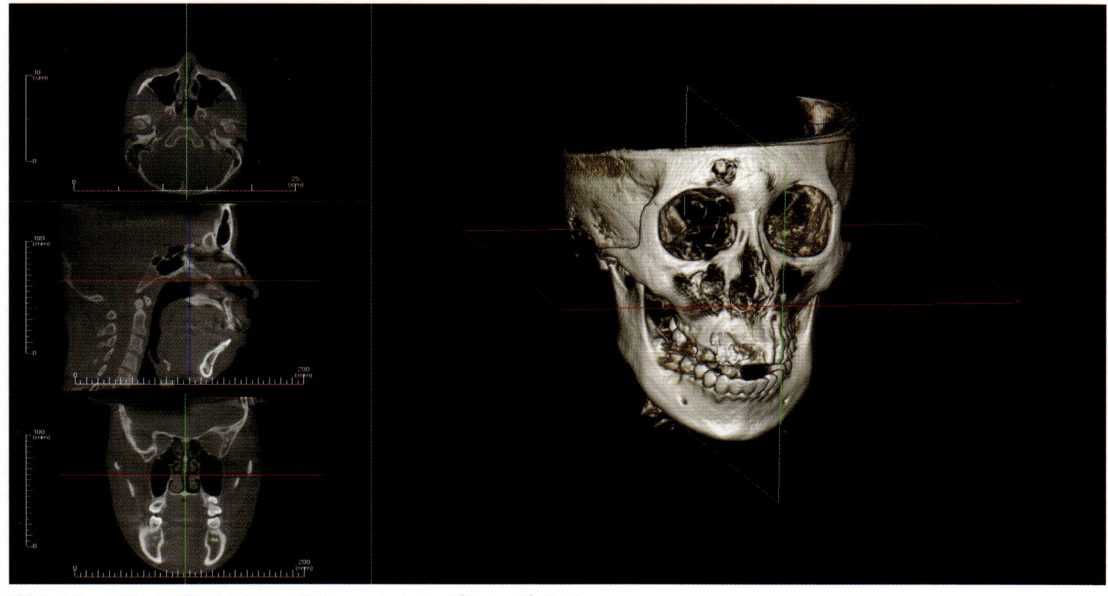

図1-39　MPR画像（左）とボリュームレンダリング（右）．

3.CBCT を用いた3次元立体画像診断の有用性

1) 咽頭気道の診断：

　従来から側方セファロを用いた咽頭気道の評価が行われており，この評価に関しては従来のセファロ分析とCBCTから2次元構築した画像診断の評価結果に大きな差は認められていない（図1-40a）．しかし，3次元立体画像でエアーウェイボリュームが色分けして表示された咽頭気道は従来法よりも明らかに分かりやすく（図1-40b），特に睡眠時無呼吸症候群など複雑な症例の評価や診査・診断に適している[15]（図1-40c）．

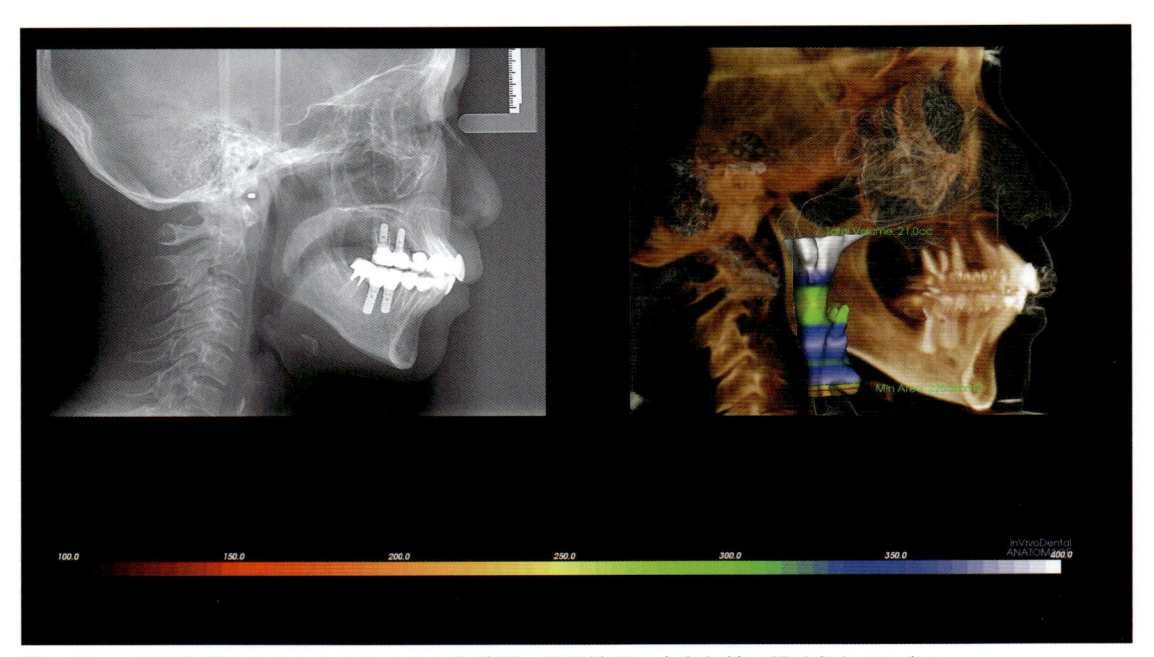

図1-40a　咽頭気道の2次元と3次元の画像診断．評価結果に大きな差は認められていない．

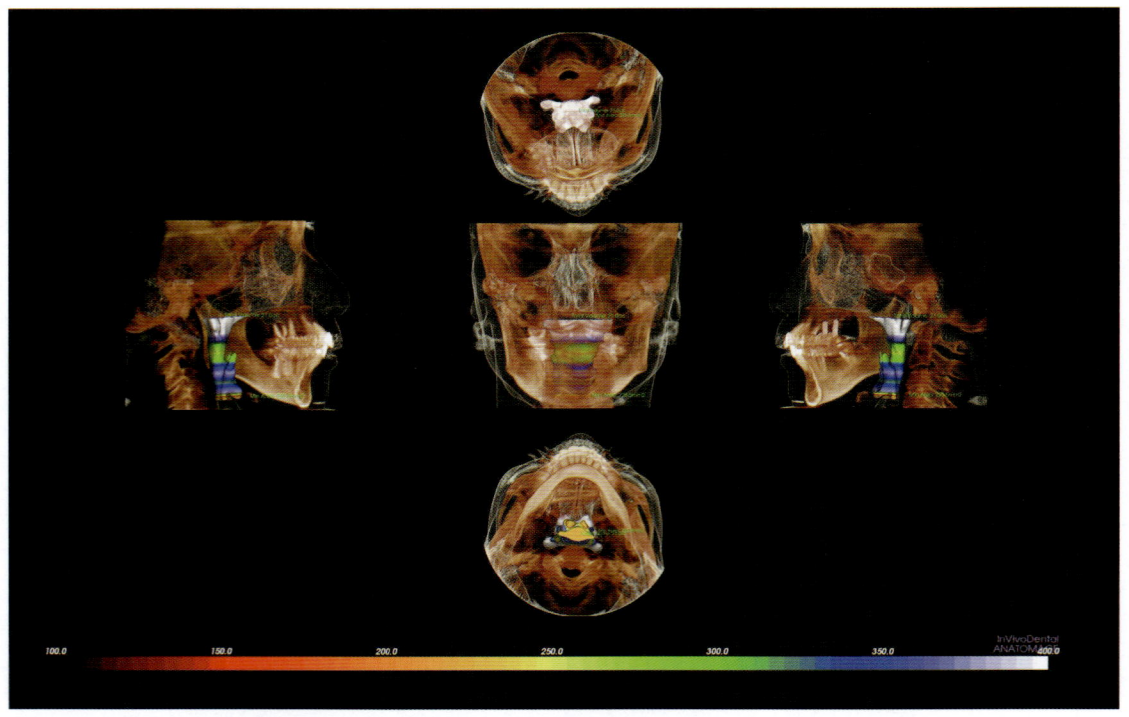

図1-40b　咽頭気道の3次元立体画像診断．エアーウェイボリュームが色分けして表示されており，気道の体積が分かりやすい．

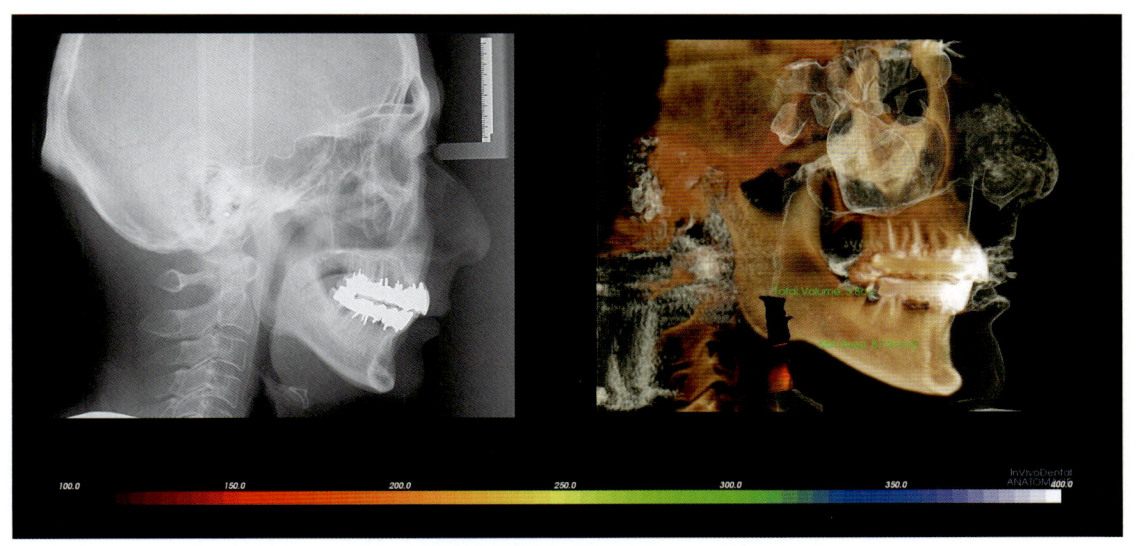

図 1-40c　咽頭気道の診査・診断．睡眠時無呼吸症候群などの複雑な症例の診査・診断に適している．

2) 顎関節の診断：

　CBCTを用いることで顎関節の形態を立体的に把握することが容易であり，より正確な診断を行うことが可能になると同時に診査・診断に要する時間も短縮される[16〜18]（図1-41）．

　またFerreira A.F.らによれば，CBCTを用いることで上下顎の空間的な関係や咬合関係をTMJに関連づけて診査・診断することが可能であり，セントリックオクルージョン（CO）とセントリックリレーション（CR）にディスクレパンシーがある場合などは，その病態の進行状態を容易に把握することができ，有効であると報告している[18]．

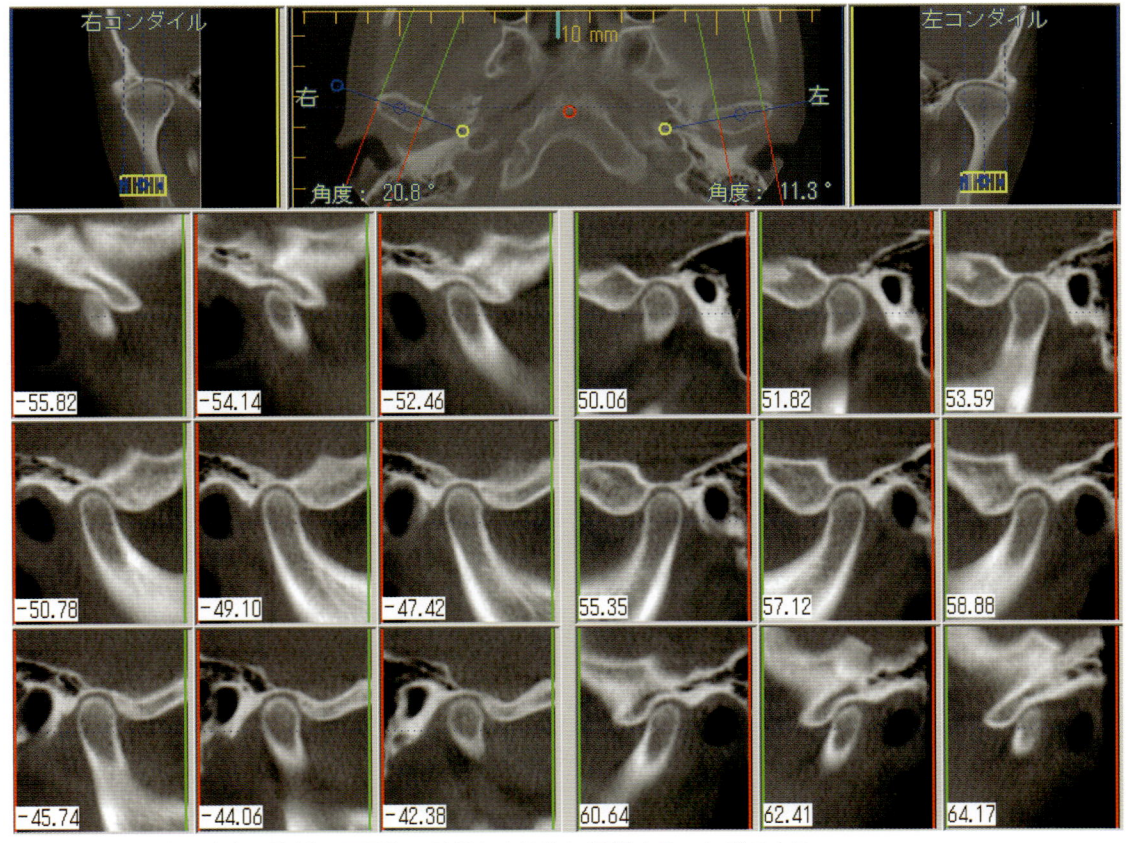

図 1-41　顎関節の診査・診断．顎関節の形態を立体的に把握することができる．

3) 矯正治療の診断 :

　矯正治療では，2011年頃からカスタムリンガルアプライアンスの製作にCBCTの
データを用いて，それまでに行われていた舌側矯正治療へ3Dプリンターを使用した
CAD/CAMシステムを応用して装置を作製することから3次元立体診断が治療に使
用されるようになってきている．

　これに関連してCBCTとデジタル化を統合させた矯正治療として，矯正治療終了時
の状態から治療計画を立案してデジタル化したシステムで矯正装置を作製する
Orametrix社のSureSmileという矯正治療用ソフト（図1-42）も開発され使用され
るようになってきている[19, 20]．

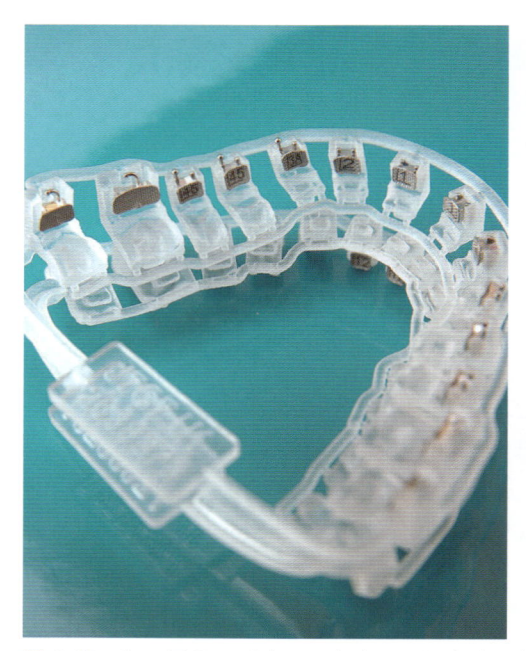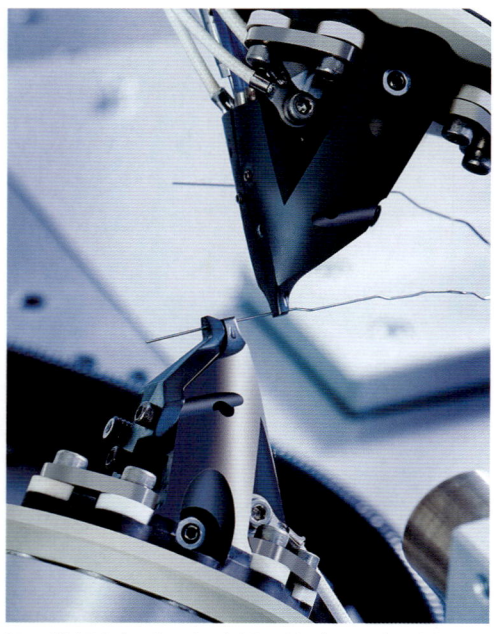

図1-42　シュアスマイルソフトウェアにより，歯根の情報を加味した診断に基づき，歯列矯正用
アライナーだけでなく，ブラケット用インダイレクトボンディングトレー，ロボットによるワイヤー
ベンディングの製造が可能である．デジタル技術による精度の高い装置が治療期間の短縮に貢献し
ている（写真提供：デンツプライシロナ株式会社）．

5　Chapter 1 のまとめ

　CAD/CAMを使用して製作されるインレー，クラウン，そしてブリッジなどは口
腔内スキャナーを用いることで，卓上スキャナーでスキャニングしていた時と比較し
て従来の印象材と石膏模型の変形がなくなったことから技工物作製までの精度の向上
と時間短縮が実現した．また，形成直後にクリアランスや支台歯形成の問題，そして
印象採得の不十分な部分を画面上で確認できることから，技工物を再製する原因は光
学印象時の操作による問題のみとなった．

　口腔内スキャナーで口腔内の軟組織，歯列，咬合関係などを光学印象し，CBCTで
口腔内と口腔周囲組織の硬組織を中心としたデータをボリュームレンダリングを活用
して大まかに把握した後に，その治療目標に応じて必要なソフトを介して診査・診断
を三次元立体画像上で行うことで，CBCTを基軸にして複雑な補綴治療をマネージメ
ントできるようになってきている．

　Chapter 2では，従来行われてきた補綴治療に対してデジタル歯科治療がどのよう
に関与していくことが可能か整理してみたいと思う．

Chapter 2

口腔内スキャナーの臨床応用

1　デジタルワークフロー（Digital Workflow）

2　天然歯への適用

　　clinical case1. インレー

　　clinical case2. オーバーレイ

　　clinical case3. クラウン

　　clinical case4. 歯肉縁下フィニッシュラインの光学印象が困難な場合

　　clinical case5. 単独ベニア

　　clinical case6. 複数歯のベニア

3　インプラントへの適用

　　clinical case1. シングルインプラント（大臼歯，即時プロビジョナル）

　　clinical case2. フラップレスインプラント（下顎前歯部，即時プロビジョナル）

4　Chapter 2のまとめ

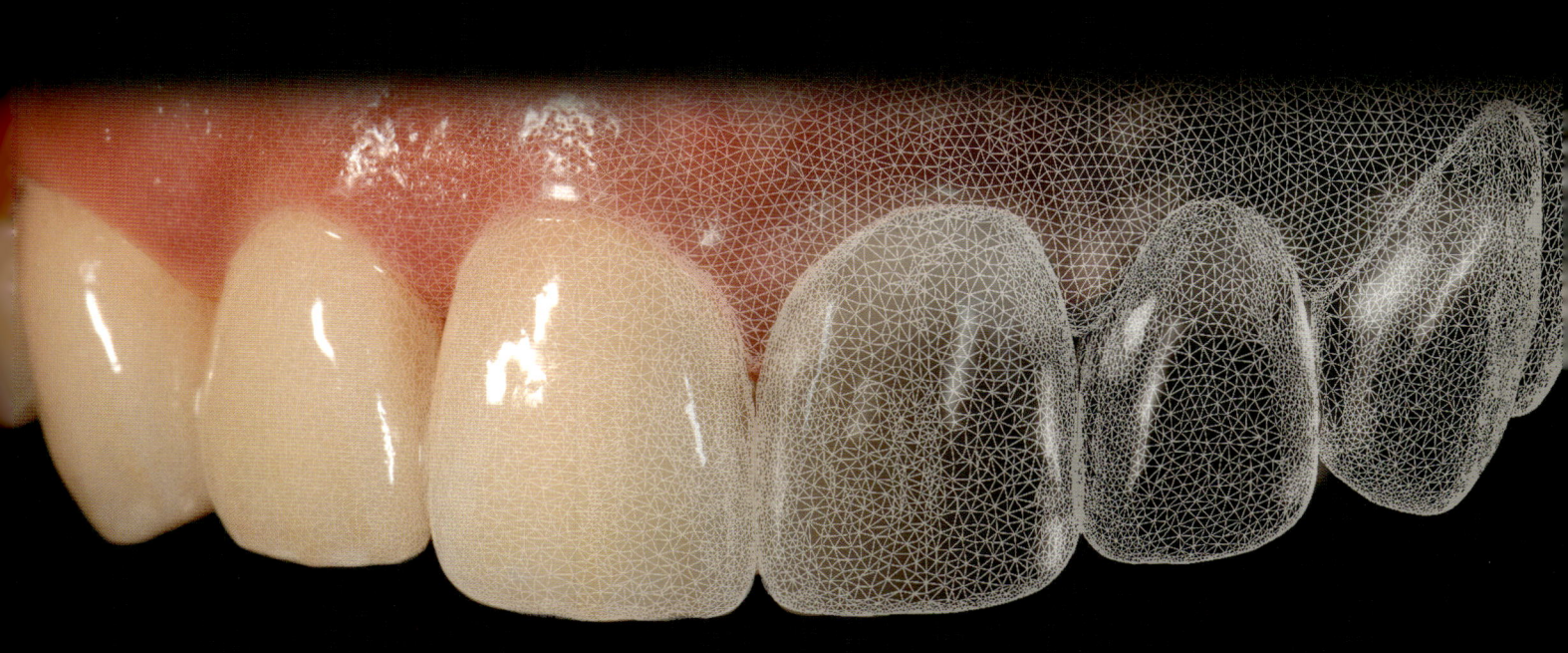

Chapter 2

口腔内スキャナーの臨床応用

デジタル歯科治療を円滑に行うためには，現在のアナログ的な考え方をデジタルへ完全に移行する必要があり，単にアナログの延長上にデジタルがあるものでもない．例えば，天然歯の支台歯形成において光学印象を行うのであれば，従来の形成ではなく光学印象の原理原則を理解し，それに合わせた支台歯形成を行う必要がある．また，デジタル化するということは，単に「シリコーン印象を省く」ことや，「石膏を使用しないワークフローを形成する」ことではなく，デジタル化によって診療のワークフローを単純化し，快適な歯科診療を患者へ提供することである．その結果，術者側にもストレスの少ない診療がもたらされる．

また，よく話題に挙げられるのがデジタルワークフローで製作された補綴物の精度だが，少数歯に関しては光学印象でも十分な精度があるというエビデンスが多く示されており，臨床上問題ない精度が得られている[1-5]．

1 デジタルワークフロー (Digital Workflow)

従来の補綴治療のワークフローは，デジタル化によってどの様に変化していくのか，現時点におけるデジタル歯科治療のワークフローを整理してみたいと思う．

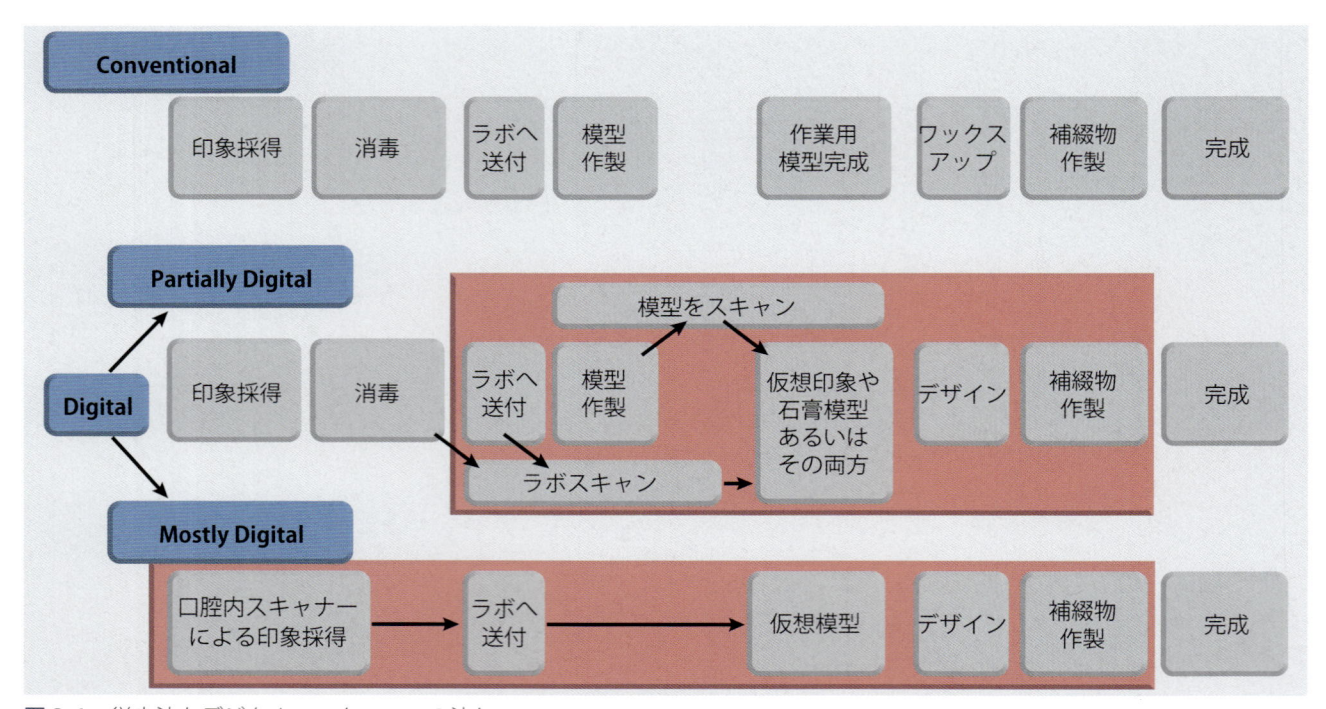

図 2-1 従来法とデジタルワークフローの流れ
IOS を用いた「Mostly Digital」は印象材の使用，石膏模型の作製，ラボへの送付といったステップを省くことができる．そのため，感染の機会が非常に少ない点が医療的に価値観が高い．

これまでのデジタル歯科治療においては，computer-aided design / computer-aided manufacturing（CAD/CAM）を主体として，ソフトウェアの進歩発展に伴いデザインされた立体的なデータから信頼性の高い製作物を様々なマテリアルに適応することが出来るように一連の流れが構築されてきた[6]．

CAMの過程には，付加型製造（additive matufacturing）として知られている3Dプリンターと削合型製造（subtractive matufacturing）として知られているミリングやグラインディングが存在している[7]．

デジタル歯科治療のワークフローは，データ獲得，データ処理，製造 の三段階から成り立っている．現時点のデータ獲得に関しては，口腔内から直接的にデータを獲得する Intraoral Scanners と印象採得した印象面や石膏模型を介してデータを獲得する Desktop Scanners が存在している．従来の流れと比較しながら現時点におけるデジタルワークフローを考慮し，その利点を有効に歯科治療へ応用することが重要である（図2-1）．

2 天然歯への適用

① 光学印象の適応症

光学印象の適応症は，ベニア，インレー，アンレー，クラウン等に始まり，インプラント，矯正治療，そして顎顔面外科領域における手術時の基準作りにまで応用されてきている（図2-2）．この部分はChapter3で触れることになるが，単に従来の口腔内の印象採得を行っているだけでなく，光学印象のデータをCBCTと精度高く重ねることが可能であることから，光学印象の適応症は顎顔面領域にまで発展してきていると言える．

天然歯においては，各種 Intraoral Scanners は，様々なデータの読み取り原理が存在している．たとえ光軸の方向や焦点を合わせる原理が異なっていても，光に対して馴染み易い条件を整えることがデータ取得を容易で正確に行う上で重要である．

その後，各目的に応じて使用されるソフトを介して，製造過程としてCAMが関与し，STLファイル形式で送り出されたデータをグラインディング，ミリング，あるいはプリンティングなどの各種製作方法による製作や製作物に適合したマテリアルの選択が行われる．

その後，最終チェックとして従来法と同様に細かいマージン部分や不均一な厚みなどを歯科技工士によって修正・改善されて完成体となる．

1. Venners	6. Bridges (Anterior, Posterior)
2. Inlays	7. Implants (Guided Surgeries)
3. Onlays	8. Orthodontics (Ortho Appliances)
4. Overlays	9. Occlusal Rehabilitation
5. Crowns (Anterior, Posterior)	10. Oral Maxillofacial Surgeries

図 2-2　光学印象の適応症.

② 光学印象時に考慮すべき事項

　使用するワンドによっても光学印象が容易かどうかが異なるので，図2-3に示すように天然支台歯の光学印象に特有な困難なポイントがあることを把握して，光学印象に適したフィニッシュラインの設定位置と形状を考慮した支台歯形成をすべきである．

　支台歯形成時に考慮すべき項目を挙げると以下のようになる．

- i.　歯肉縁下の深部にフィニッシュラインが存在する場合は，側方に大きく歯肉縁を排除して光がフィニッシュラインの角を捉えるようにワンドを動かす必要がある．
- ii.　フィニッシュラインは歯肉縁上が適している．
- iii.　線角は光学印象時にラウンドオフされた形態として画像処理される可能性が高い．
- iv.　rounded shoulderでも光学印象は可能であるが，accentuated chamfer の方がより一層適している（図2-4）．
- v.　フィニッシュラインは，超音波振動を利用したダイアモンドバーで可能な限り滑沢に仕上げるべきである（図2-5）．
- vi.　前歯の切端部分や各種形成面の移行部はラウンドオフすることでCAD/CAMクラウンの適合と安定が向上する（図2-6a, b）．

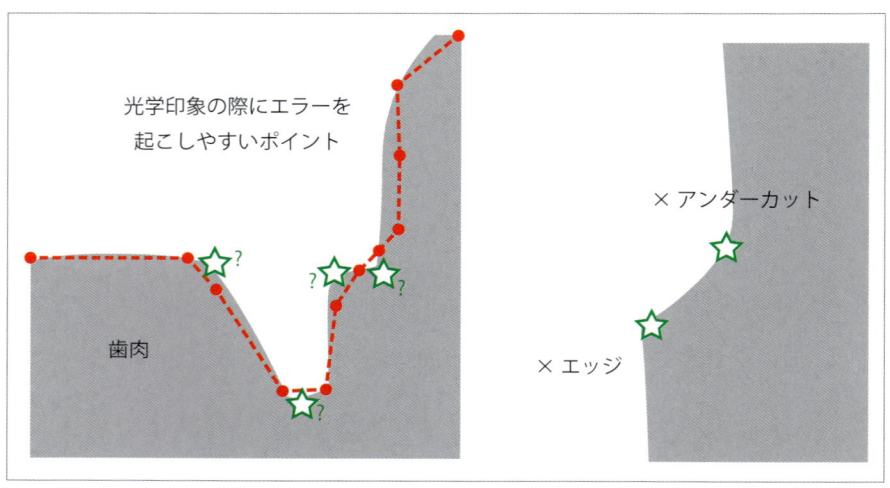

図2-3　光学印象に特有な困難なポイント．

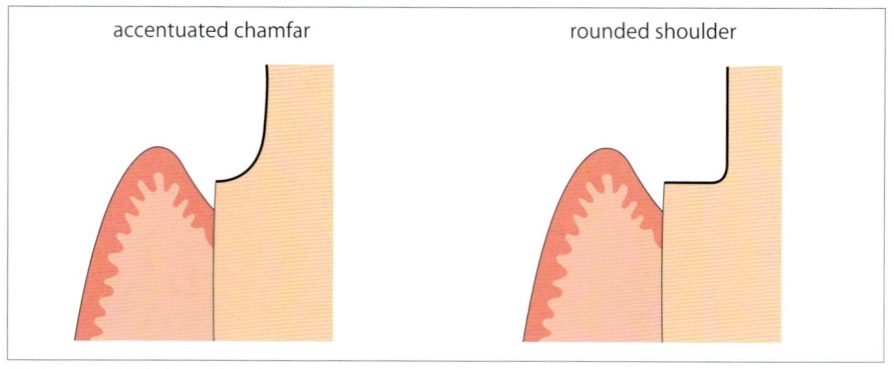

図2-4　光学印象に適したフィニッシュラインの形状．

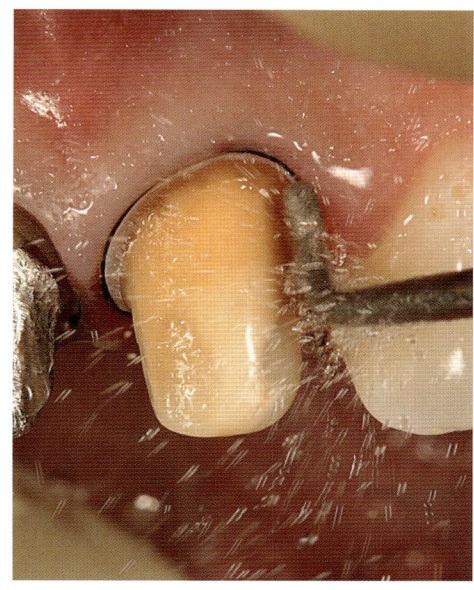

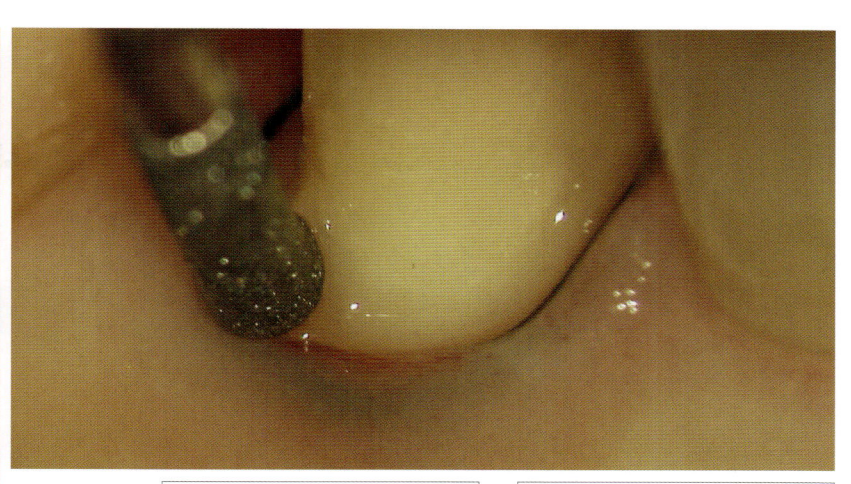

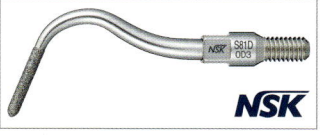
S81D（NSK）

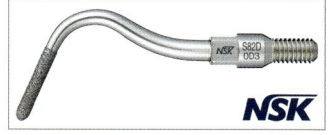
S82D（NSK）

図 2-5　フィニッシュラインは超音波振動を利用して滑沢に仕上げる.

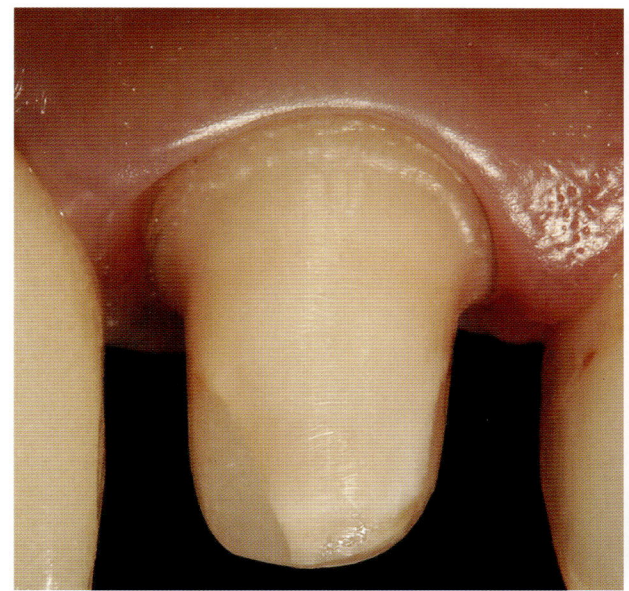

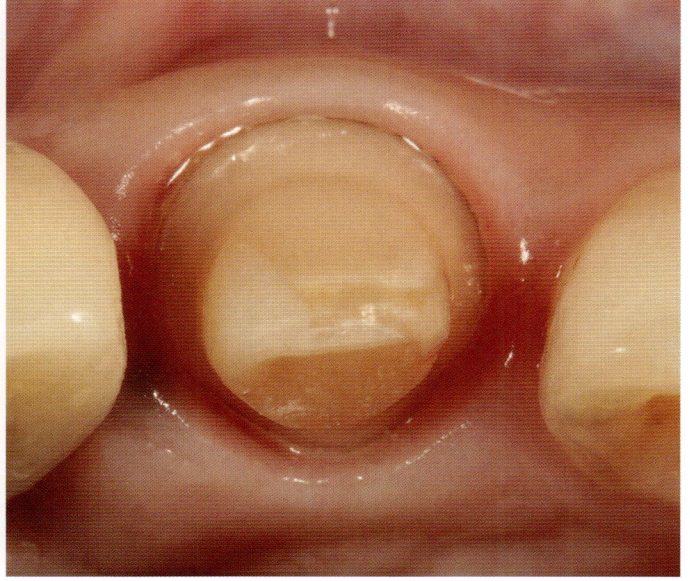

図 2-6a　完成した支台歯形成.

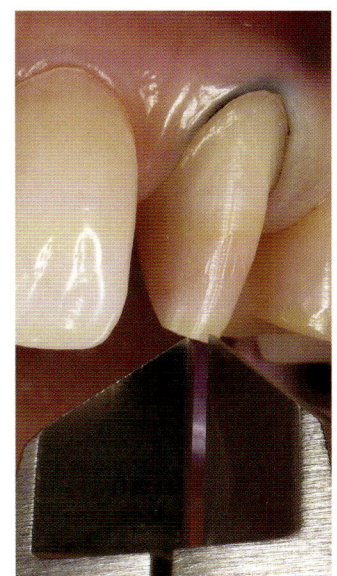

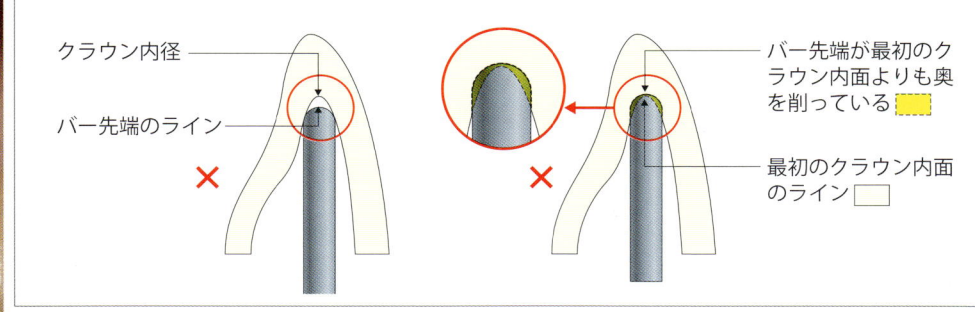

クラウン内径

バー先端のライン

バー先端が最初のクラウン内面よりも奥を削っている □

最初のクラウン内面のライン □

図 2-6b　クラウン内径がバー先端の径より小さくならないように注意する.

図 2-6c　完成した支台歯形成. クラウンの内径が切削可能か, 支台歯先端の厚みを計測している.

③ 天然歯の支台歯形成と光学印象

clinical case 1. インレー（図2-7）

　光学印象はデジタルデータのコピーとペーストの機能を活用することで，すでに保存しておいたデータを活用して患歯のみを削除して形成後の支台歯と入れ替えることが可能であり，非常に短時間で患者負担も少ない印象採得が行える．

　この患者は，下顎左側第一大臼歯の咀嚼時の冷痛を主訴として来院された．嘔吐反射が激しく歯科治療を十数年間受けることを拒んでいたが，光学印象により印象採得時の苦しさから解放されて非常に喜んでいた．

Inlay

DATA
Name: M.K.(36y.o., Female)
F. E.: September 3rd, 2018
C.C.: Tooth #36(Inlay; e.max CAD)

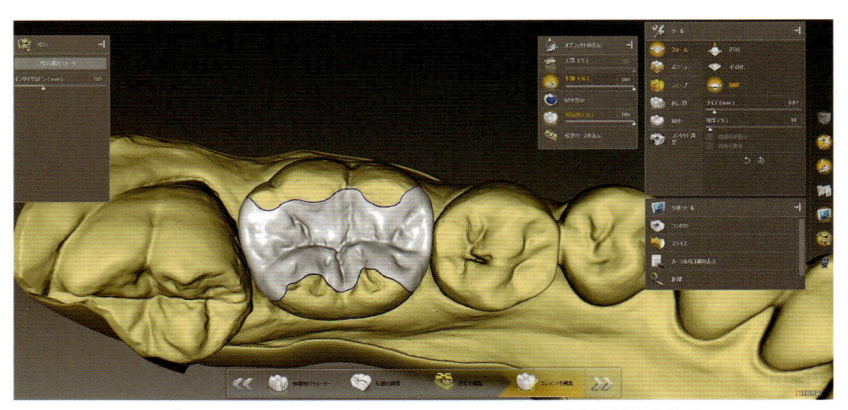

図 2-7a　オープンシステムでラボとインレーの CAD 設計確認を行う．

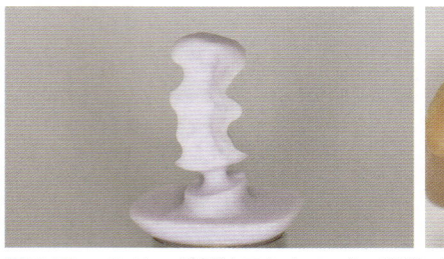
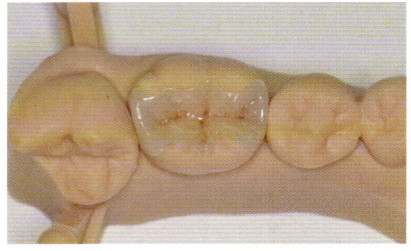

図 2-7b　ミリングが終了したアズの状態（e.max CAD）
コンタクトが近遠心面に存在することから 3D プリンター模型を必要とする．

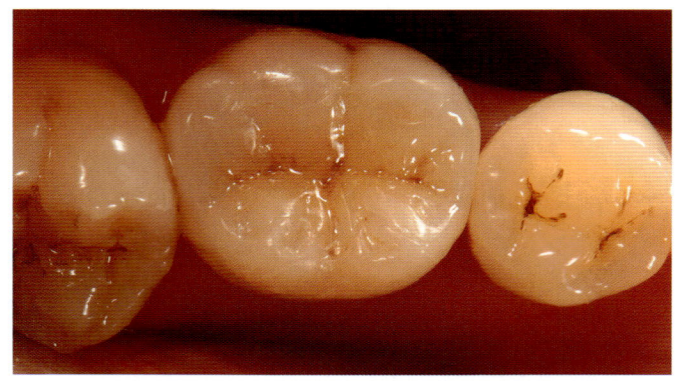

図 2-7c　作製されたインレーを無調整で装着直後の状態．良好な適合が得られている．

clinical case 2. オーバーレイ（図2-8）

　咬頭を全て被覆するオーバーレイは，フィニッシュラインが縁上に存在するため光学印象を容易に行うことができる．また，通常は完全な咬頭被覆型の症例は咬合関係が安定した状態を技工サイドへ伝達するために全顎印象が必須であるが，デジタルでは片側の情報でも全顎と同様な咬合関係の情報を技工サイドへ伝達可能である．

　形成後の印象採得時にクリアランスの不足部分が目視し難い部分に存在していても画面上で確認可能である．実際に作製されたオーバーレイの状態とデジタル画面上のクリアランスの値はほぼ一致しており，光学印象の正確性の高さを感じる．

DATA	Overlay

Name: Y.S.(40y.o., Female)
F. E.: October 30th, 2017
C.C.: Tooth #46(Overlay; e.max CAD)

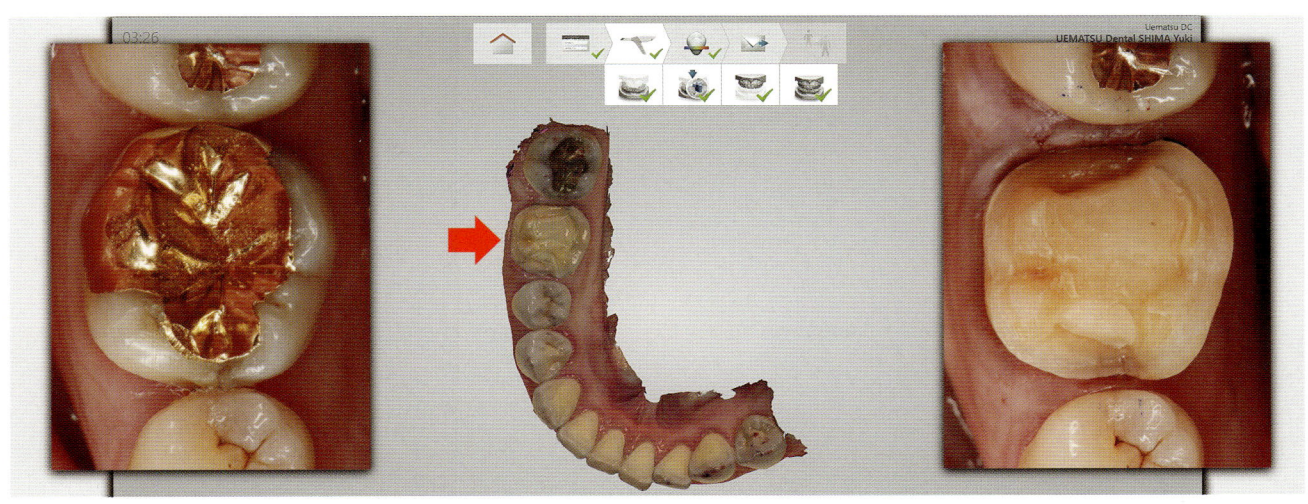

図2-8a　不適合なメタルインレーを除去した後に，咬頭被覆型のオーバーレイを考慮した支台歯形成を行う．印象採得は，術前に撮影しておいた片側のプレスキャンをコピーし，支台歯形成後の歯のみ（赤矢印）を光学印象しただけで完了した．

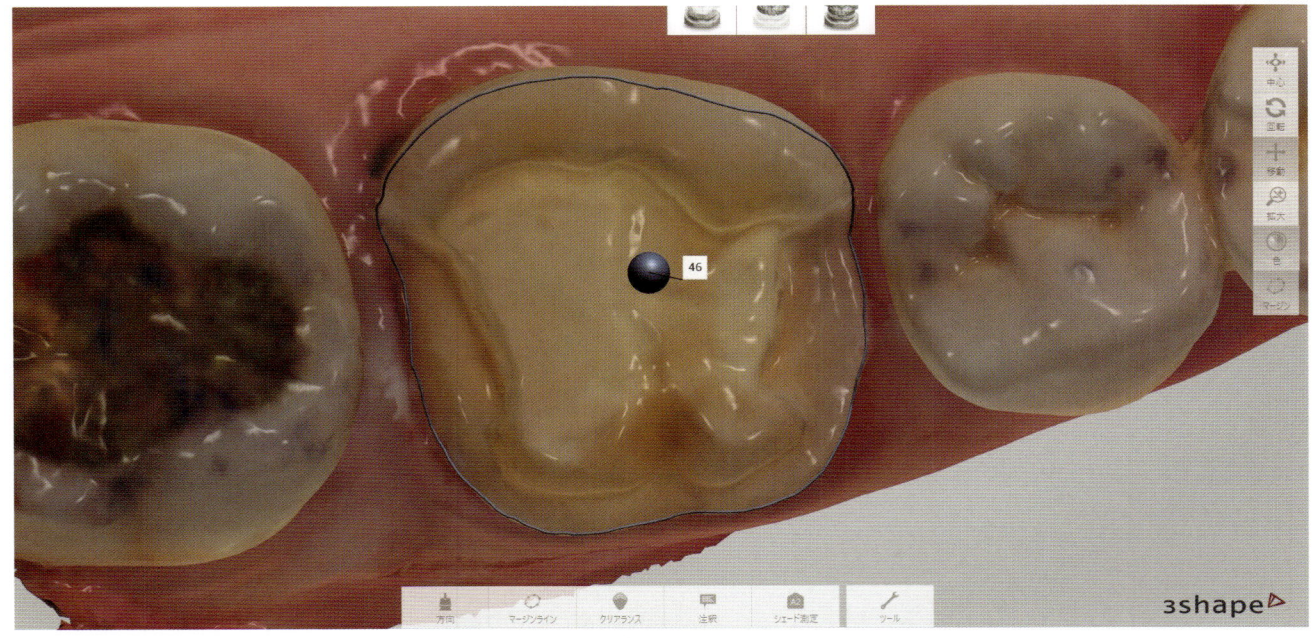

図2-8b　光学印象直後に画面上でフィニッシュラインを明確にする．

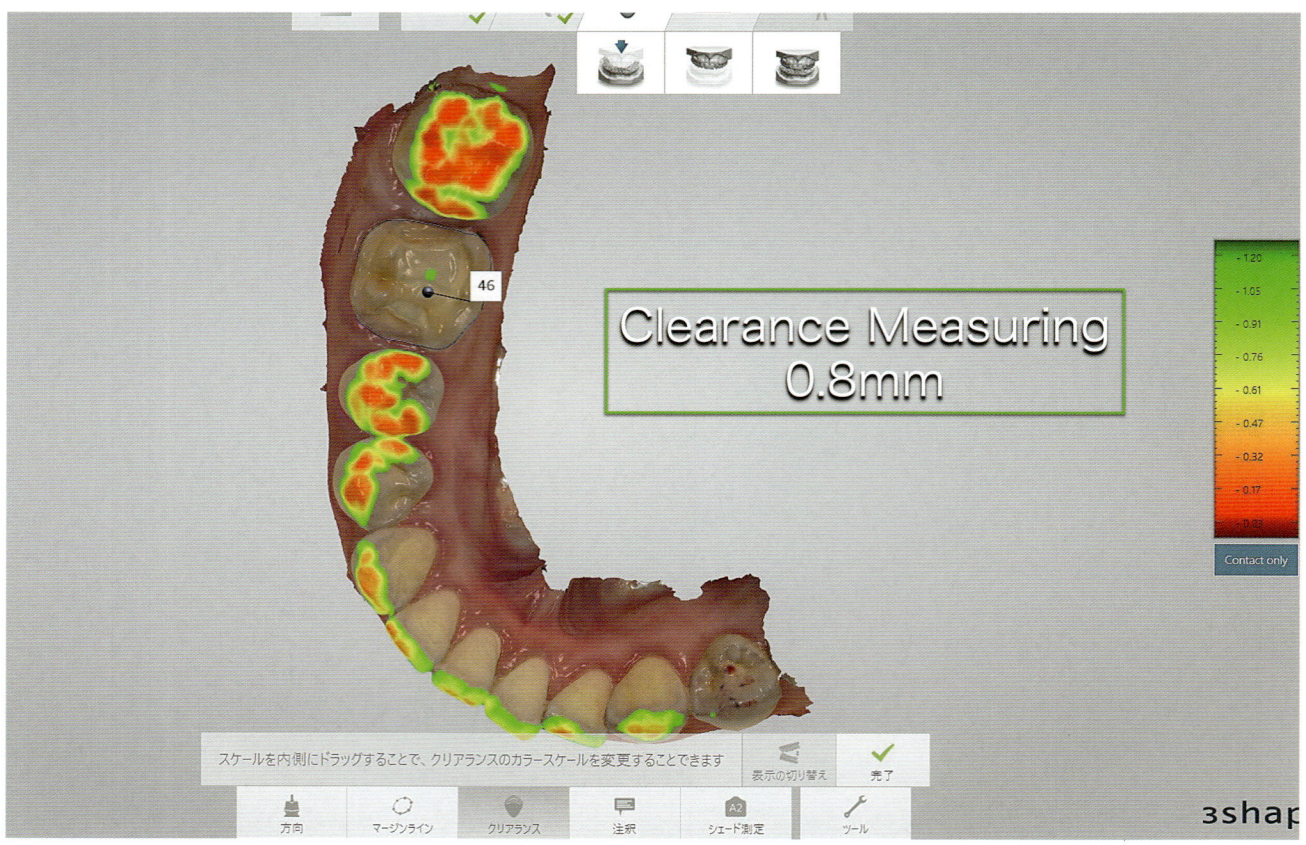

図 2-8c　光学印象直後にクリアランスを確認し，マテリアルの強度に必要な厚みが確保されているか，最も薄い部分を計測してチェックする．本症例では，0.8mm であった．

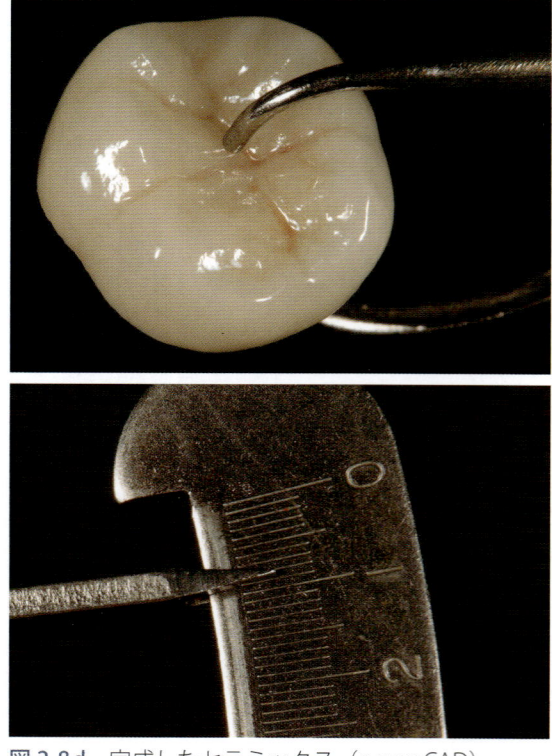

図 2-8d　完成したセラミックス（e.max CAD）
最も薄い部分を実測すると，デジタルで形成直後に計測した値（0.8mm）と同じであった．

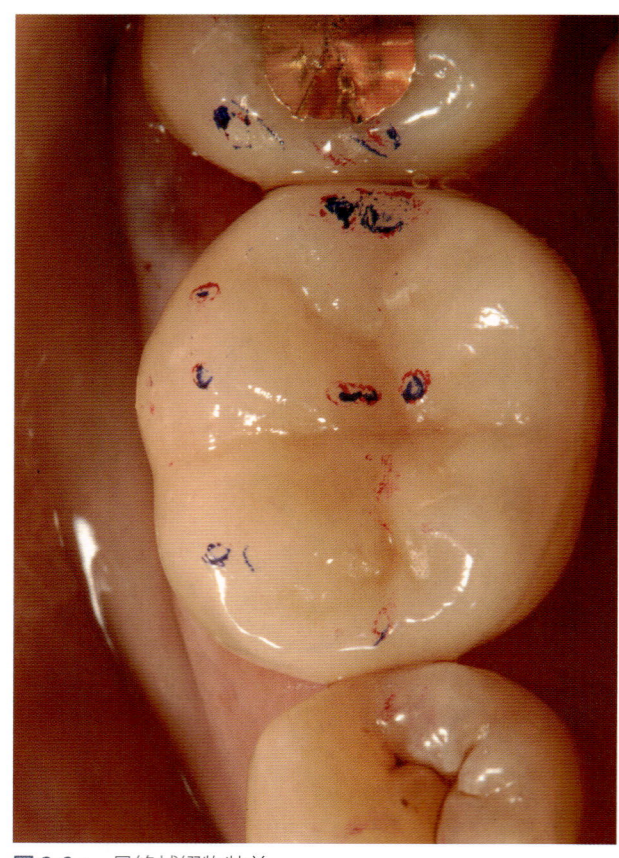

図 2-8e　最終補綴物装着
光学印象時に確認した通り，最もセラミックスが薄くなっている部分に対合歯が嵌合している．

clinical case 3. クラウン（図2-9）

　クラウンの再治療はフィニッシュラインが既に歯肉縁下へ設定されている場合が多く，光学印象を行う場合は光軸が歯肉縁下へ到達するように歯肉圧排をしっかりと行う必要がある．

　しかし，歯肉構内からの浸出液や圧排による出血から乱反射が生じてフィニッシュラインの光学印象が困難になる傾向がある．

　熟練した歯科技工士はデータ送信された画面上でフィニッシュラインをドットで結ぶことが容易であるが，歯肉縁上の印象と比較するとかなり精度が低くなる傾向があるため，歯肉縁下の光学印象は注意が必要である．そのため，ケースによってはシリコーン印象を併用することもある（P.62）．

DATA　　　　　　　　　　　　　　　　　　　　Crowns

Name: A.A.(55y.o., Female)
F. E.: January 29th, 2018
C.C.: Tooth #26(Crown; Straumann nice)

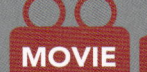 **MOVIE** 2-1 クラウンの光学印象

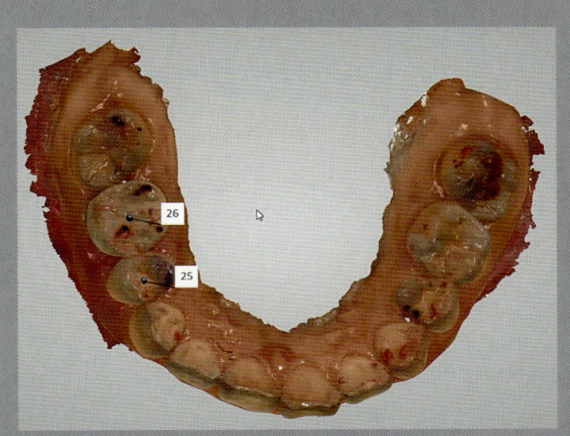

図2-9a 咬合状態を保存する目的でプロビジョナルレストレーションのデータが必要．

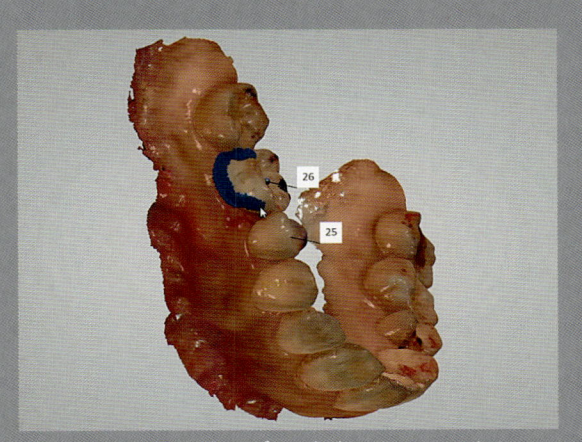

図2-9b 本印象時にプロビジョナルレストレーションの保存データを使用する．支台歯形成する歯を選択．

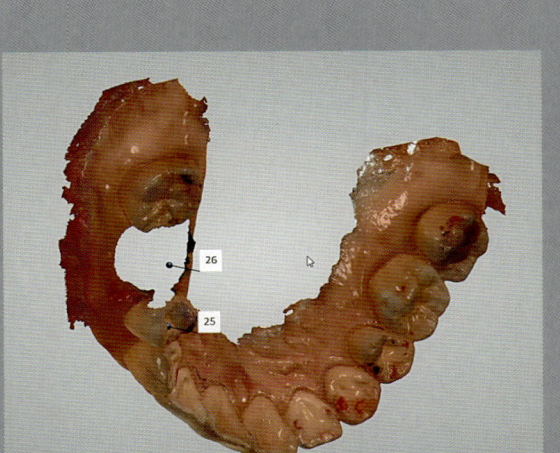

図2-9c 光学印象を行う歯をカットする．

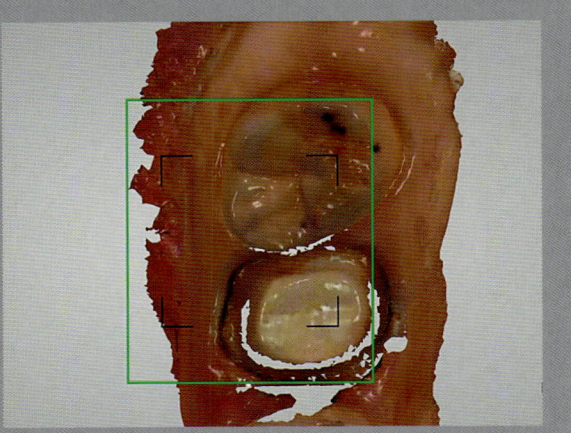

図2-9d 支台歯形成した歯のみを追加すればよい．

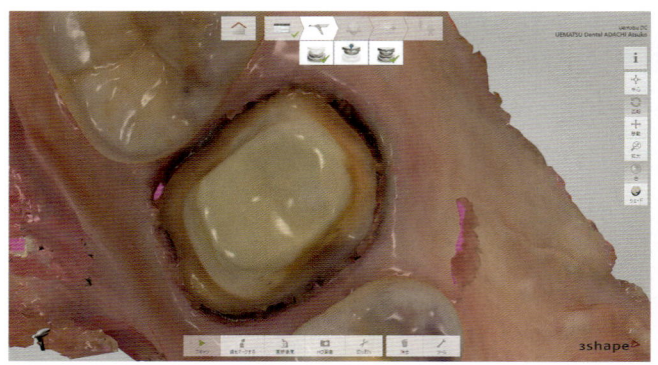

図 2-9e　太めの圧排糸を用いて側方へ十分に歯肉を開いた後，光学印象を行った.

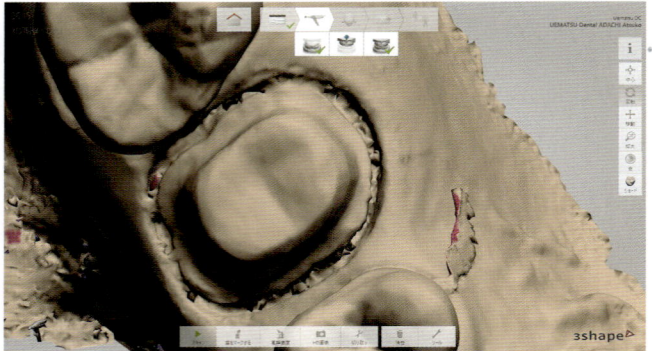

図 2-9f　カラーの状態から単色の石膏模型様の画像に変換することで，エッジ部分やフィニッシュラインの連続性を視覚的に確認しやすくなる.

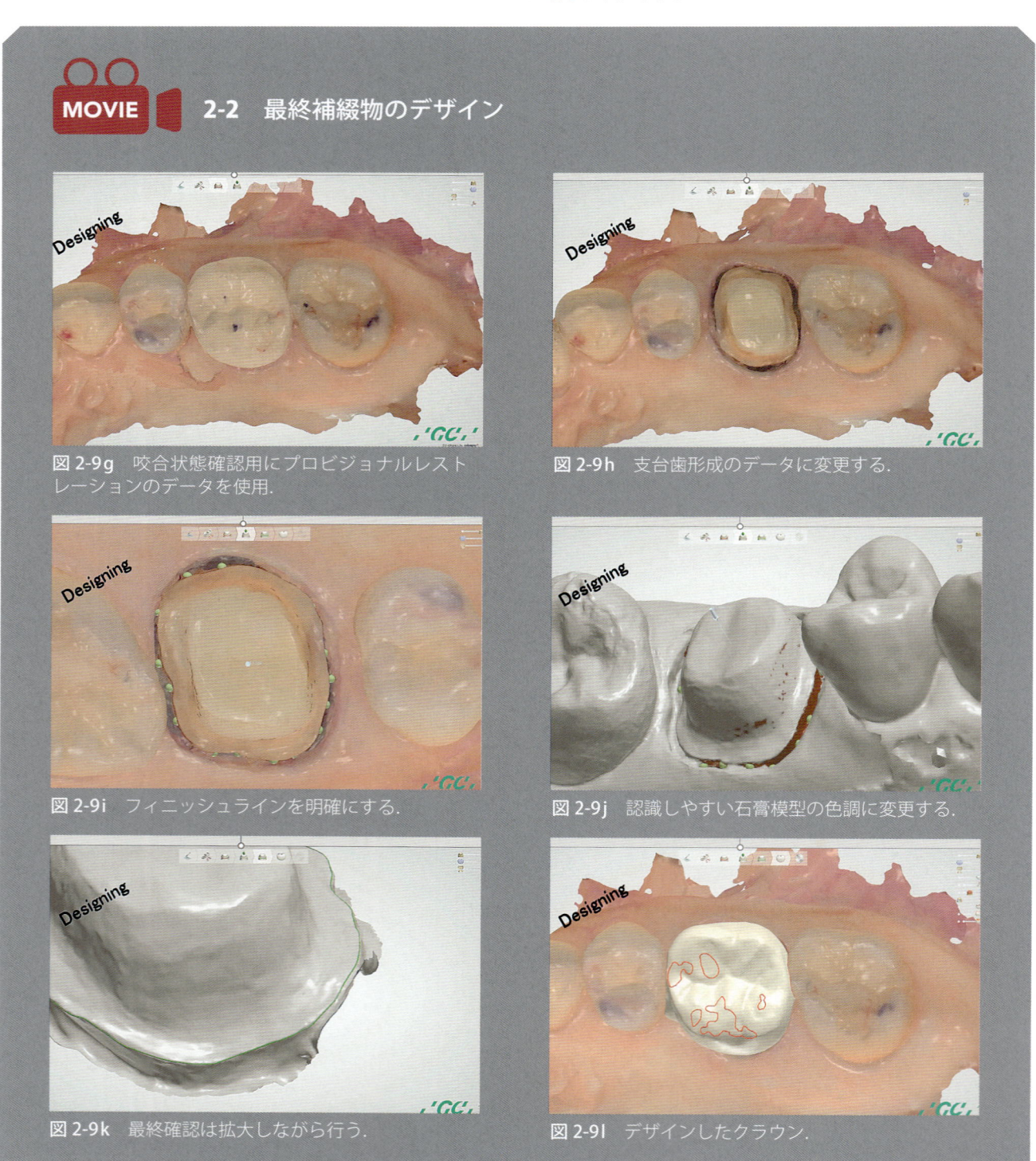

MOVIE　2-2　最終補綴物のデザイン

図 2-9g　咬合状態確認用にプロビジョナルレストレーションのデータを使用.

図 2-9h　支台歯形成のデータに変更する.

図 2-9i　フィニッシュラインを明確にする.

図 2-9j　認識しやすい石膏模型の色調に変更する.

図 2-9k　最終確認は拡大しながら行う.

図 2-9l　デザインしたクラウン.

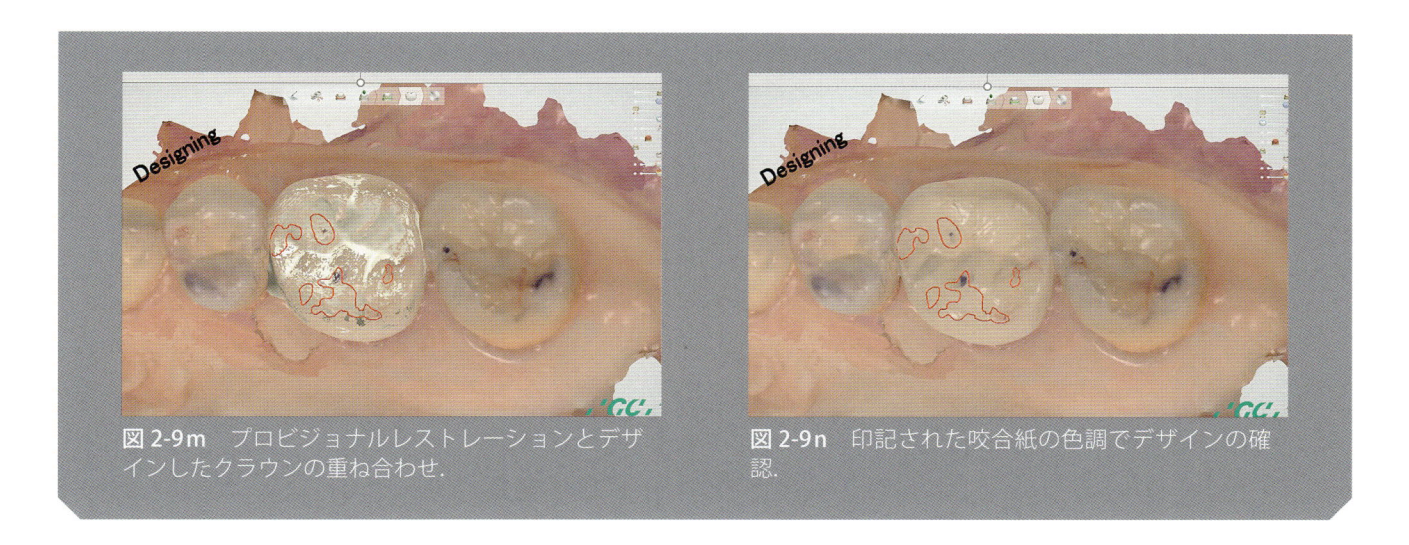

図 2-9m　プロビジョナルレストレーションとデザインしたクラウンの重ね合わせ.

図 2-9n　印記された咬合紙の色調でデザインの確認.

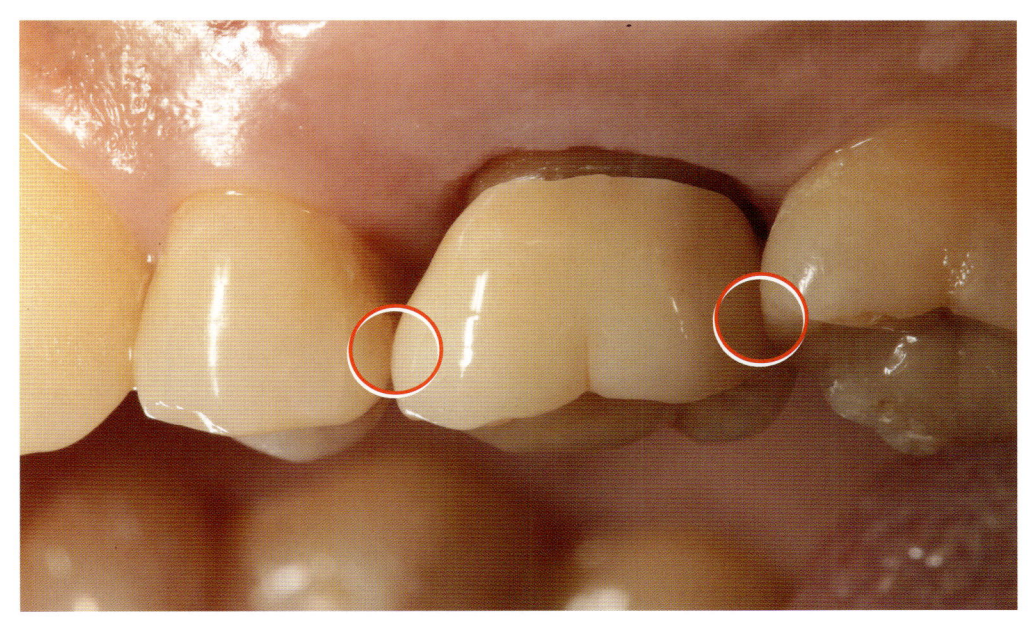

図 2-9o　3D プリンター模型を使用せずに補綴物を作製すると，想像以上に隣接面がきつくなってしまう場合がある.

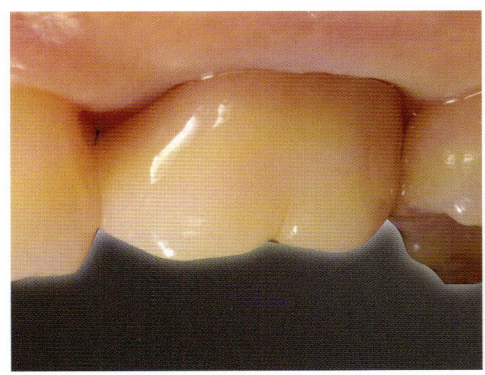

図 2-9p　モノリシックジルコニアで製作されたクラウン装着後の頬側面観.

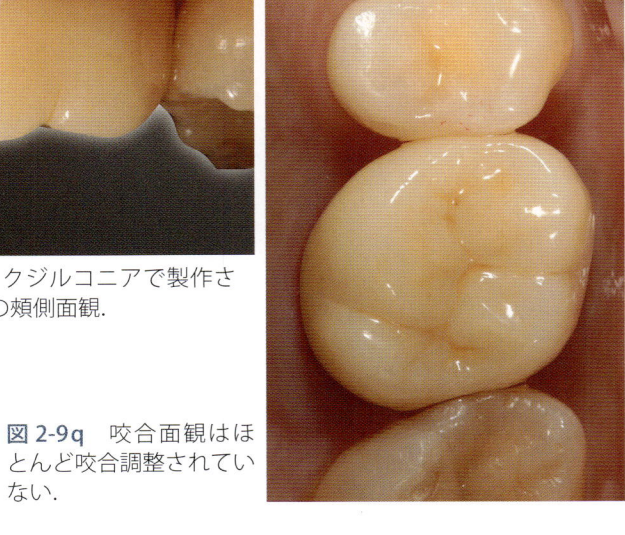

図 2-9q　咬合面観はほとんど咬合調整されていない.

図 2-9r　口蓋側面観は過度な歯肉圧排を行った影響から，わずかに歯肉退縮を認める.

clinical case 4. 歯肉縁下フィニッシュラインの光学印象が困難な場合（図 2-10）

　既存のクラウンが歯肉縁下にフィニッシュラインを設定してあり，下顎で唾液や浸出液などが光学印象の精度を低下させるような場合，あるいは数本の支台歯形成された部分を光学印象する場合は，ダイ模型を従来法で印象採得して作製し，全顎的に光学印象されたデジタルデータとダイ模型のデータを統合して補綴物を作製する方法もある．

DATA

Name: T.Y.(59y.o., Male)
F. E.: February 15th, 2018
C.C.: Tooth #46 & #47

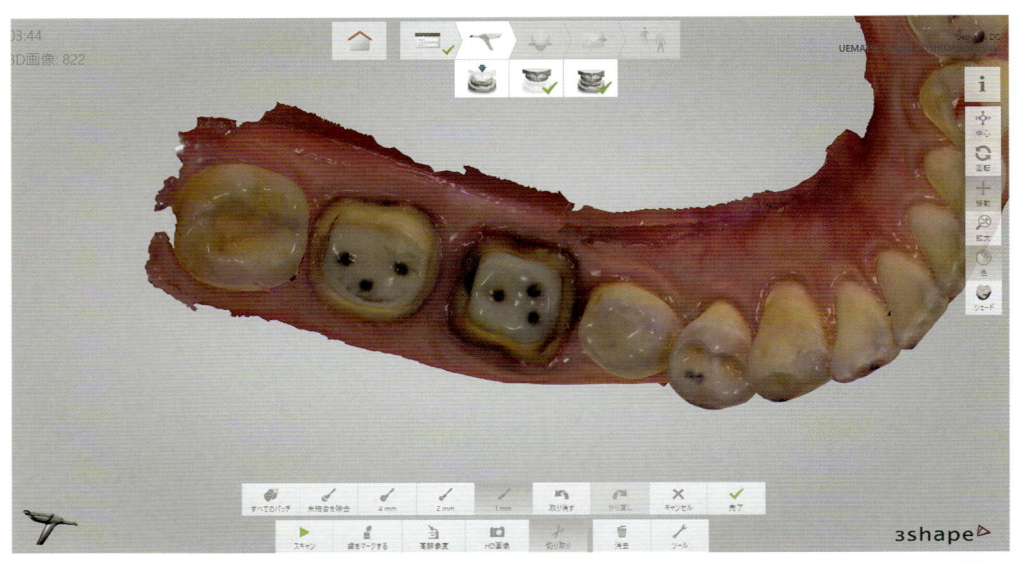

図 2-10a　下顎で多量な唾液による悪影響の中で光学印象を行う場合は，その目的に応じて全顎あるいは片側で咬合関係を確認したり，スーパーインポーズで戻しやすいように必要な箇所を光学印象する．そして，従来のシリコーン印象材を用いて支台歯のフィニッシュライン採得を目的として印象採得するという方法もある．

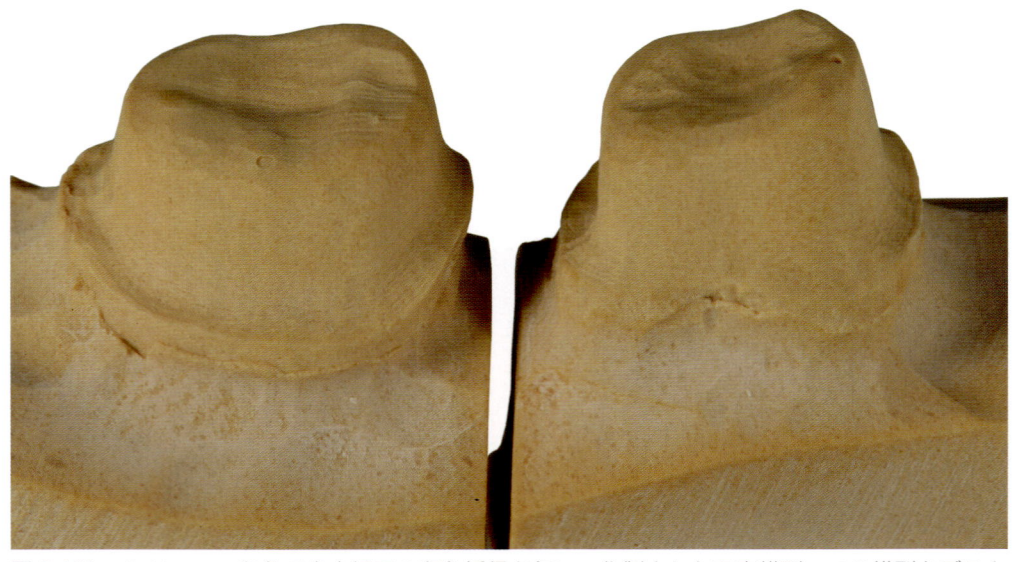

図 2-10b　シリコーン印象で歯肉縁下の印象採得を行い，作製された石膏模型．この模型をデスクトップスキャナーでスキャンする．

MOVIE 2-3 歯肉縁下, 最終補綴物のデザイン

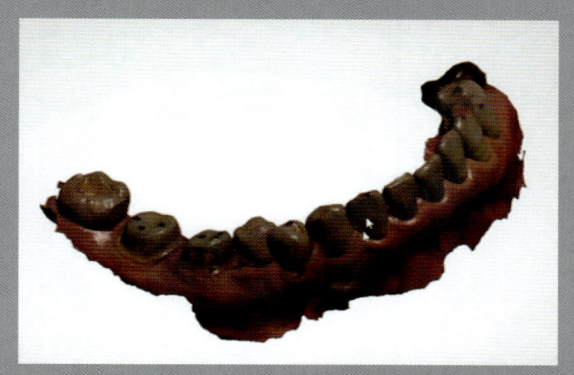

図 2-10c 口腔内のスキャンデータ.

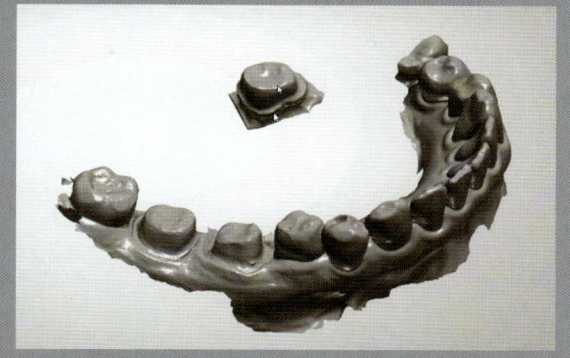

図 2-10d 従来のシリコーン印象で歯肉縁下形態を含めて印象採得し, 製作した模型をデスクトップスキャナーで取り込んだ支台歯のスキャンデータ.

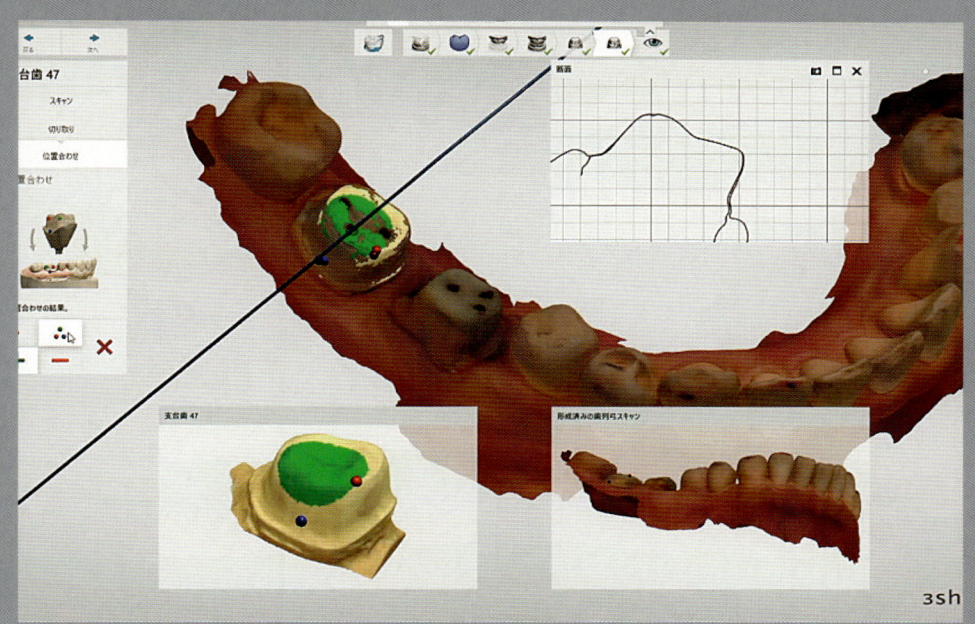

図 2-10e デスクトップスキャナーで取り込んだ石膏模型の支台歯データを光学印象で採得したスキャンデータにスーパーインポーズする.

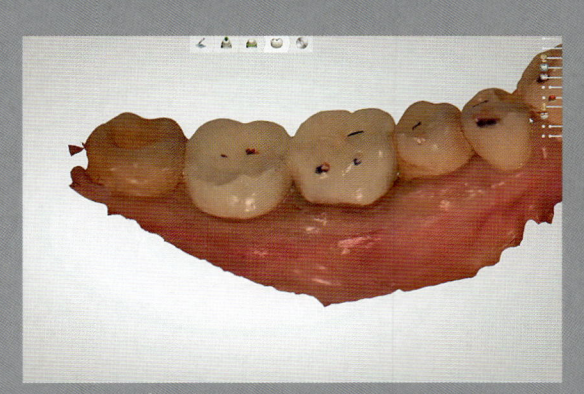

図 2-10f プロビジョナルレストレーションと咬合紙の関係.

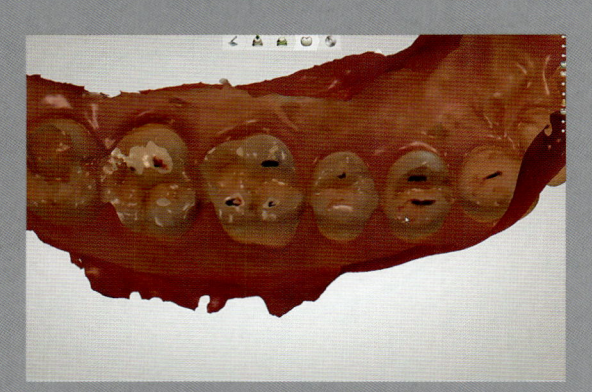

図 2-10g 上下顎の咬合接触面と印記された咬合紙.

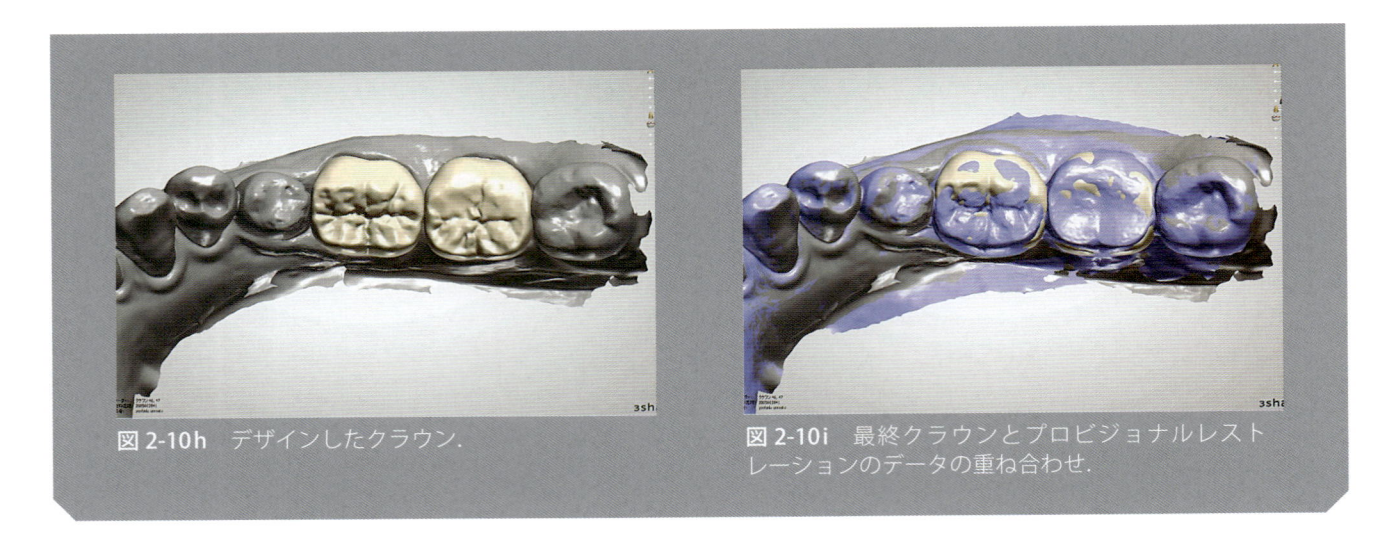

図 2-10h　デザインしたクラウン.

図 2-10i　最終クラウンとプロビジョナルレストレーションのデータの重ね合わせ.

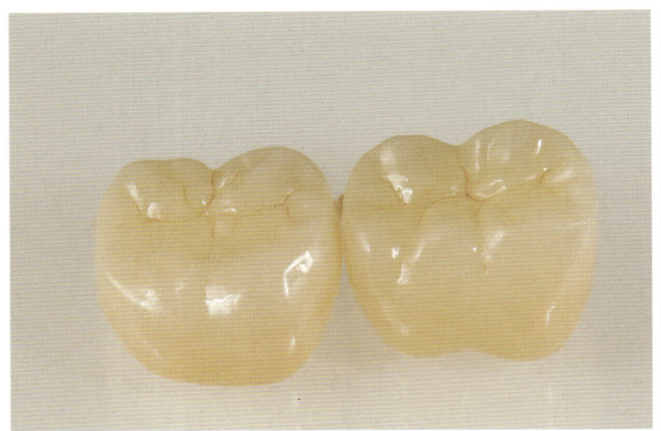

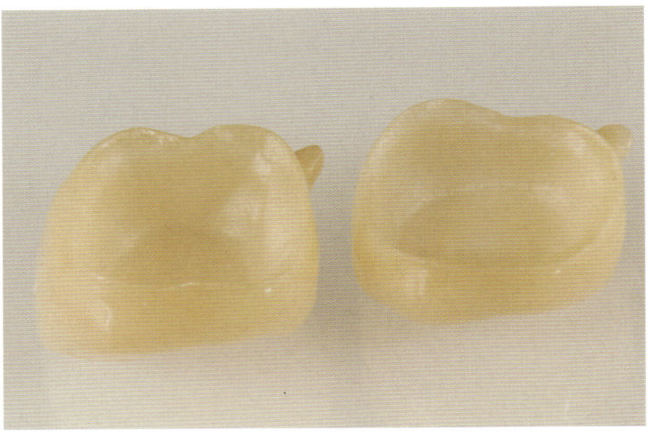

図 2-10j　内部ステイン法で製作されたモノリシックジルコニアクラウン.

図 2-10k　フィニッシュラインもシャープに仕上がっている.

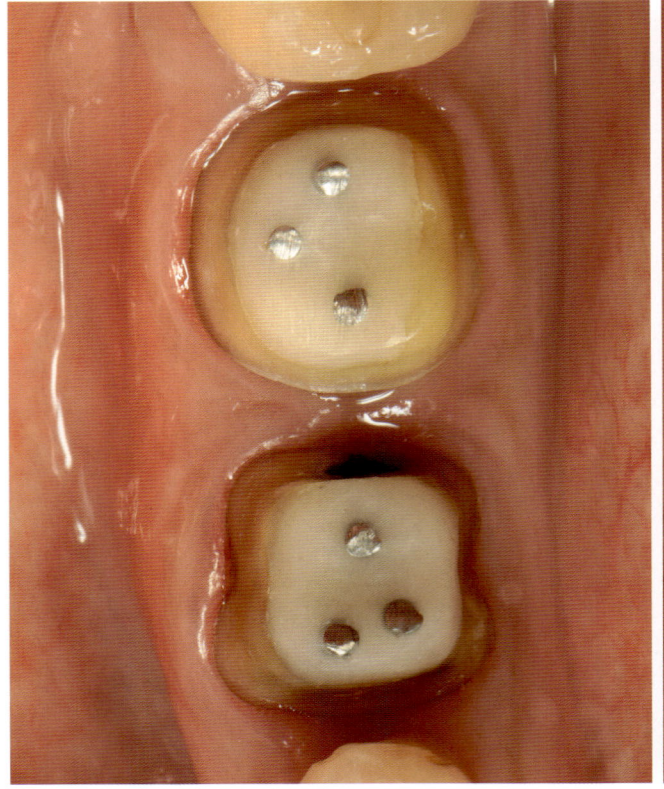

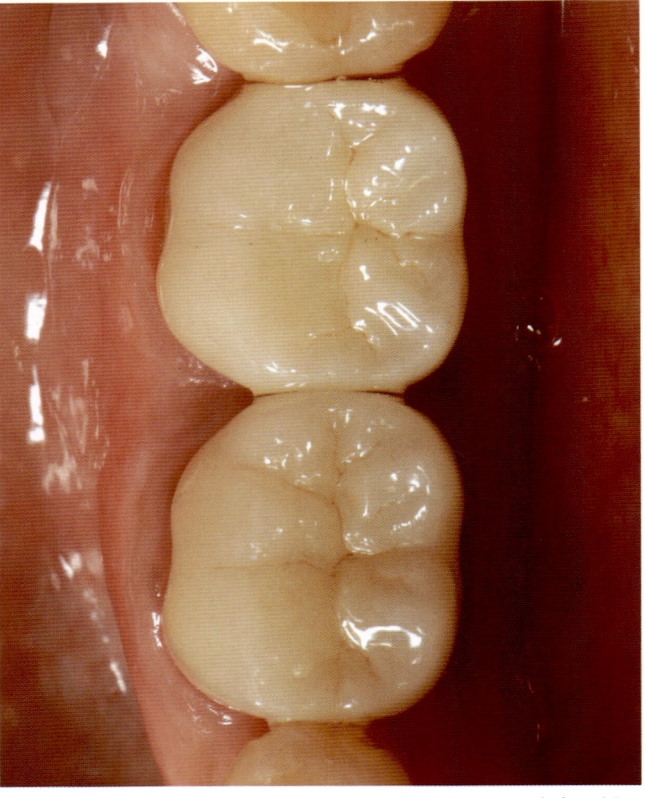

図 2-10l　支台歯の咬合面観（チタンピンを使用）.

図 2-10m　モノリシックジルコニアが装着された咬合面観. コンタクトや咬合関係がほぼ無調整で装着された.

clinical case 5.　単独ベニア（図2-11）

　くさび状欠損は歯に対する応力が集中した結果，歯質の剥離が繰り返されて生じると考えられている[7]．ベニアで補綴した材料がレジンとセラミックスで歯の歪む量が異なるかを比較したデータから応力変形はセラミックスの方が低いことが分かっている[8]．

　この症例では，従来法の印象採得では印象用トレーを外す時に変形を生じることから間接法で補綴することが出来なかった窩洞であるが，光学印象では外す方向に規制されずに印象採得を行うことが可能である．

DATA

Veneers

Name: K.A.(70y.o., Female)

F. E.: 15th May, 2018

C.C.: Tooth #34 (Veneer; e.max CAD)

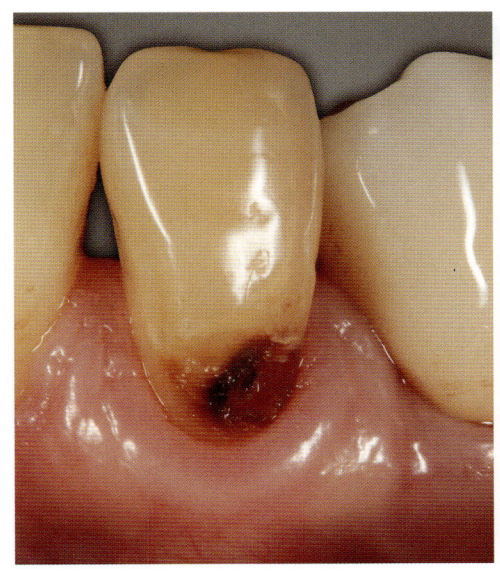

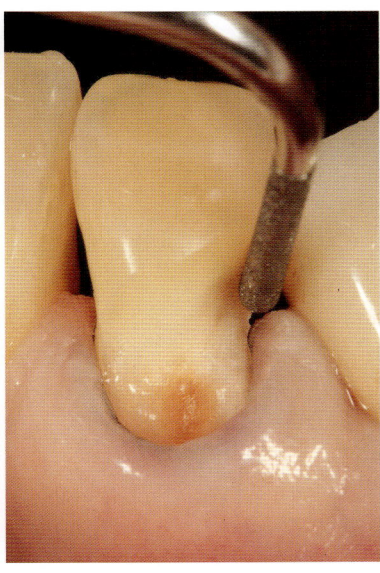

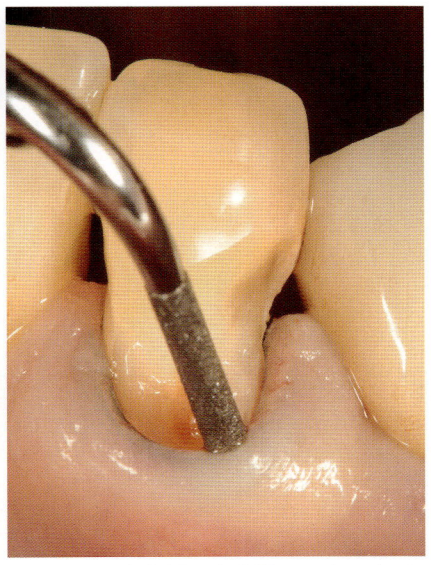

図2-11a　くさび状欠損部分はカリエスに罹患していた．

図2-11b　軟化象牙質を除去し，超音波振動で歯質を削除できる器具を用いて形成面の滑沢化を行う．

図2-11c　本症例は歯肉縁下にまでカリエスが拡大していたが，超音波振動で削除することで歯肉からの出血もなく形成を行うことができた．

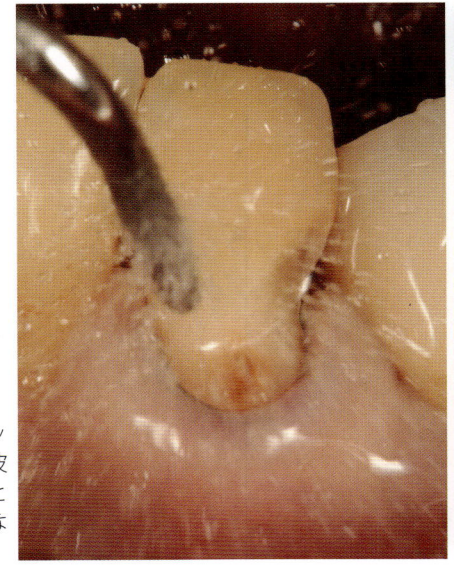

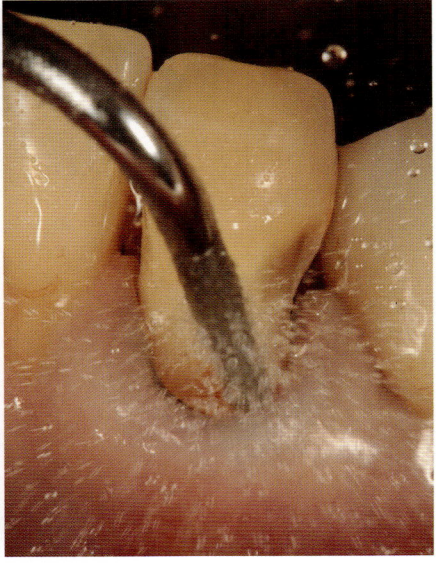

図2-11d　フィニッシュラインは超音波振動で仕上げることで連続的で明瞭になる．

図2-11e　歯肉縁下や歯面を超音波振動で仕上げることで切削片の除去も同時に行うことが可能である．

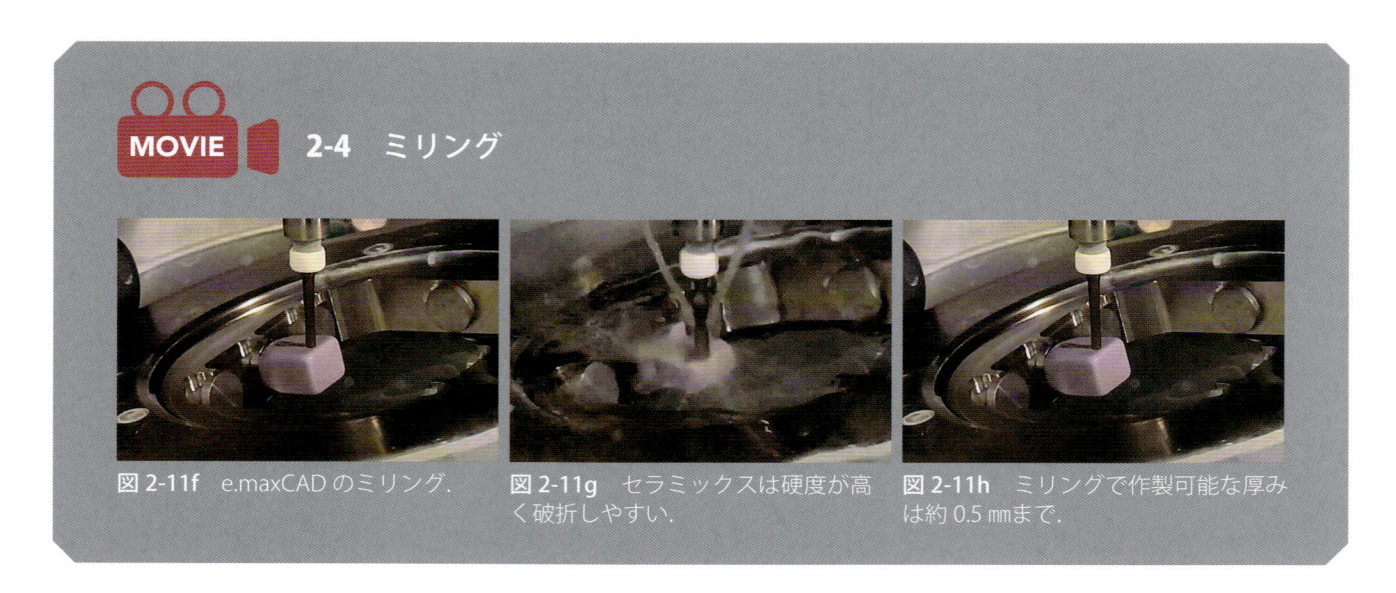

MOVIE 2-4 ミリング

図 2-11f e.maxCAD のミリング．

図 2-11g セラミックスは硬度が高く破折しやすい．

図 2-11h ミリングで作製可能な厚みは約 0.5 mm まで．

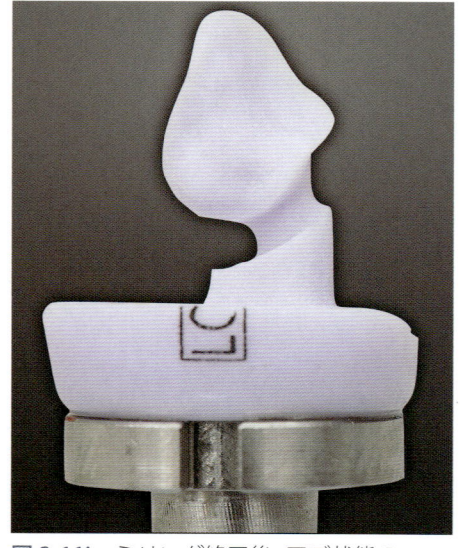

図 2-11i ミリング終了後，アズ状態の e.max CAD．

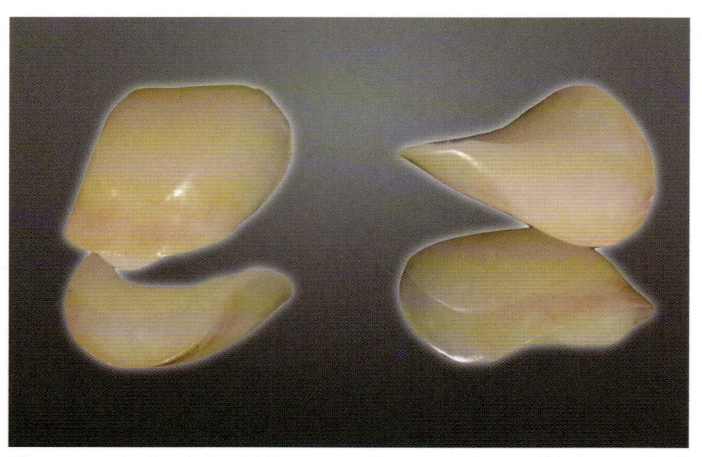

図 2-11j クリスタライゼーション後にステイニングを行い，完成したセラミックス表面と内面．

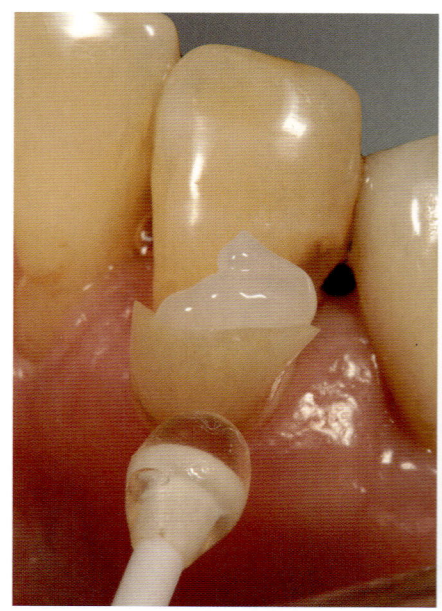

図 2-11k セラミックスの試適を専用のジェルを用いて行う．ジェルを使用することで色調の確認を行う．

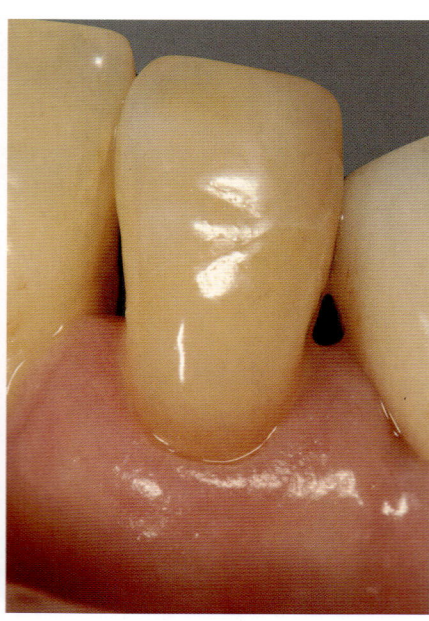

図 2-11l 試適時に下地となる歯質を透過した結果の色調を確認する．

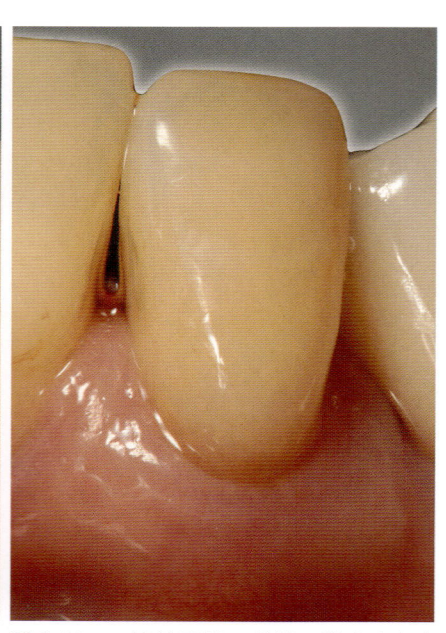

図 2-11m 接着直後の状態．設定されたフィニッシュラインでぴったりと適合している．

clinical case 6. 複数歯のベニア (図 2-12)

　上顎前歯部の複数歯に及ぶベニアを設計する場合は，口腔内スキャナーで軟組織や歯の状態を印象採得して，CAD ソフト上で何本の歯を治療すれば審美的な改善が図れるかシミュレーションと設計を行う必要がある．

　従来の石膏模型で設計を行っていた時と比較して光学印象を STL ファイル形式で使用できる利点と治療の流れを以下に示す．

i) 顔貌写真と口腔内の歯列やガムラインのデータを重ねて審美的な設計を行える（図 2-12a〜i）．

Veneers

DATA
Name: G.M.(42y.o., Male)
F. E.: July 1st, 2017
C.C.: Tooth #13 to #23(Veneers; e-max CAD)

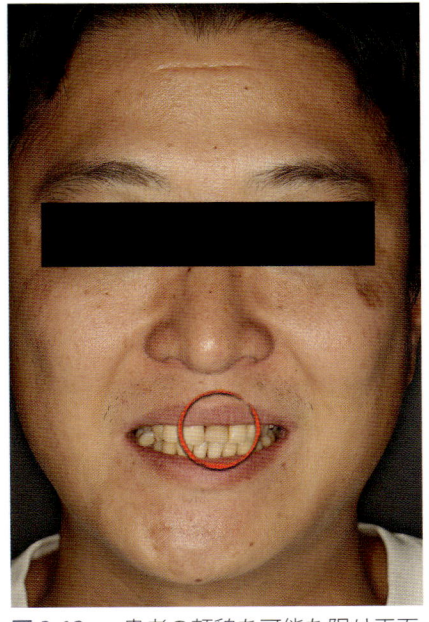

図 2-12a　患者の顔貌を可能な限り正面から撮影する．患者の主訴を含めた問題点を拾い上げる．

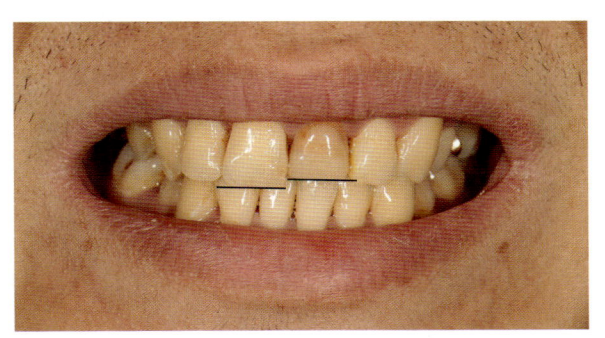

図 2-12b　スマイル時に露出する歯の範囲と審美的な問題点を拾い上げる．1|1 切縁の不揃いが認められる．

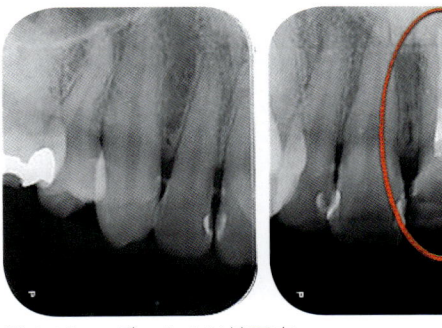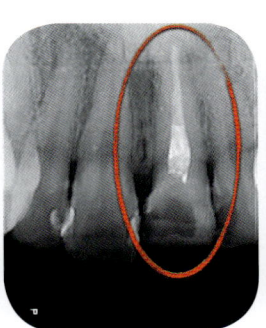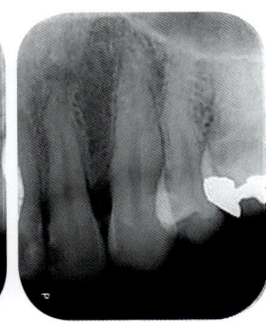

図 2-12c　デンタルX線写真
個々の歯の歯周組織やカリエスの状態は，標準サイズのデンタル写真で確認する．

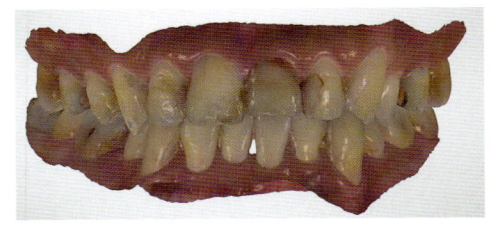

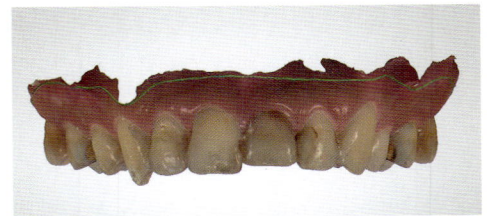

図 2-12d〜f　術前の口腔内を咬頭嵌合位で光学印象を行う．このデータがプレスキャンとして繰り返し使用される．重ね合わせしやすいように，必要のない歯肉等はカットしておく．

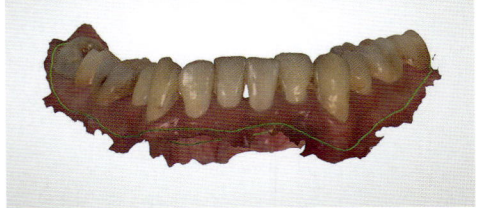

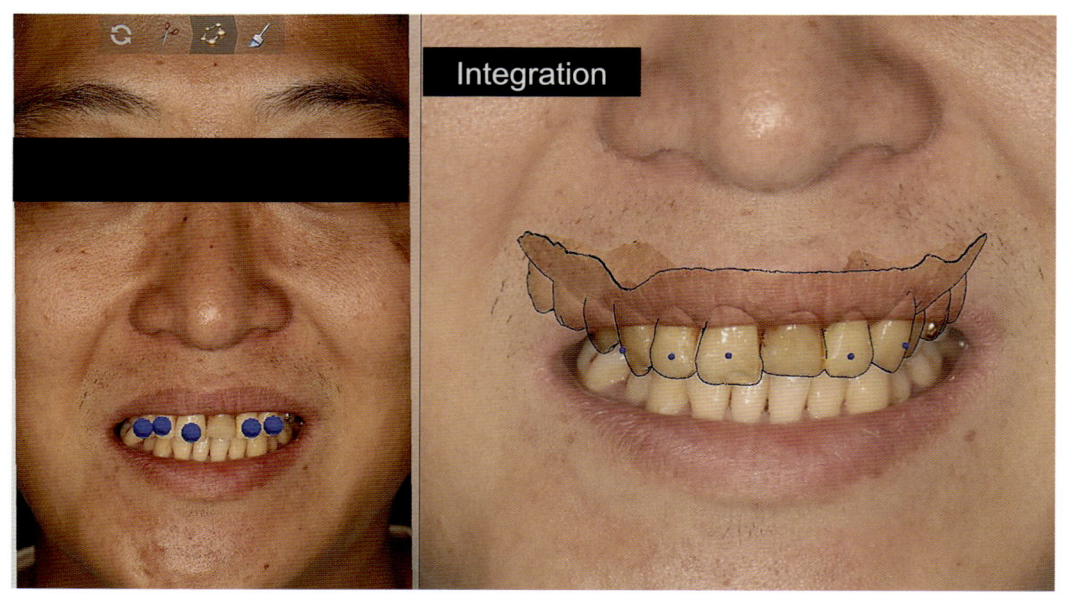

図 2-12g　顔貌写真と光学印象したデータをマッチングさせる.

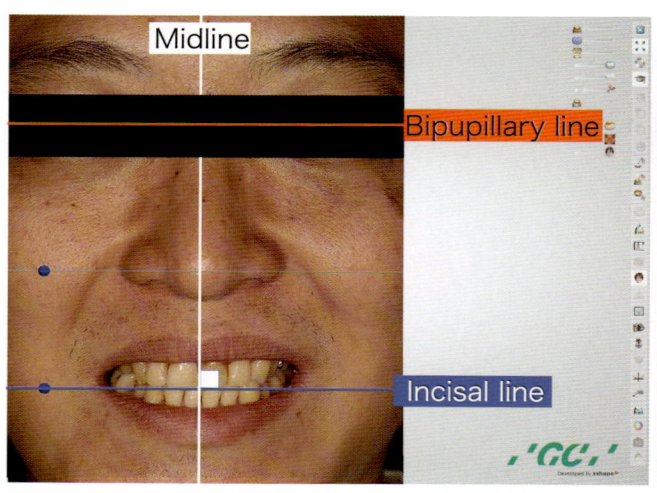

図 2-12h　審美的な評価基準に沿って画面上で診断を行う.

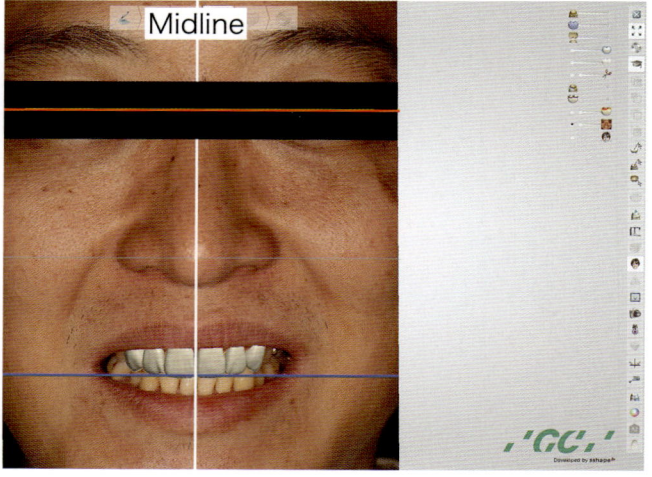

図 2-12i　診断結果から，バーチャルワックスアップを作製し，顔貌のデータに統合する.

ii) バーチャルワックスアップを理想的な配列で行った後に，バーチャル上で設計したベニアの外形と歯質削除量から現実的な歯列配列へ修正できる (図 2-12 j〜l).

iii) CAD上で決定された歯列を患者の口腔内を通して再評価を行い，最終決定されたデータをTRIOSで取り込み最終的な歯質削除量を決定することが可能である (図 2-12m).

iv) 決定された歯質削除量に可能な限り近似させて形成を行うために最終補綴形態のデジタルプリント模型と形成用ガイドを作製する (図 2-12n,o).

v) モックアップを装着した時に撮影したTRIOSのデジタルデータを利用して，支台歯形成した後に前歯部のみの光学印象を行う (図 2-12p〜s：MOVIE2-5).

vi) TRIOSのロック機能を使用して再度撮影時に消したり変形させたりしたくない部分は固定を行い，その後さらに必要な部分を光学印象で追加する (図 2-12t〜v：MOVIE2-6).

vii) STLデータからCAM上でミリングされた6前歯のベニアを示す (図 2-12w).

viii) クリスタライゼーションによってセラミック結晶構造を安定させた後に必要に応じて微修正を行う (図 2-12x).

ix) 審美的に問題のない状態に補綴された (図 2-12y).

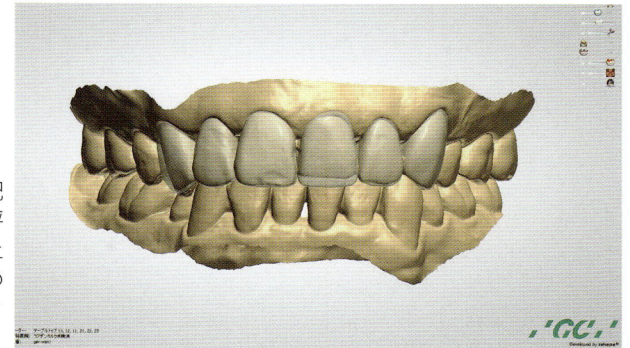

図 2-12j　バーチャルワックスアップの配列や歯の幅径・歯冠長などに対する顔貌評価が終了したら，光学印象されたデータ上でスーパーインポーズ（データの重ね合わせ）を行い，術前の歯列とバーチャルワックスアップの違いを確認する．

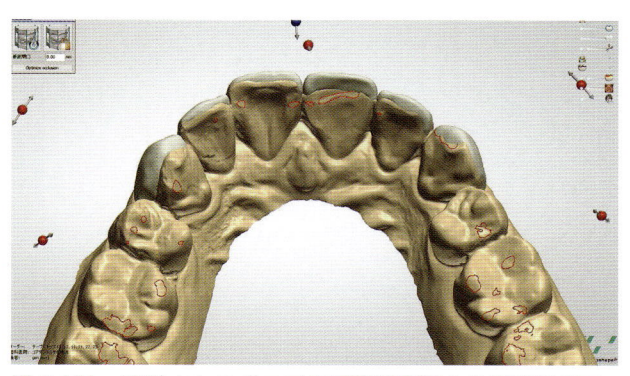

図 2-12k　設計されたベニアの口蓋側面観から切端側のフィニッシュラインの設定位置を検討する．同時にバーチャル上で咬合接触状態も確認する．

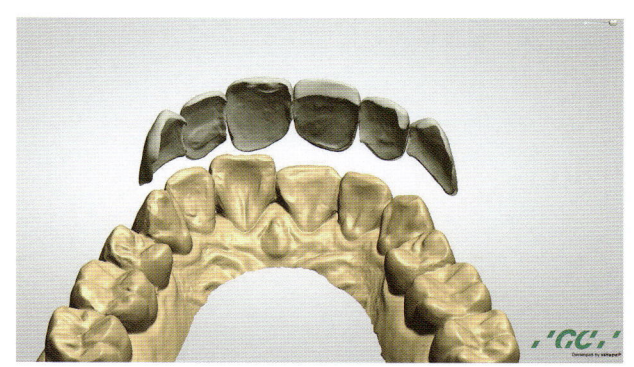

図 2-12l　設計されたベニアの厚みをバーチャル上で考察し，最終的な形成量やフィニッシュラインを決定する．

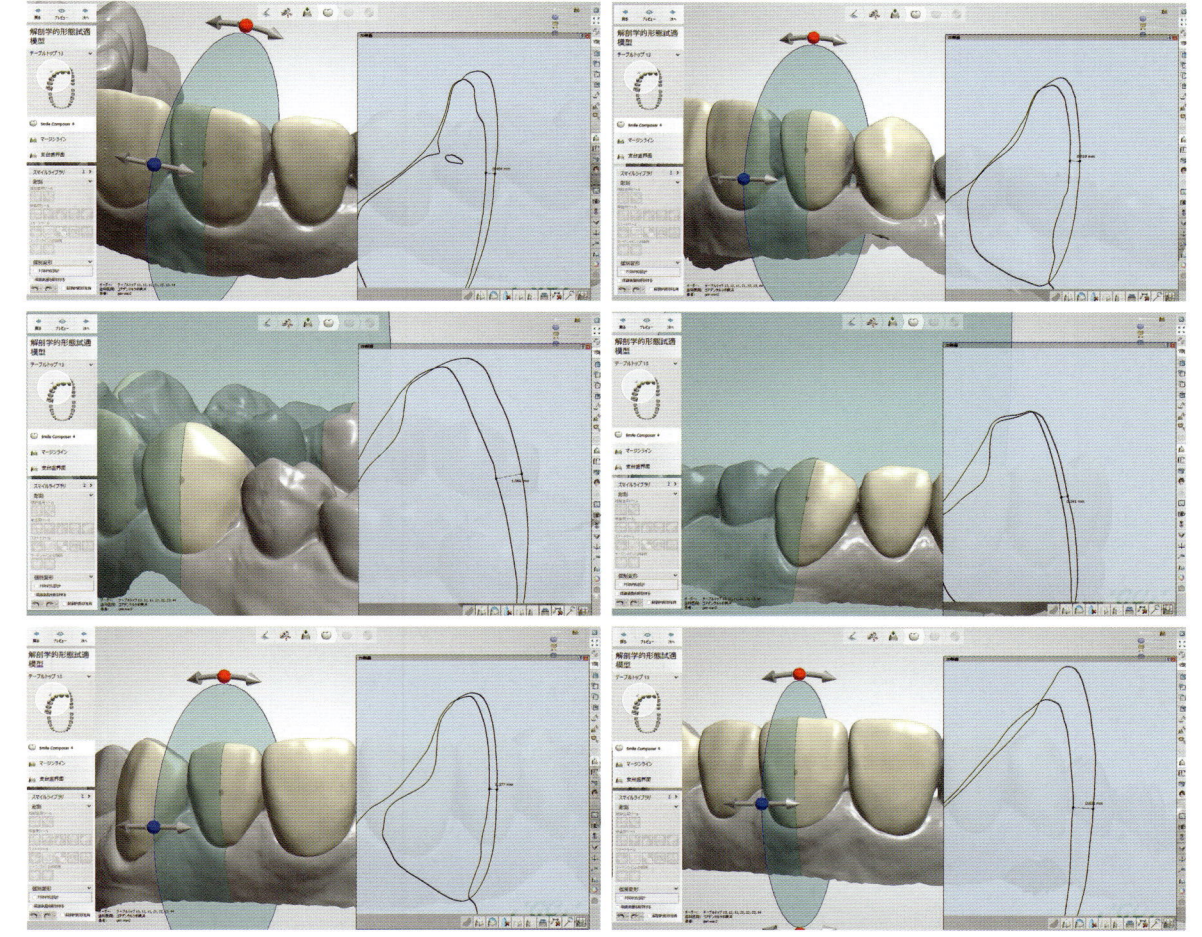

図 2-12m　CAD ソフト上で設計段階のベニアの厚みを計測し，マテリアルの強度を考慮した厚みを確保する設計をバーチャルデザインへ加える．セラミックスは約 0.5 ㎜がミリングの限界であり，それ以下の部位がないように確認する．

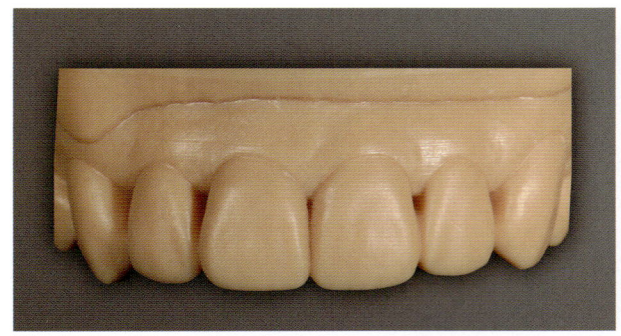
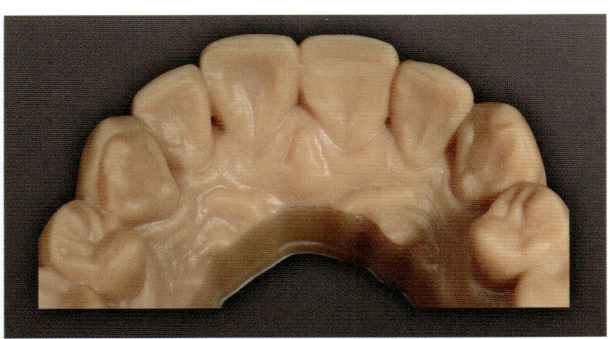

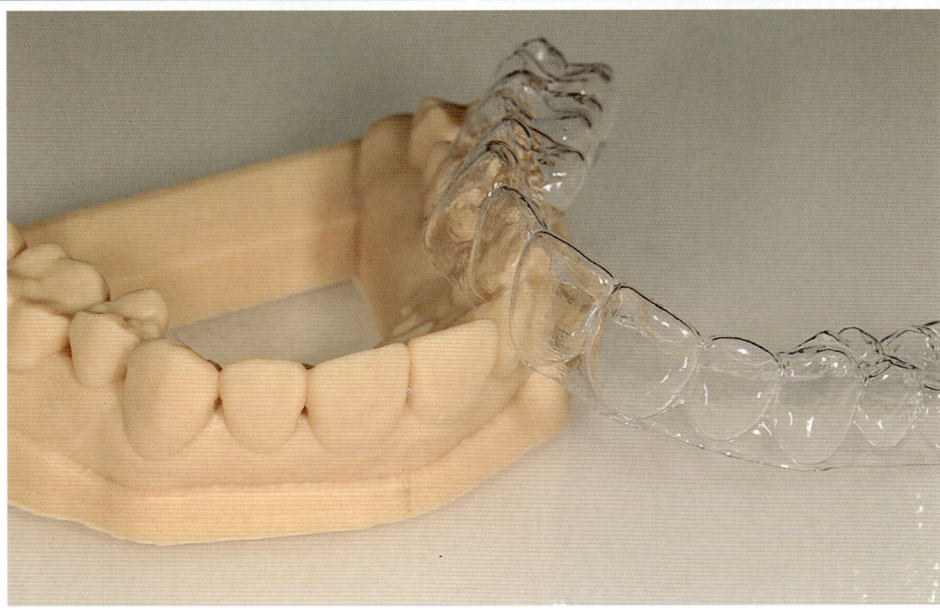

図 2-12n　バーチャルワックスアップの設計から 3D プリンター模型を作製する．この模型上に薄いプラスチックの透明シートを圧着して支台歯形成用ガイドを作製する．

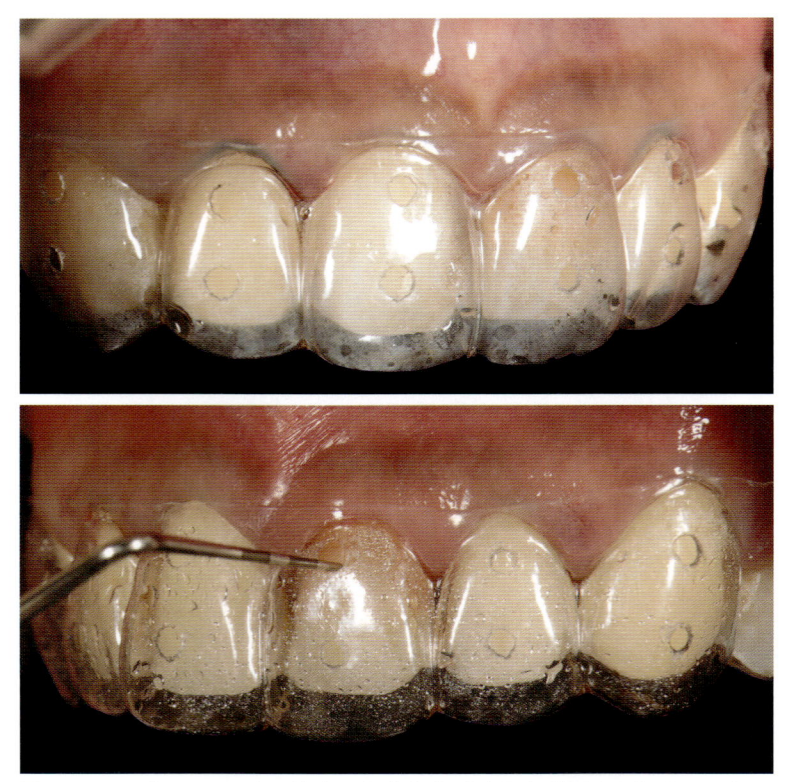

図 2-12o　バーチャル上で決定した支台歯形成量を計測するために，歯冠の中央と歯頸部寄りに計測用の窓開けを行う．この窓開けした部分にペリオプローブを通して形成量を確認する．

 **MOVIE** **2-5 複数歯のベニア 印象採得の工夫**

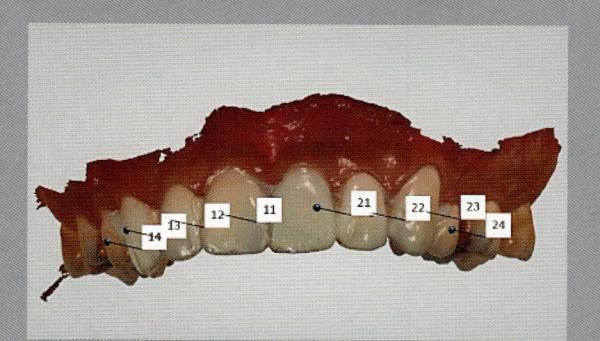

図 2-12p 保存しておいたモックアップのデータを使用する.

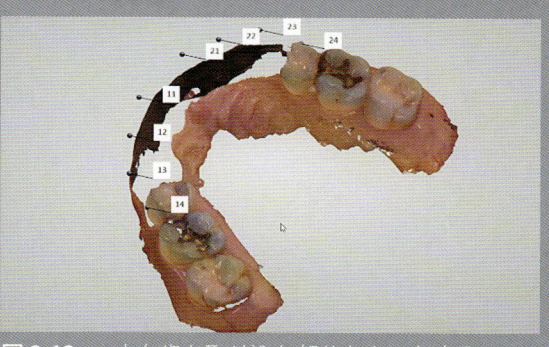

図 2-12q 支台歯を取り込む部分をカットする.

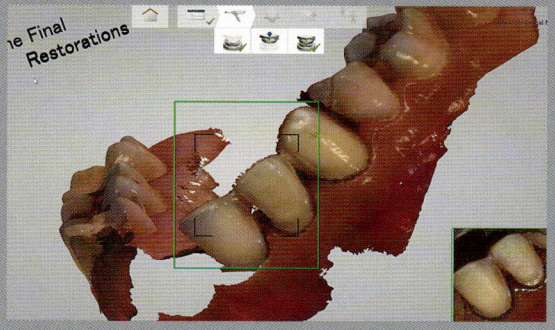

図 2-12r カットした部分へ支台歯形成したデータを取り込む.

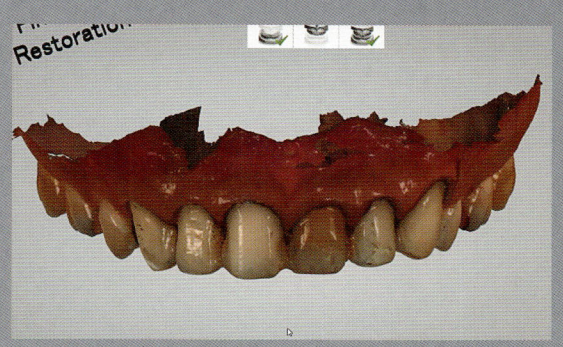

図 2-12s ベニアの支台歯形成を光学概形印象した.

 **MOVIE** **2-6 ジャストフィニッシュライン**

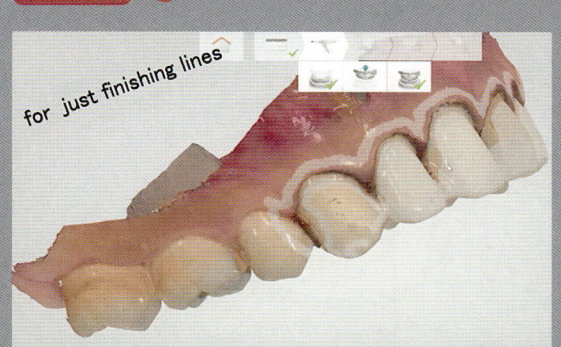

図 2-12t フィニッシュラインの精細度を上げて光学印象する.

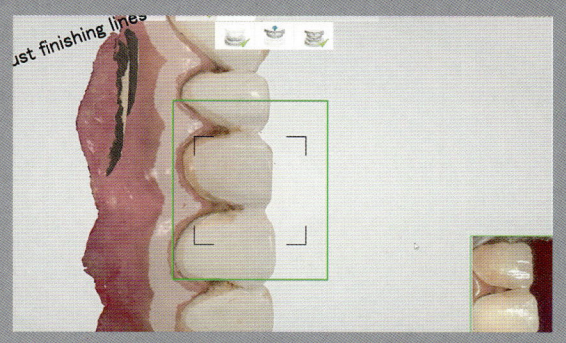

図 2-12u 光学概形印象された支台歯の重要な部分はロックする.

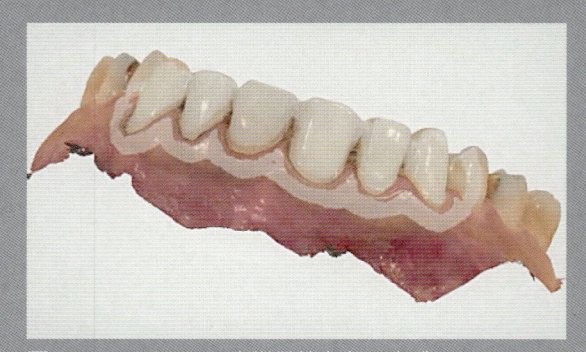

図 2-12v ベニアの光学最終印象の完成.

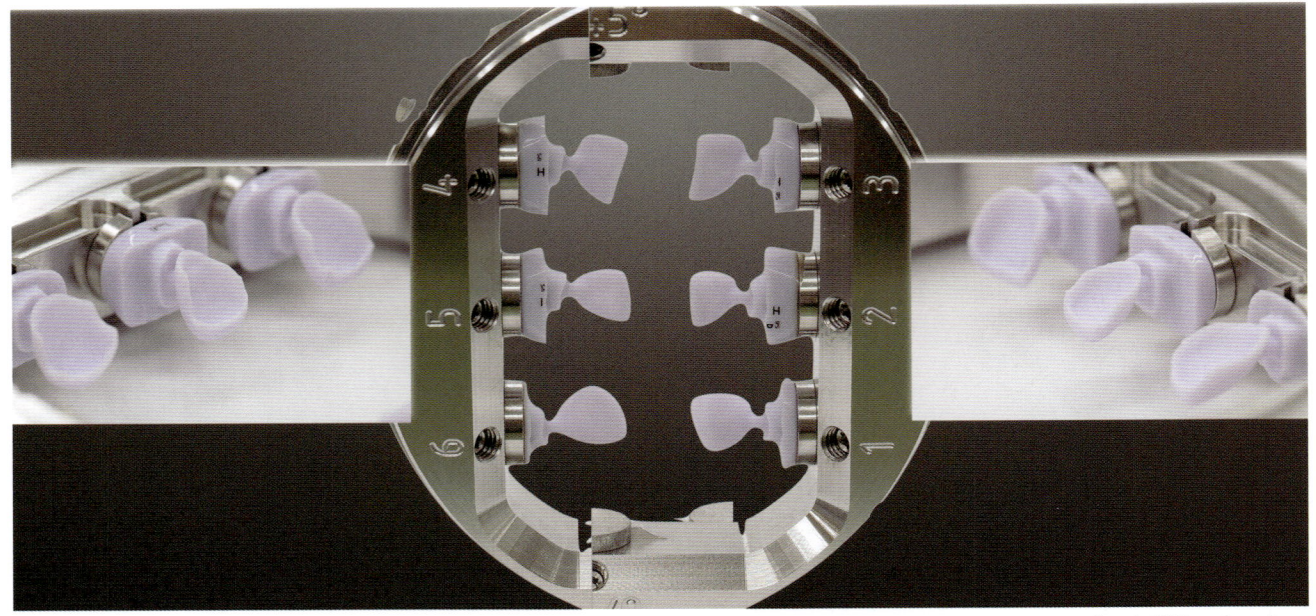

図2-12w　極薄状態にミリングされたe.max CAD. 約0.5㎜がCAMの限界であり, 細かい部分やステイニングは歯科技工士によって行われる.

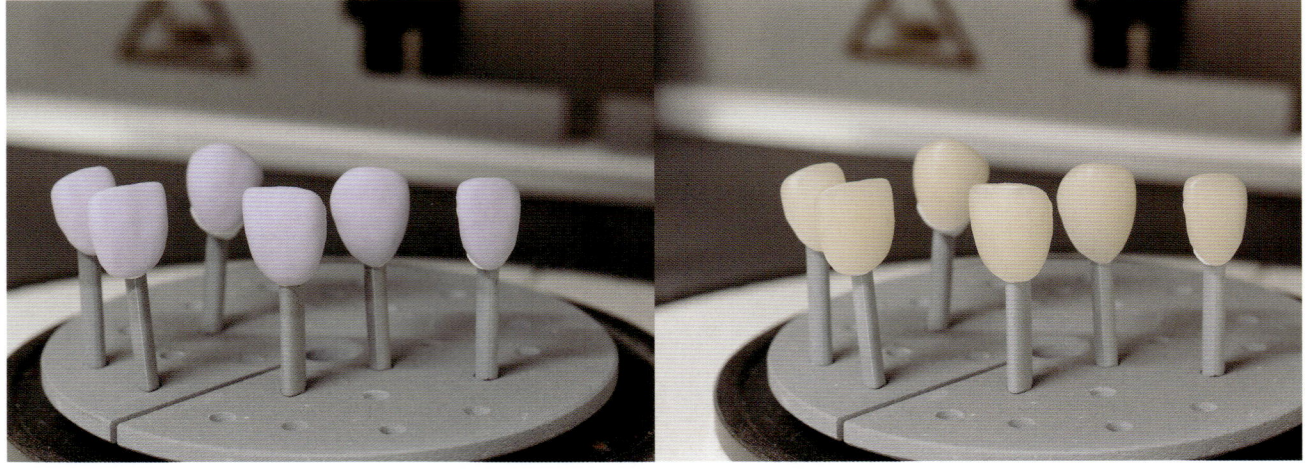

図2-12x　アズの状態からクリスタライゼーションを行って仕上げに移行する.

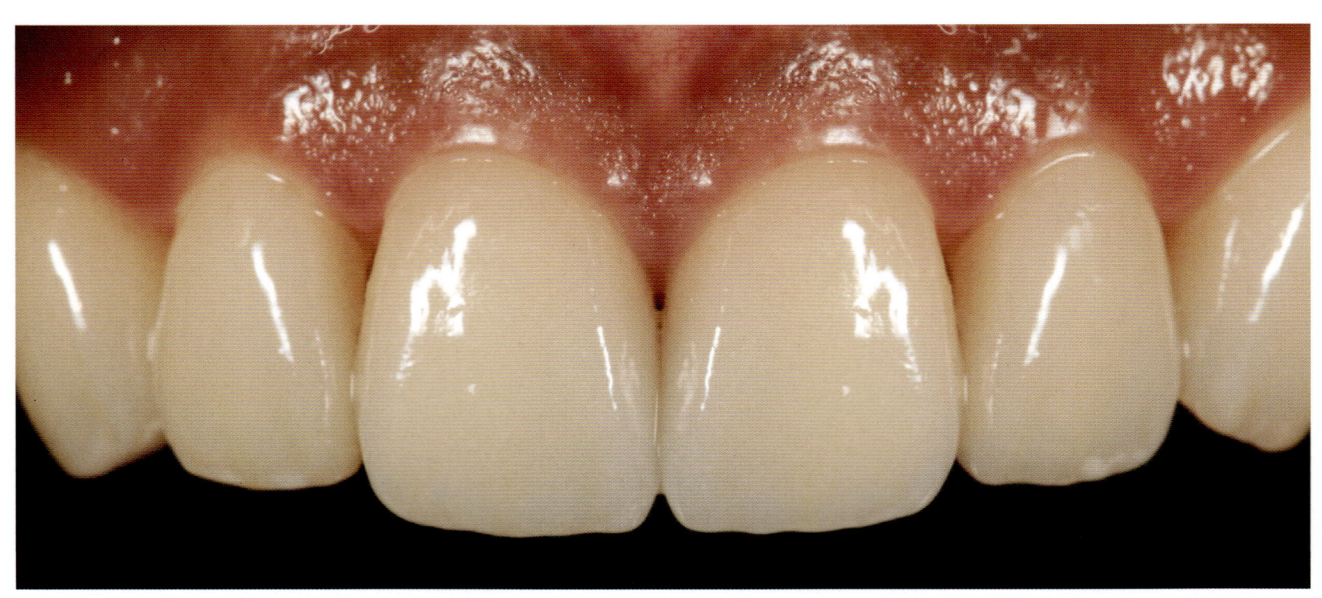

図2-12y　上顎前歯部6本をCAD/CAMを利用してベニア修復を行った. デジタルで左右対称に近似した歯冠形態を作製することは容易である.

3 インプラントへの適用

① インプラント治療と光学印象

　口腔内スキャナーによる光学印象は，天然歯よりもインプラント治療の方が多くの利点を発揮できるディバイスであると考えられる．インプラント治療の診査・診断の段階，最終補綴物とフィクスチャー埋入位置の三次元的な決定，そして決定された埋入計画を実際に口腔内で行うためのインプラント埋入用ガイドの作製といった一連の流れがデジタルワークフローとして完成している．

　診査・診断の段階で，軟組織が光学印象によって無圧で形態変形がない状態でデジタルデータとして採得でき，硬組織がCBCTによって三次元データとして取り込むことが可能である．

　ここでは，種々なインプラント治療に対して光学印象がどのように有効であるかを症例を通して解説したいと思う．

clinical case 1. シングルインプラント（大臼歯，即時プロビジョナル）（図2-13）

症例概要

　下顎右側第一大臼歯の中間欠損に対して，口腔内の光学印象からガイドを使用したインプラント埋入と同時にプロビジョナルレストレーションを装着してローディングを行い，軟組織形態がプロビジョナルによって完成した後に，口腔内スキャナーを用いて最終補綴物作製用の印象採得を行った．

CAD用ソフトウェア

　CARES（Straumann社），coDiagnostiX（Straumann社）

治療内容

　3 Shape TRIOS 3を用いて歯列弓と口腔内の無圧状態の全顎印象を行う．CBCT（Kavo 3D eXam）を用いて硬組織の情報を取得する．これらのデータをStraumann社のCADソフトウェアであるCARESとcoDiagnostiXを使用して統合させた後にインプラント埋入計画を立案した．

　この症例は，第一大臼歯の中間欠損で最遠心部に上顎の対合歯としっかりと嵌合する第二大臼歯が残存している状態であった．よって，CARES上でプロビジョナルレストレーションの設計を行うと同時に補綴主導型でインプラントフィクスチャーの埋入位置を三次元的に診査・診断し決定した．その後，Straumann社のcoDiagnostiXでインプラント埋入用ガイドをデザインしミリングセンターへ発注した（図2-13a～d）．

　完成したインプラント埋入用ガイドを口腔内で試適を行い，必要に応じてCBCTでインプラントフィクスチャーの埋入計画の再確認を行う．計画された位置へ埋入角度，埋入深度，そしてインプラントフィクスチャーの回転位置を既に作製されているプロビジョナルレストレーションが装着できるようにガイデッドアダプターを使用して決定する．これら3つの条件が計画通りに行われることでプロビジョナルレスト

レーションがフィクスチャー埋入直後に CARES 上で計画した通りに装着可能となる（図2-13e～i）．

DATA

Implants

Name: K. O. (53y.o., Female)

F. E.: February 13th, 2017.

C.C.: Functional Problems

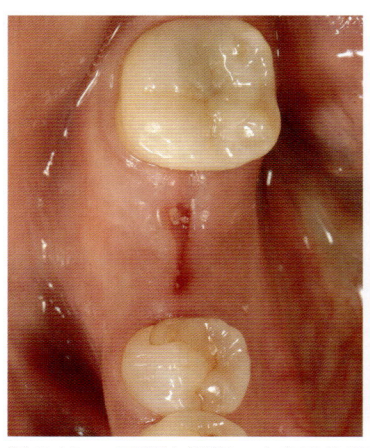
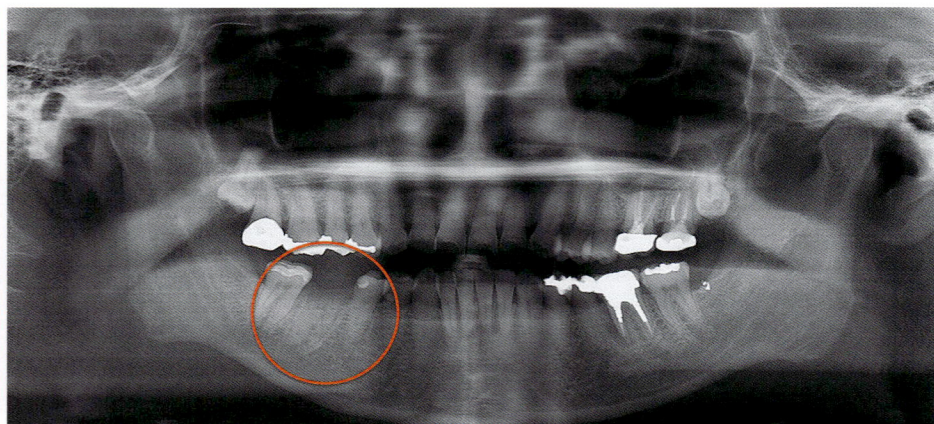

図2-13a　下顎右側第一大臼歯抜歯後の状態．パノラマX線写真から抜歯時に行ったリッジプリザベーションが成功して安定していることがわかる．

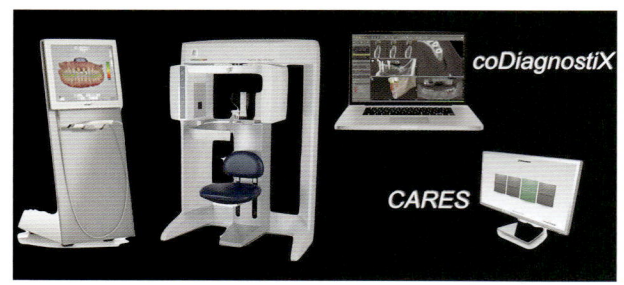

図2-13b　本症例で使用したデジタル機器．

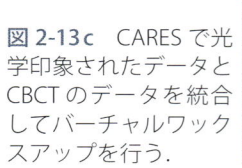

図2-13c　CARES で光学印象されたデータと CBCT のデータを統合してバーチャルワックスアップを行う．

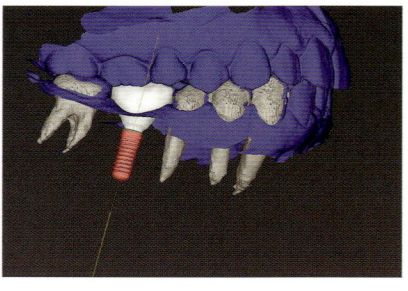

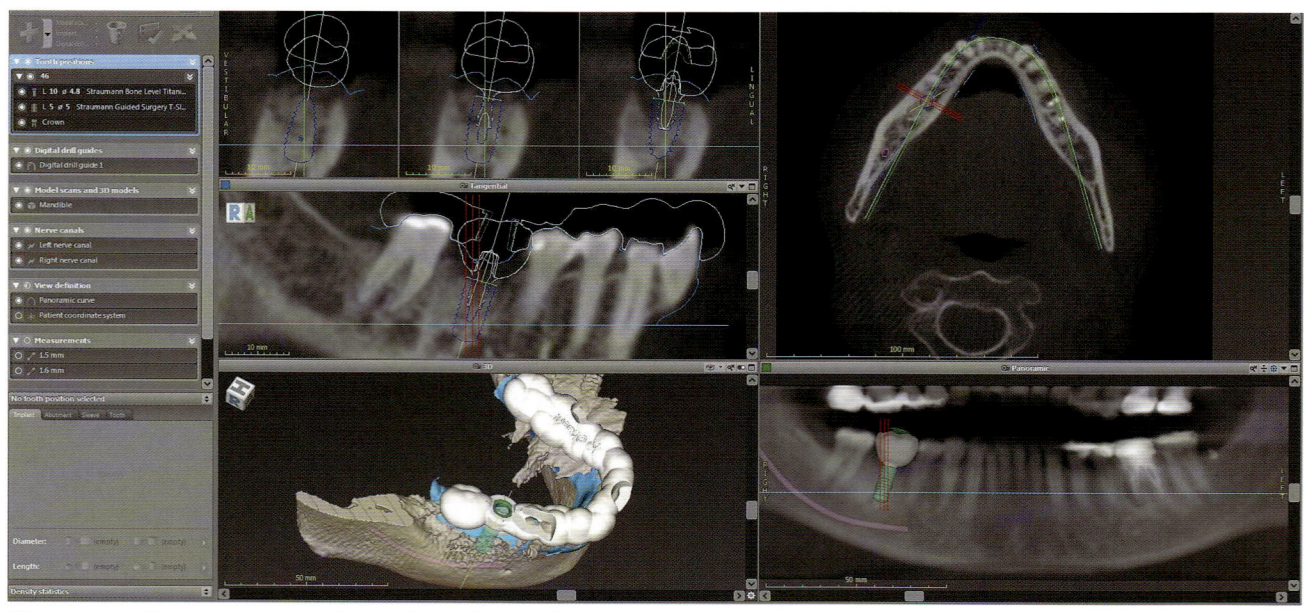

図2-13d　coDiagnostiX でクラウンの位置からインプラント埋入位置を決定する．同時にその計画に合わせてインプラント埋入するためのインプラント埋入用ガイドを作製する．

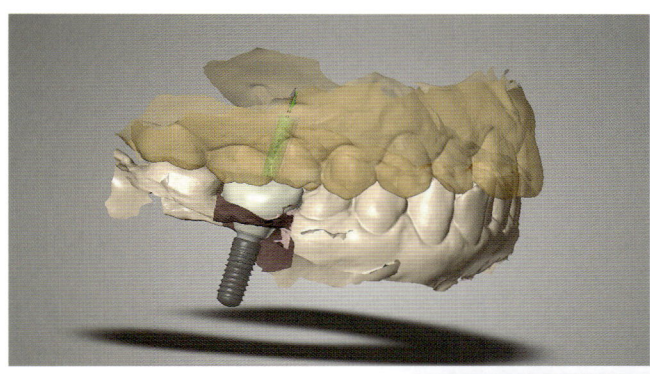
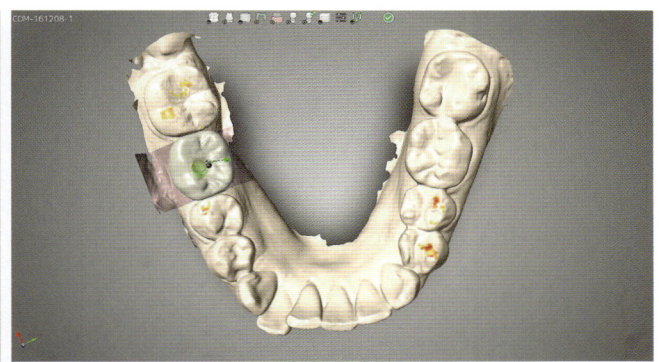

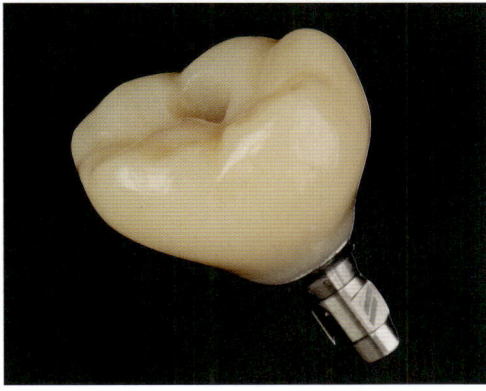

図2-13e　プロビジョナルレストレーションを作製するために対合関係も含めてバーチャルワックスアップを行う.
そのデータから作製された PMMA のプロビジョナルレストレーション.

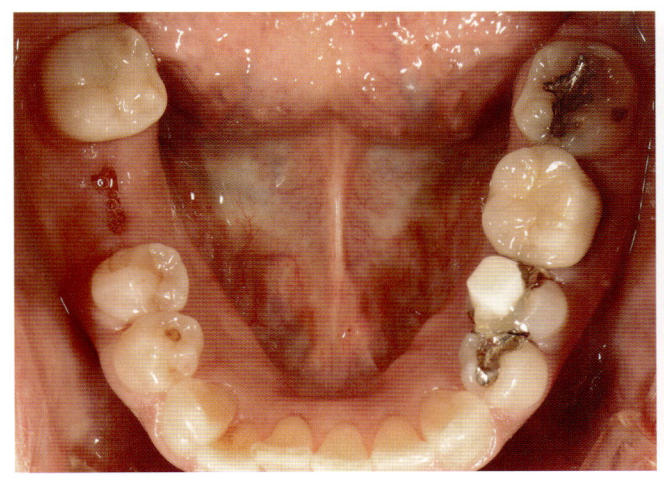
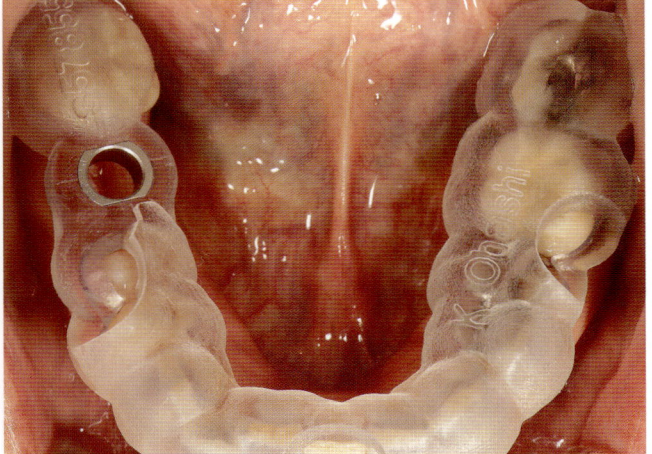

図2-13f　光学印象時の口腔内と，作製されたインプラント埋入用ガイドを試適している状態.

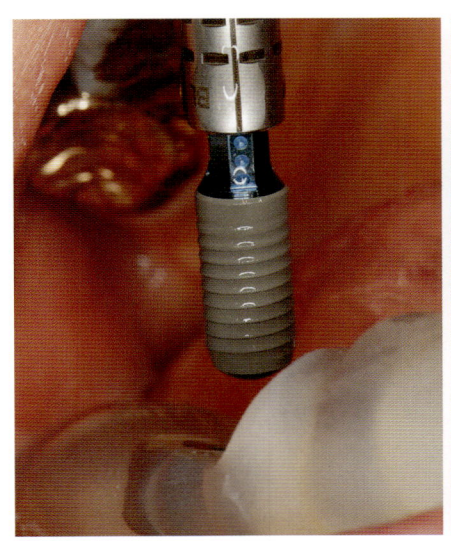
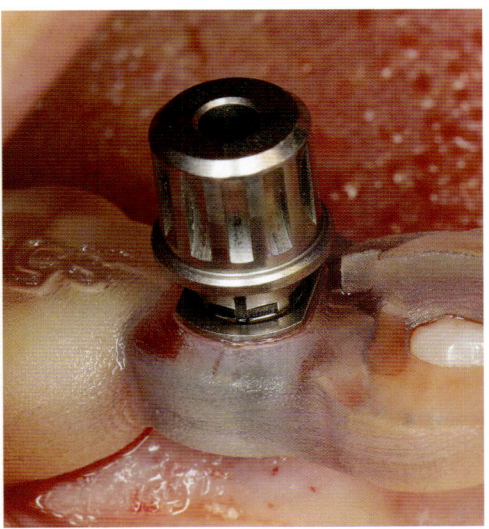

図2-13g　インプラントの回転位置と埋入深度はプロビジョナルレストレーションと一致しなければならない．よってインプラント埋入用ガイドと専用の埋入用アダプターを併用することで誤差を少なくすることができる.

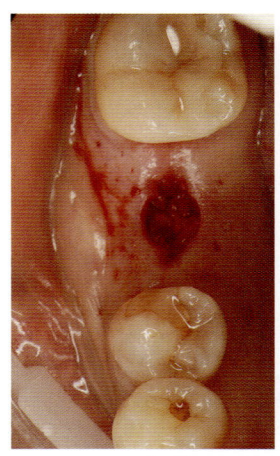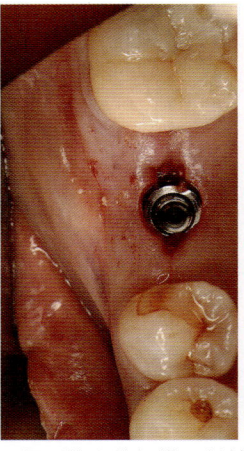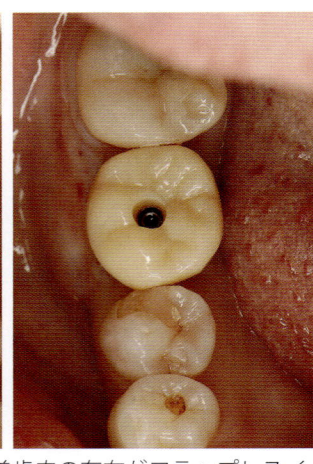

図 2-13h　硬組織の骨幅や顎堤形態と軟組織の付着歯肉の存在がフラップレスインプラント埋入に適していた．インプラント埋入後にプロビジョナルレストレーションを試適．わずかに回転が不足していたのでインプラントの回転位置を修正してプロビジョナルレストレーションをスクリュー固定した．

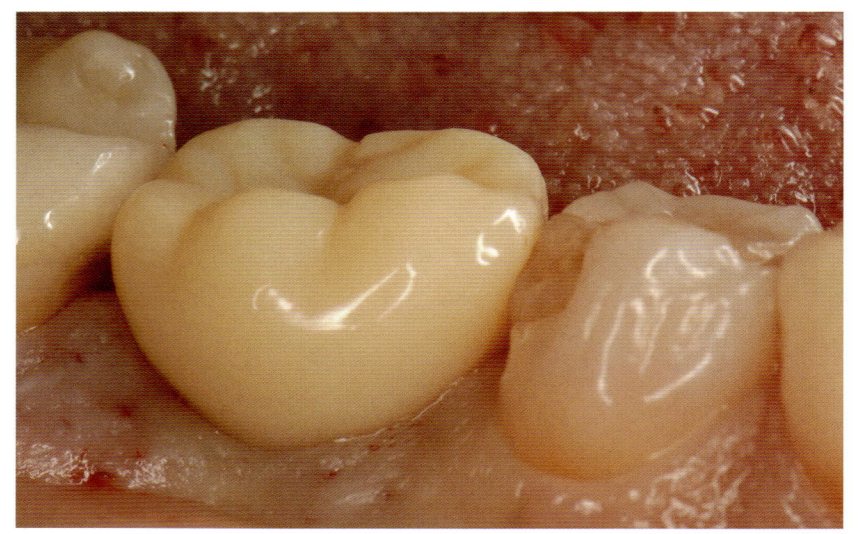

図 2-13i　バーチャルワックスアップから作製されたプロビジョナルレストレーションを装着直後の状態．

　　最終光学印象を既に保存しておいた下顎全顎印象のデータから下顎右側第一大臼歯を削除してその部分のみ光学印象を行う．今まで装着していたプロビジョナルレストレーションを外すと同時に，トランジッショナルカントゥアやエマージェンスプロファイルの軟組織形態が変化しないうちに光学印象を行い保存するか，またはロック機構を使用して軟組織の部分はスキャニングされない状態にする．その後，スキャンボディーをインプラントフィクスチャーに接続して光学印象を行うことで埋入深度，角度，そして回転位置をCADソフトへデータとして送ることができる（図2-13j, k）．
　　CADソフト上で最終補綴物を設計するためにプロビジョナルレストレーションで作製された軟組織形態をデータで取り込みバーチャルワックスアップを行う．三次元画像上で必要に応じて軟組織と補綴物の関係を断面で確認することが可能である（図2-13l〜n）．
　　軟組織の接触状態が修正された後に，バーチャル上で作製されたワックスアップの頬側面や舌側面のカントゥアの微修正を行う．その後，咬合面の対合歯との接触関係を咬合紙をスキャンした記録と光学印象で得られた咬合関係の両方を使用して正確性の高い咬合状態を構築した（図2-13o）．

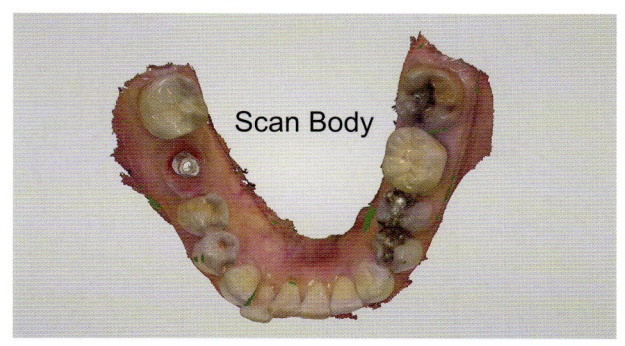

図2-13j スキャンボディーをインプラントへ接続して最終光学印象を行う．プロビジョナルレストレーションで作製された歯肉形態およびインプラントのプラットフォームから歯肉辺縁直下までのサブジンジバルカントゥアやエマージェンスプロファイルの印象採得が重要となる．

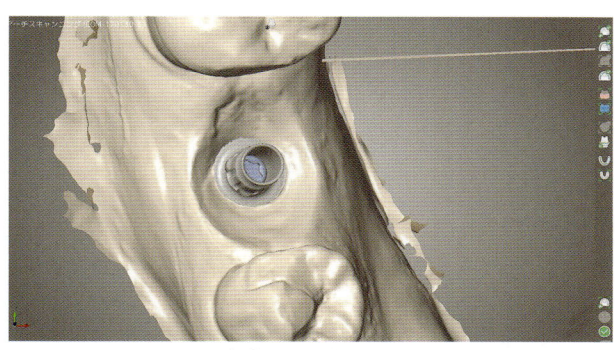

図2-13k スキャンボディーで光学印象された歯肉縁下のサブジンジバルカントゥアやエマージェンスプロファイル．

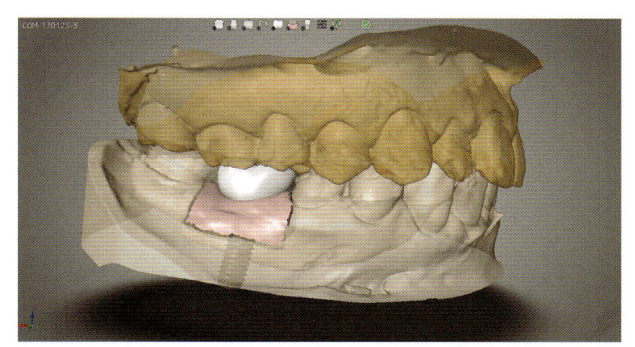

図2-13l バーチャルワックスアップと咬頭嵌合位で咬合接触関係を確認する．

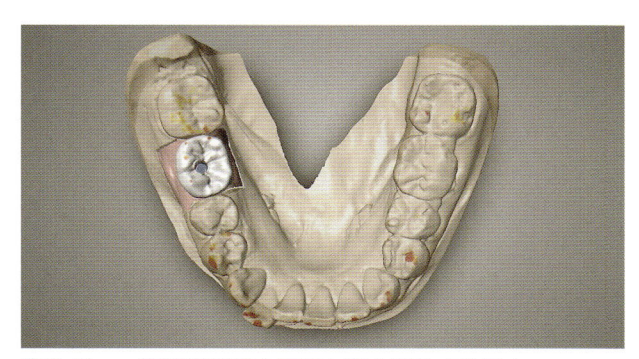

図2-13m 下顎模型咬合面観と咬合接触点を示す．

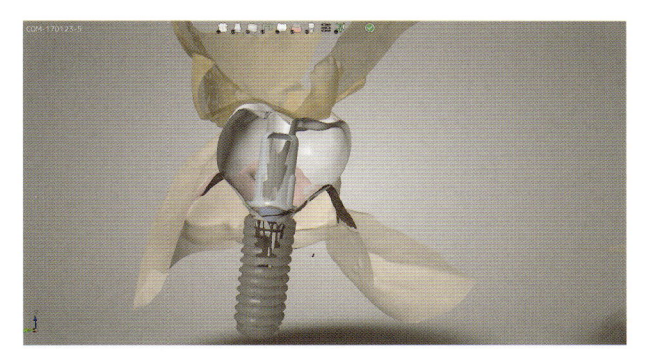

図2-13n バーチャルワックスアップされた歯冠とインプラント体の部分を縦断して，歯肉縁下のサブジンジバルカントゥアやエマージェンスプロファイルを確認する．
「見えなかったものが見える」，というのはデジタルの利点である．

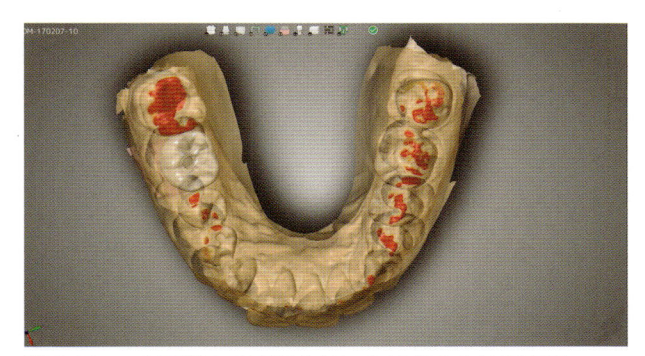

図2-13o 上下顎の咬頭嵌合位における咬合接触関係
上顎模型を透過させて確認できることもデジタル特有の方法である．

　上部構造はオールジルコニアを使用してミリングでクラウン形態を作製し，チタンベース（バリオベース；Straumann社）とレジンセメントを用いて接着してスクリューリテインとした（図2-13p）．それを口腔内で試適し，35Ncmでスクリュー固定した．
　装着直後の歯肉の状態とデンタルX線写真を示す（図2-13q, r）．この時の咬合関係をデジタル画面上で計画していたものと実際の咬合紙の状態を比較すると，下顎左側第二大臼歯から下顎右側第二小臼歯まではほとんど一致していた．欠損していた下顎右側第一大臼歯とその後方にある第二大臼歯の部分のみ，咬合紙の印記状態が異なっていた（図2-13s）．それから約2年経過しているが特に問題は認められず，歯肉の状態も大変安定しており健康的である（図2-13t）．

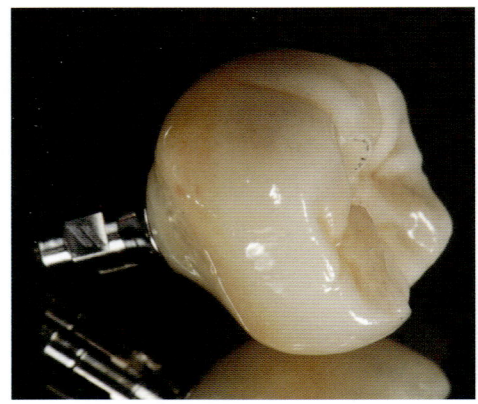
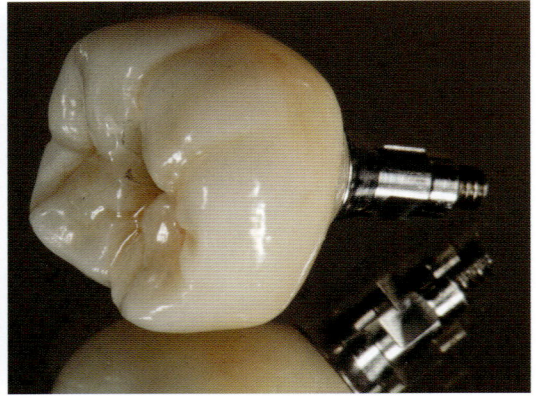

図 2-13p　製作されたモノリシックジルコニアのスクリューリテイニングのクラウン.

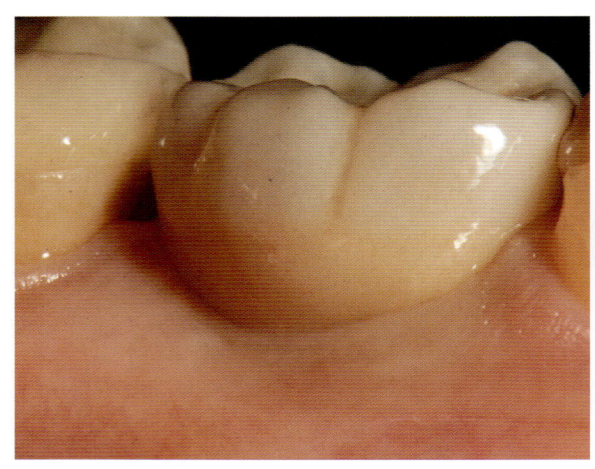
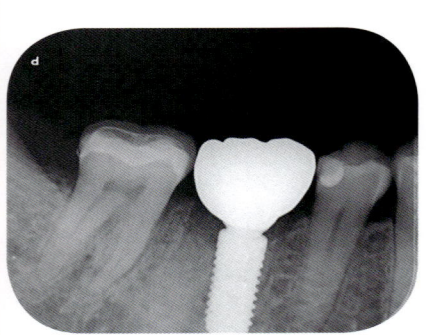

図 2-13q　無調整で試適を行っている最終補綴物.　歯肉縁下の形態と適合状態は大変良い.

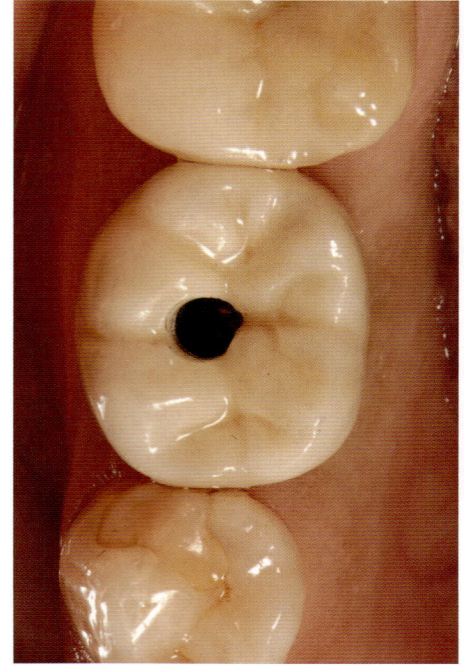
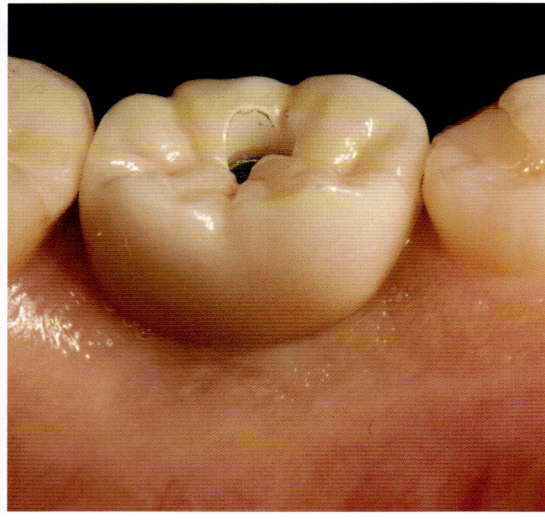

図 2-13r　咬合関係やコンタクトの状態も特に問題ないことから 35Ncm のストローマン社規定トルク値で固定した.

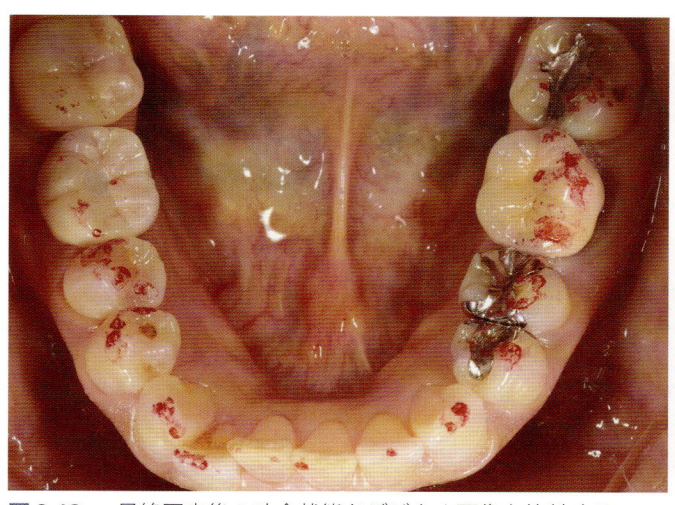
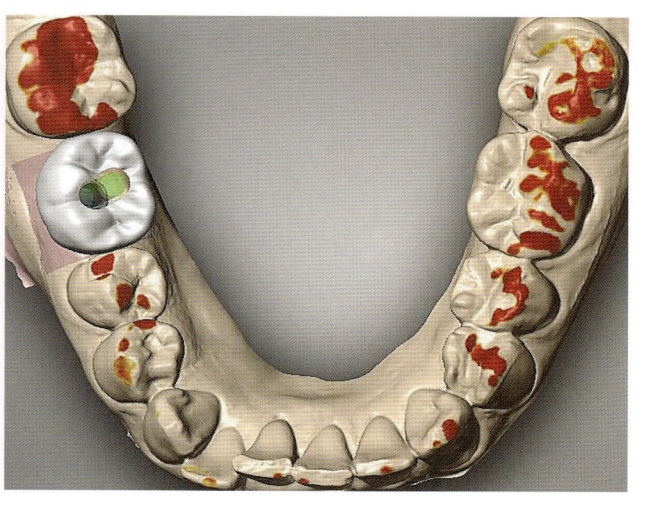

図 2-13 s　最終固定後の咬合状態をデジタル画像と比較する.
　下顎右側第二大臼歯以外の咬合接触関係はほぼ同等であった．下顎右側第二大臼歯の咬合接触状態が異なった原因は，下顎右側第一大臼歯が存在しなかったことで嵌合した負担が下顎右側第二大臼歯に大きく掛かっていた可能性が高い．

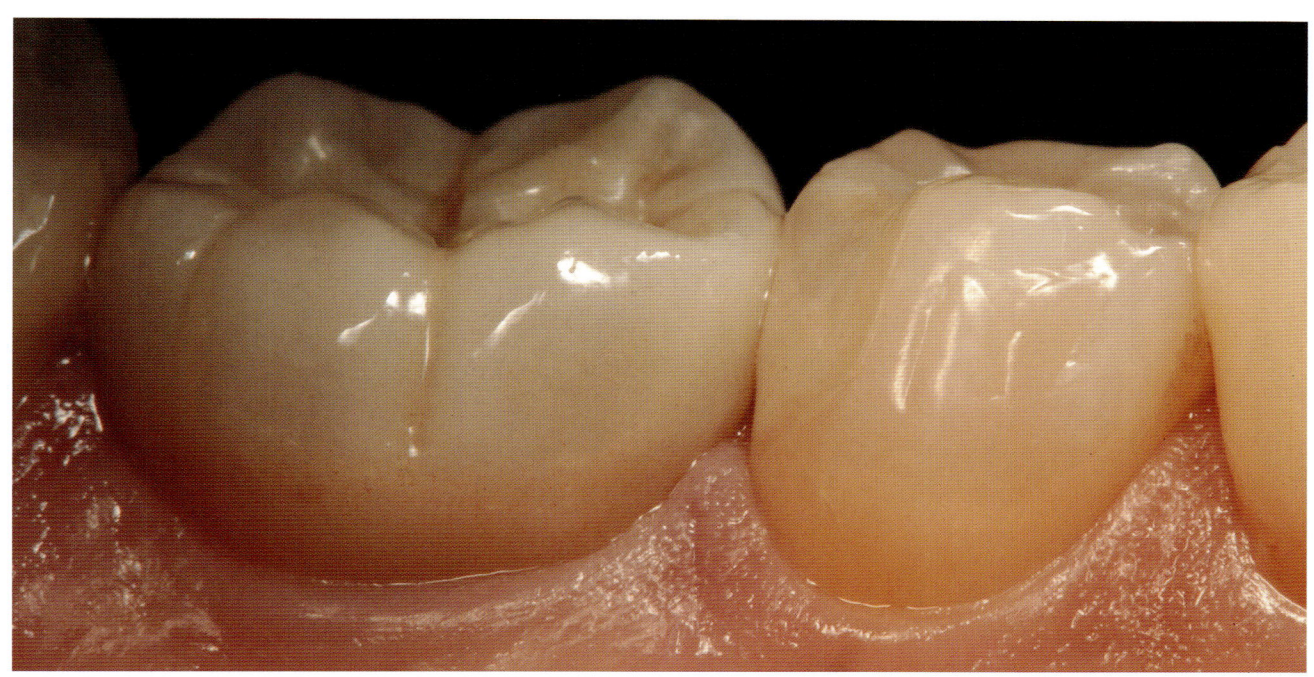

図 2-13 t　モノリシックジルコニア装着後，約 2 年の状態
　咬合は安定しており歯肉は健康な状態を呈している．

症例概要

　患者は下顎前歯部に装着されていた補綴物に違和感を感じて来院された．デンタルX線写真から根尖病巣が大きく，下顎右側側切歯から左側犬歯までを保存不可能と診断して抜歯することにした．患者は仕事上の理由から歯がない状態や話しづらい状態を避けて欲しいと希望された．

　可能ならフラップレスでインプラント治療を行い，即時にプロビジョナルレストレーションを装着し，治癒後に最終補綴を行う計画を立案した．

CAD用ソフトウェア

　CARES (Straumann社), DentalDesigner (3Shape社), coDiagnostiX (Straumann社)

治療内容

　下顎に装着するインプラント埋入用ガイドの安定を考慮して左側中切歯はインプラントフィクスチャーが埋入されるまで保存することにした（図2-14a）．

　インプラント埋入用ガイドとプロビジョナルレストレーションを作製する目的で3Shape TRIOS3を用いて光学印象を行った（図2-14b）．このデータをCADソフトに取り込み，抜歯後の顎堤を作製した（図2-14c〜f）．このデジタルデータ模型上でバーチャルワックスアップを行い，プロビジョナルを作製するソフトへ取り込み，下顎右側犬歯と左側第一小臼歯は単冠，右側側切歯から左側犬歯までは連結されたインプラント支台のプロビジョナルレストレーションを作製した（図2-14g〜j, k）．また埋入時に注意する点として，CBCT（3DeXam; Kavo社）から下顎前歯部の両側中切歯付近に下顎下縁から歯冠方向へ走行する下顎切歯管を確認した（図2-14l）．

Flapless Implants

DATA

Name: Y. K.(58y.o., Female)
F. E.: January 23rd, 2017.
C.C.: Aesthetic & Functional Problems

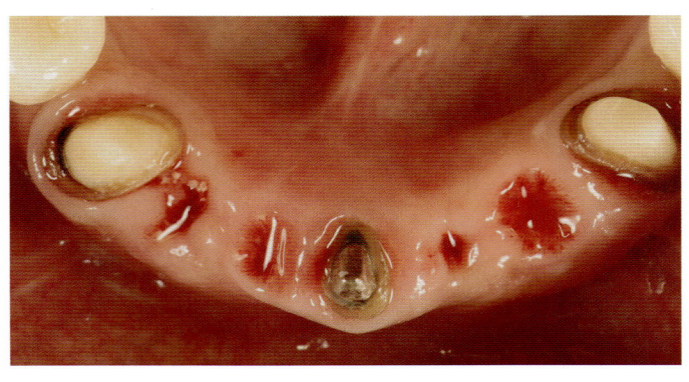

図2-14a　術前の下顎前歯部咬合面観
根尖病巣が大きく，抜歯後に生じる顎堤吸収を考慮して早期に抜歯を行い，リッジプリザベーションも行った．下顎左側中切歯は根尖病巣が小さく，インプラント埋入用ガイドを使用する場合の前方固定に使用する計画で一時保存した．

　そこで，フラップレスで下顎前歯部の頬舌的に骨幅の薄い部分へインプラント埋入を行うために，インプラント埋入用ガイドの装着時の維持安定と正確性を検証することにした．まず，CBCTから得られたDICOMデータを下顎骨模型を作製するソフトを用いて3Dプリンターで実際の下顎骨に近似した模型を作製した．この模型にインプラント埋入用ガイドを装着してインプラント埋入用のプロトコールに従って実際にドリルで骨削を行い（図2-14m, n），様々なズレを想定したシミュレーションを通してフラップレスでインプラント埋入を行っても問題を生じない事を十分に確認した後に実際のインプラント埋入を行った．

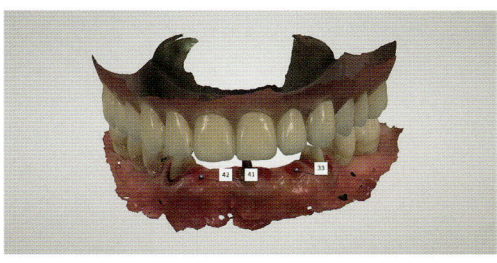
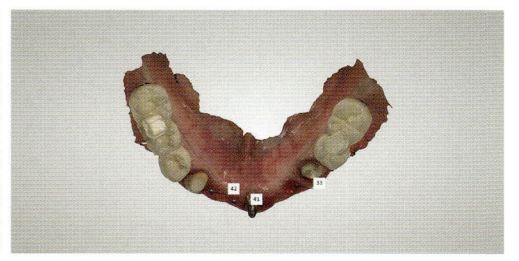
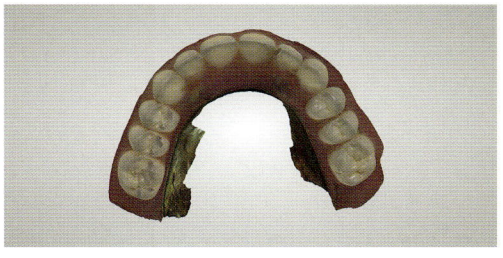

図2-14b　光学印象で現在の咬頭嵌合位と一時的に保存した残存歯の存在する顎堤をスキャニングした．

MOVIE　2-7　抜歯後の顎堤を作る

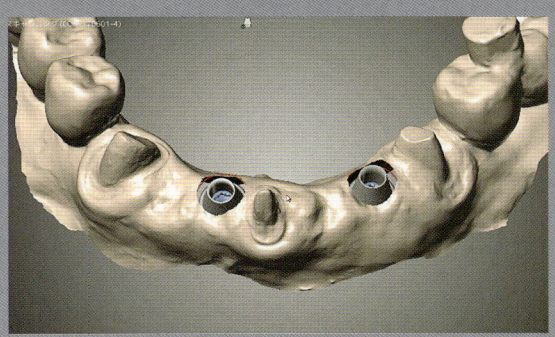

図2-14c　サージカルガイドの固定に使用する下顎左側中切歯をCAD上で抜歯する．

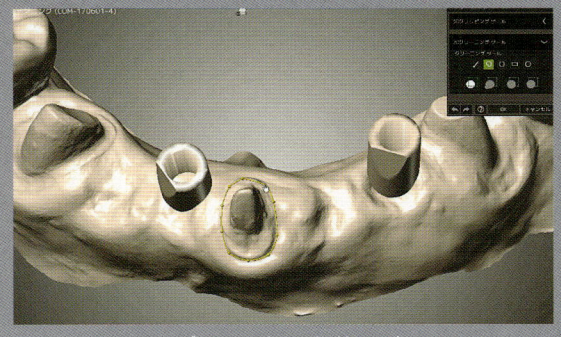

図2-14d　インプラント埋入部位にバーチャルでスキャンボディーを設置する．

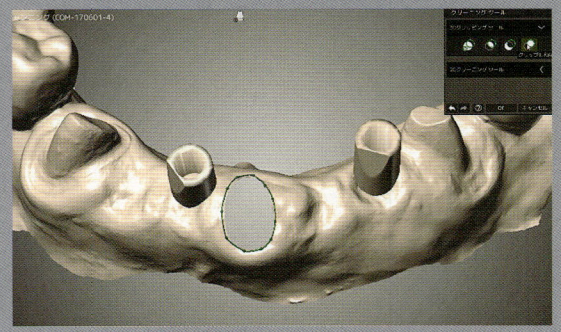

図2-14e　バーチャル上で抜歯を行った．

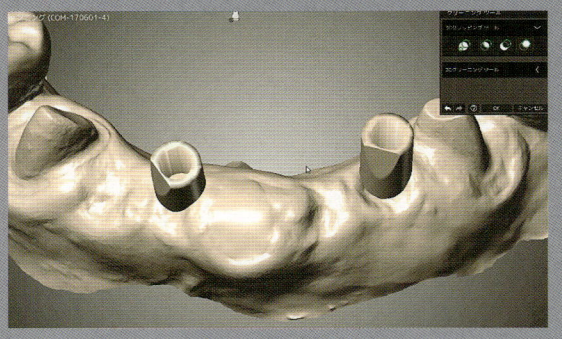

図2-14f　粘膜面をプロビジョナルの作製用に改変する．

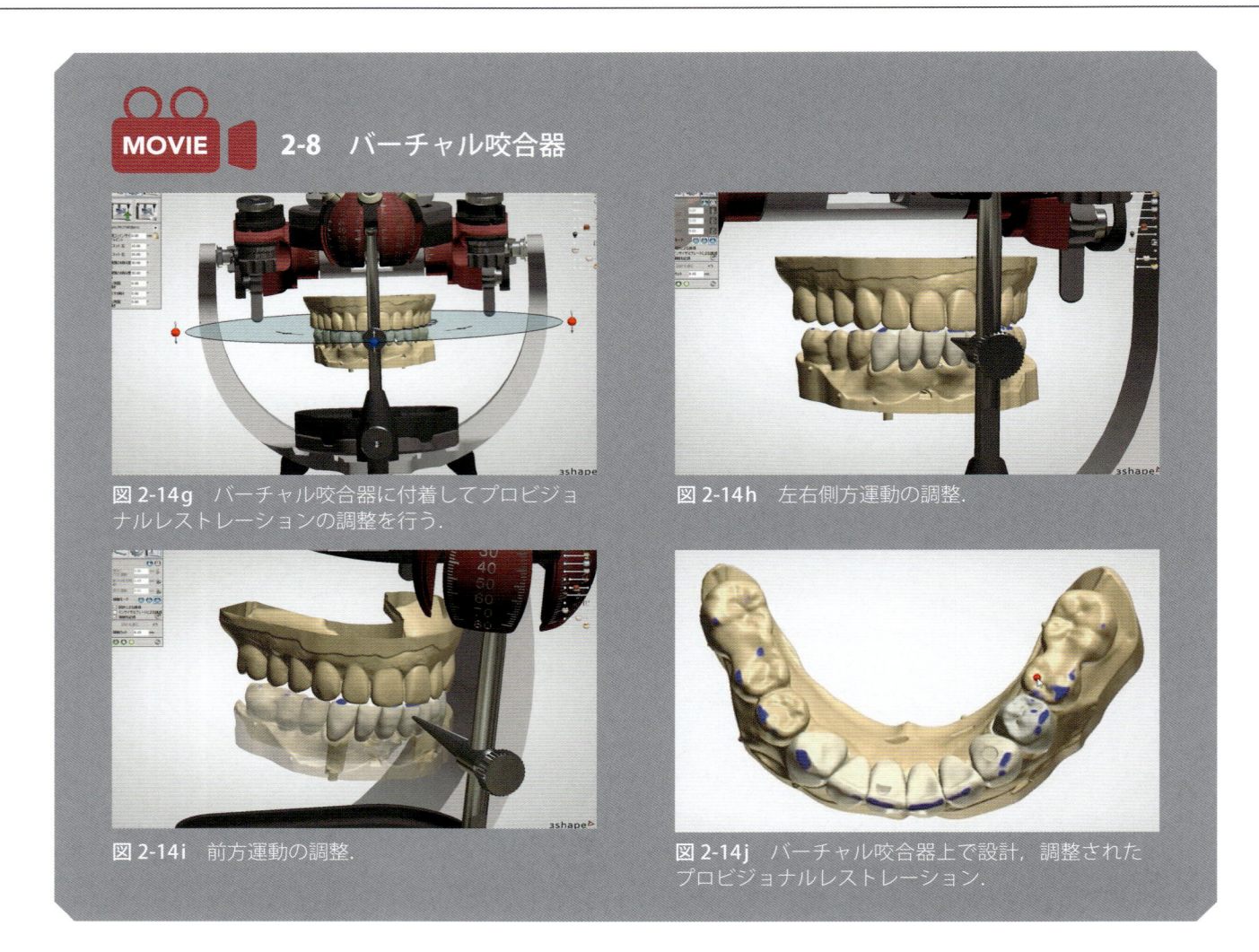

MOVIE **2-8　バーチャル咬合器**

図 2-14g　バーチャル咬合器に付着してプロビジョナルレストレーションの調整を行う.

図 2-14h　左右側方運動の調整.

図 2-14i　前方運動の調整.

図 2-14j　バーチャル咬合器上で設計，調整されたプロビジョナルレストレーション.

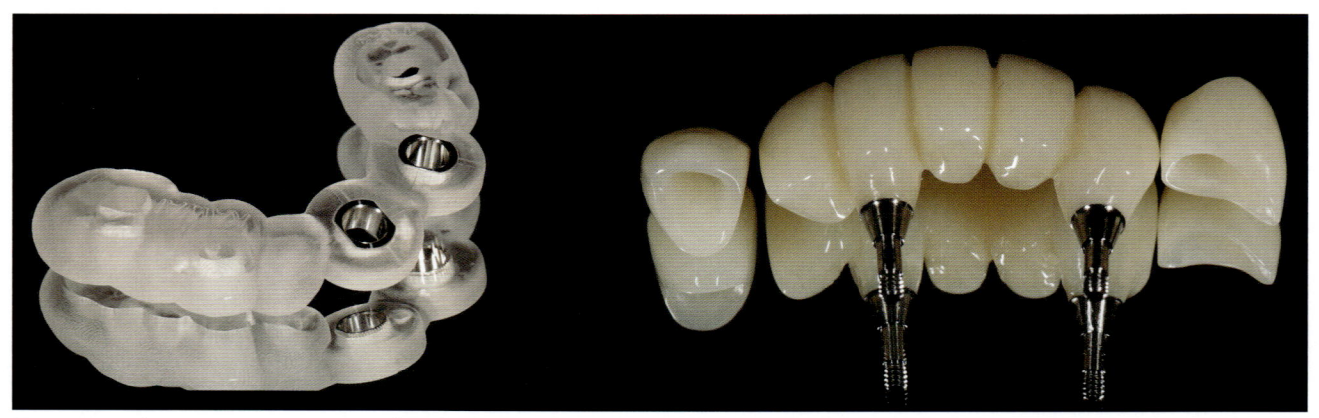

図 2-14k　バーチャルワックスアップとバーチャル抜歯を通して CAD 上で設計されたインプラント埋入用ガイド（左）とプロビジョナルレストレーション（右）.

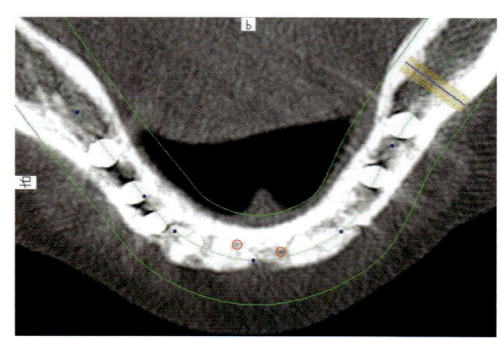

図 2-14l　CBCT で確認された下顎前歯部に存在する下顎切歯管. ここを避けながら，薄い骨幅にインプラントを埋入しなければならない.

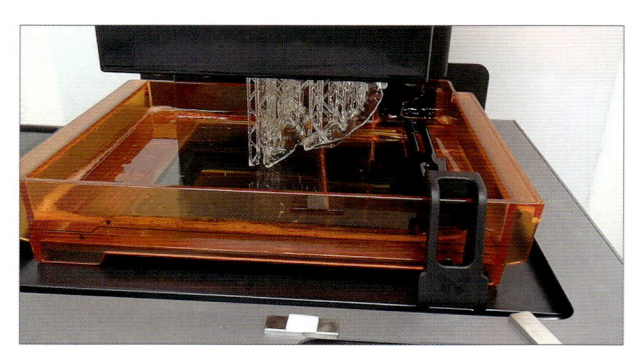

図 2-14m　下顎切歯管の存在と頬舌的な顎骨の角度と薄い骨幅が問題である. そこで 3D プリンターで顎骨模型を作製してインプラント埋入用ガイドを用いて術前にシミュレーションすることとした.

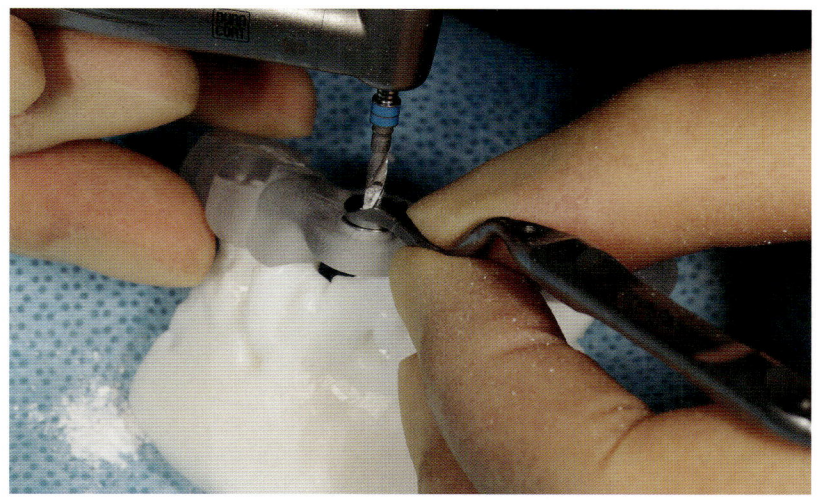

図 2-14n　3D プリンターで作製した下顎顎骨模型を用いて実際に埋入シミュレーションを行う

　バリフィケーションウインドーを通してインプラント埋入用ガイドが正確に3D プリンター模型に装着できた．インプラント埋入用ガイドでドリルを頬舌的に大きくずらした時をシミュレーションして，安全に顎骨内へフィクスチャー埋入ができることを確認した．

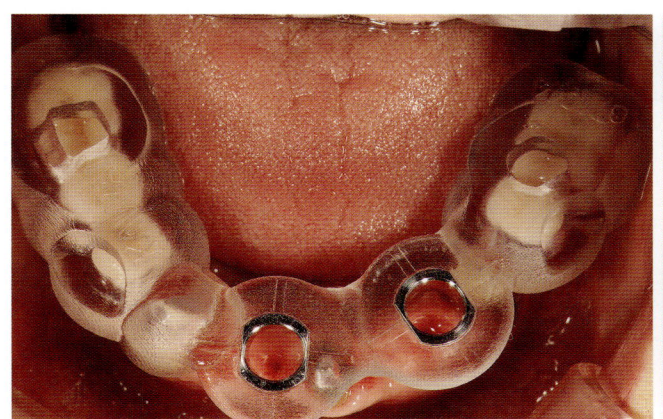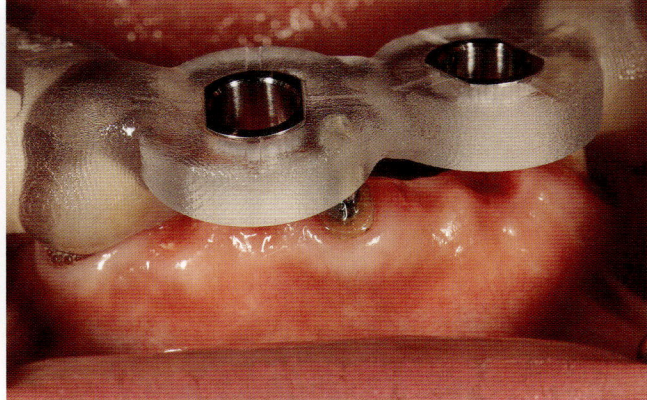

図 2-14o　下顎左側中切歯を一時的に保存した状態でインプラント埋入用ガイドの維持安定を確認する．

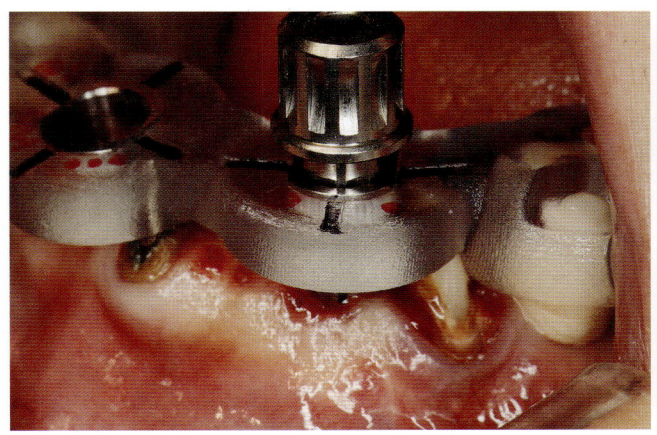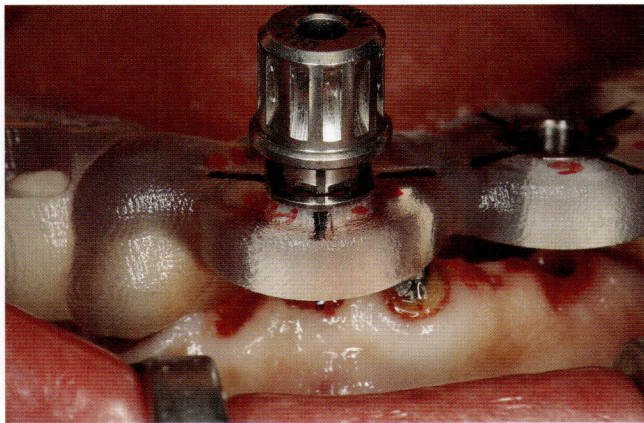

図 2-14p　シミュレーション通りにフラップレスでフィクスチャー埋入を行った．

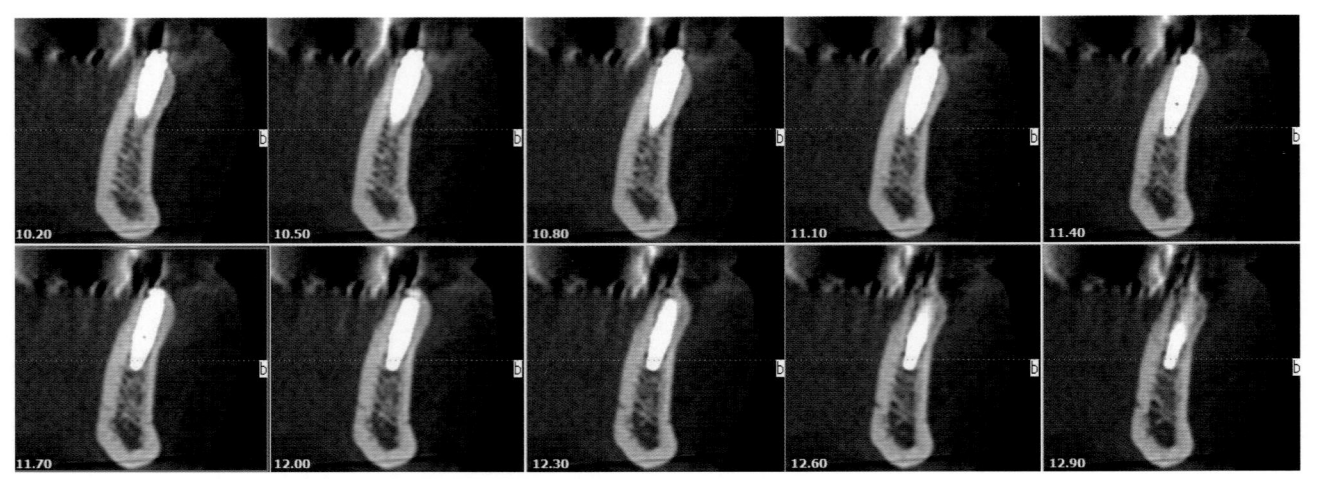

図2-14q　下顎左側犬歯部へフラップレスで埋入されたフィクスチャーの術後CBCT.

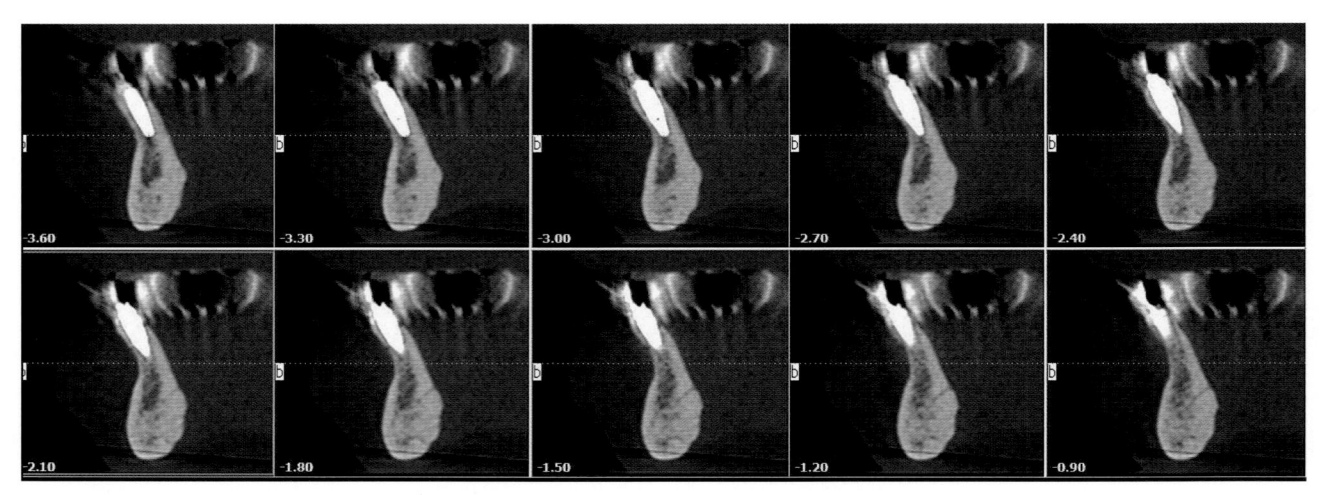

図2-14r　下顎右側中切歯部へフラップレスで埋入されたフィクスチャーの術後CBCT.

　下顎右側中切歯部と左側犬歯部にフラップレスでインプラントフィクスチャーの埋入を行った．インプラントフィクスチャーの埋入深度，角度そして回転位置はフラップレス専用の埋入用アダプターを使用して確認した（図2-14o, p）．インプラント埋入直後のCBCTから術前に計画した通りにフラップレスインプラントが行われたことを確認した（図2-14q～u）．

　プロビジョナルレストレーションを使用した後に（図2-14v），オールジルコニアで作製された最終補綴物を装着した（図2-14w）．

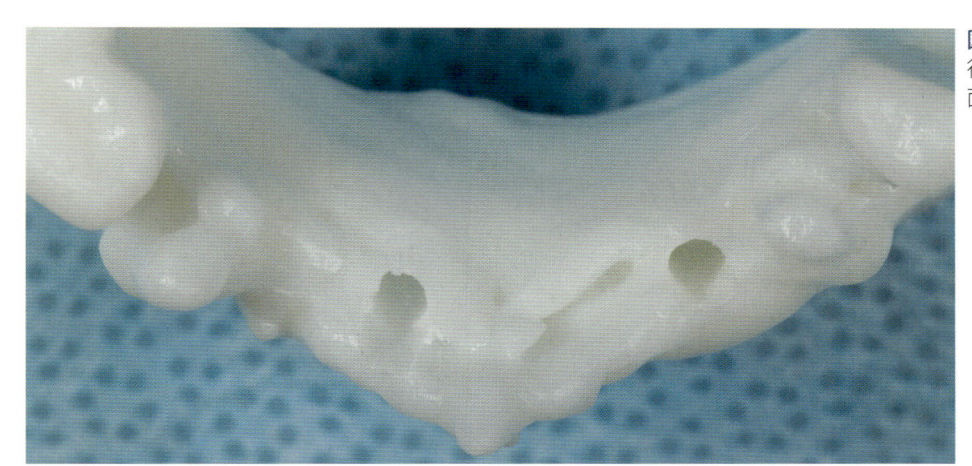

図 2-14s　シミュレーションを行った 3D プリンター模型の咬合面観.

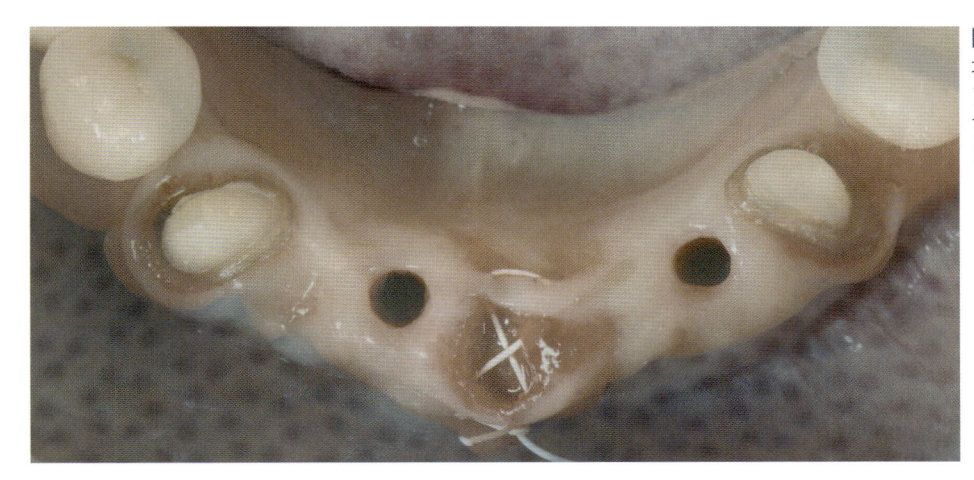

図 2-14t　実際にフラップレスの埋入を行った咬合面観と 3D プリンター模型をスーパーインポーズすると埋入ポジションはほぼ一致している.

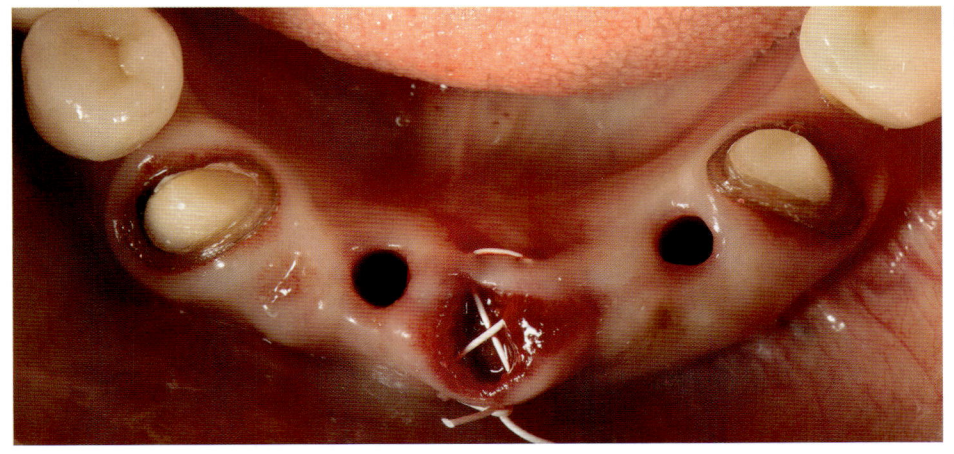

図 2-14u　フラップレスによるインプラント埋入後の咬合面観.

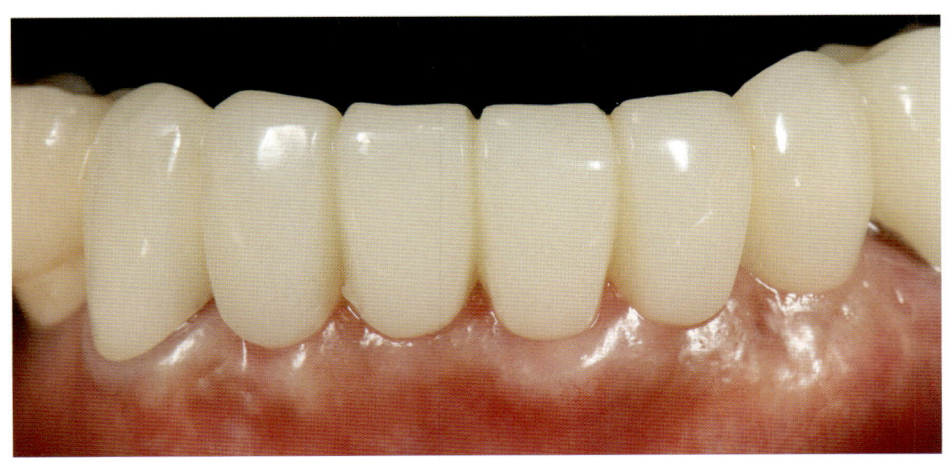

図 2-14v　プロビジョナルレストレーション装着後の正面観（最終光学印象直前の状態）.

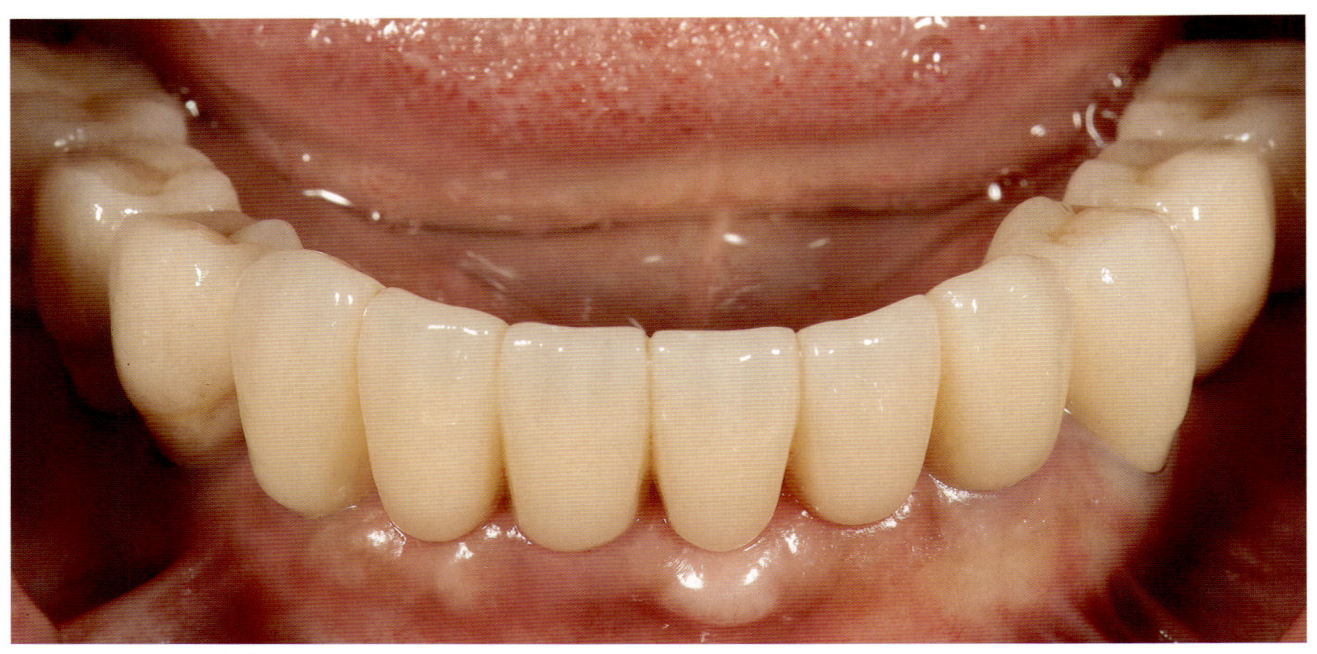

図 2-14w　最終補綴物装着後.

4　Chapter 2 のまとめ

　このChapterでは，従来行われてきた補綴治療に対して口腔内スキャナー（IOS）をどのように関与させていくことが可能か，そしてデジタル歯科治療を行うことで従来法と比較して本当に利点があるのかを天然歯とインプラントで分けて考察した.

　天然歯編は，従来の各種印象材と石膏を使用しない光学印象が正確性や再現性において優位であるかというと，光学印象に適した支台歯形成が必要であり，また歯肉縁下の印象は非常に困難であり，フィニッシュラインをシャープなエッジとして正確に捉えることは難しいことが分かってきた.

　インプラント治療においては，軟組織の情報を光学印象で無圧で変形なしに取り込む事ができ，硬組織の情報をCBCTで360度の範囲で取り込む事ができる. それらのデータを統合させるソフトを使用する事で，従来の各種印象採得法を行っていた時と比較してデジタル化した方がインプラントを用いる場合は有用であった.

　ところが，複雑な補綴治療へデジタル技術を導入しようとすると，顎位の改善，歯列弓の改善，天然歯と欠損部が混在するといったことから，従来の複雑な補綴治療を行っていた知識に各種ソフトウェアーを当てはめてデジタルワークフローを構築しなければならない. 現時点において，この一連の流れをパッケージ化したソフトウェアーは存在しない.

　しかし一方では，デジタルテクノロジーによって印象時間は短縮できるし，患者固有の咬合関係はかなり高い精度で保存できるようになった. そしてデータを保存管理することで従来法では不可能であった時間軸の経過による変化，例えば，歯の咬耗，歯の位置移動，そして咬合高径や顎位の変化までを管理できるというデジタル技術でなければ絶対に不可能なことも実現できるようになった. つまりは，従来法とデジタルの長所を症例の内容によって選択して使い分ける事が重要である. またソフトウエアーが進歩，発展する事でデジタル技術による歯科治療はさらに発展していくと考える.

Chapter 3

CBCTとIOSの統合を利用した咬合再構成

1　使用するCBCTの精度

2　CBCTとTRIOSデータの統合

3　仮想平面を具現化し咬合再構成を行う

4　CBCTとIOSの統合を利用して咬合再構成を行った臨床症例

　clinical case1. 関節窩と下顎頭の位置関係を確認して行うインプラント補綴

　clinical case2. IOSとCBCTを基に咬合平面を設定した症例

　clinical case3. IOSとCBCTを用いて咬合平面，インプラントポジション，
　　　　　　　　矯正治療を計画した症例

5　おわりに

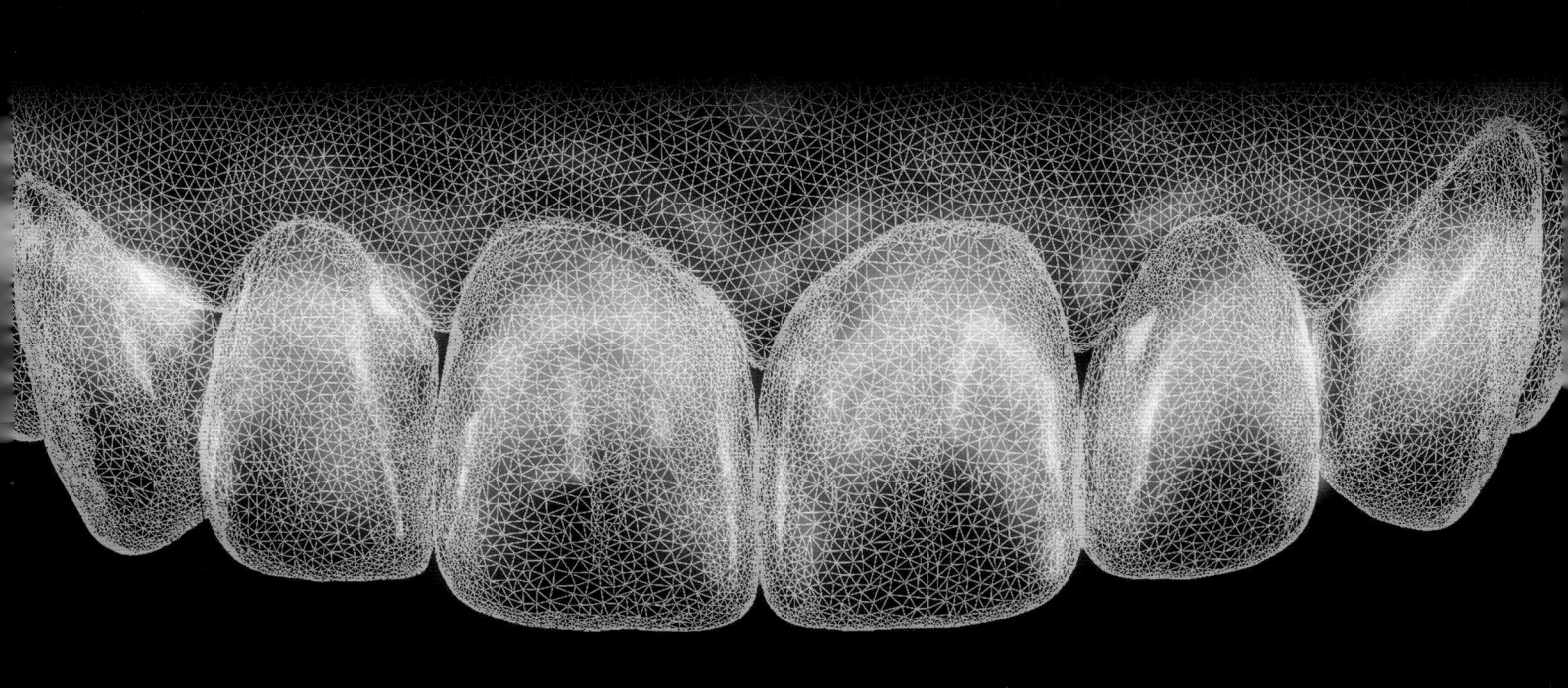

Chapter 3

CBCTとIOSの統合を利用した咬合再構成

　口腔内スキャナーに関して，その特性やディバイスの種類による違い，スキャニングを行う上での環境条件，デジタル印象として採得された口腔内のデータは，保存やコピーをすることで繰り返し使用できる等，従来のアナログで使用してきた模型とは全く異なるデジタル特有な使用方法があることをChapter 1で触れた．

　そして，患者の持つ生理的な咬合関係（咬頭嵌合位）における天然歯とインプラントの光学印象に対して口腔内スキャナーでデータを取り込み，CADでデザインしてCAMで補綴物を作製するデジタルワークフローに関してもChapter 2で触れた．

　この章では，口腔内スキャナーを使用する上で応用編ともなる天然歯とインプラントが混在する口腔内，患者の持つ生理的な咬合関係（咬頭嵌合位）から顎関節を中心とした中心位における咬合再構成，そして従来のアナログでは仮想平面として使用してきたカンペル平面をデジタル化により具現化して複雑な補綴治療へ用いる方法について，現時点で可能な範囲で解説したい．

　そして，本章で大変重要なことは，使用するデジタルディバイスは機械なので，その機種によって精度と真度に差があり，治療の正確性を左右するおそれがあるということである．スキャニングされたデータを可能な限り変形が少なく使用するため，CBCTの硬組織の情報を基準にしながら，そこへIOSのデータを重ね，検証しながら使用していく．

1 使用する CBCT の精度

　CBCT（Cone Beam Computed Tomography）はデジタル機器の一種であり，Chapter 1で簡単に触れたように，CT撮影領域（FOV），検出器の種類によって異なる画像の歪み，そして回転角度などが機種によって異なる．CBCTの正確性（Accuracy）は，CT画像最小単位容積であるボクセルサイズ（Voxel size）が小さいと確かに精細度は向上して画質の細かいデータになるが，撮影時間はボクセルサイズが細かくなると長くなり，撮影中のモーションアーチファクトが起こる確率が増すことから精度は低下してしまう[1]．また，CBCTの空間分解能は二次元的な平面画像であるオルソパントモなどと比較して計測を行う歯科治療に適していると報告されている[2]．

　CBCTのCT値は単なる画像の濃淡による画素値を使用していることから，その画像が本当に正しいか否かは不明であり，また多数のCBCTが開発，販売されている現状において，その機種がどの程度の正確な画素値を出しているか知ることも大切である．このようにCBCTはミクロン単位，ミリ単位を精度として使用する上で機種による差も大きいことを理解した上で，二次元CT画像を検証に使用して計測値を確認しながら臨床で使用することが推奨されている[3]．

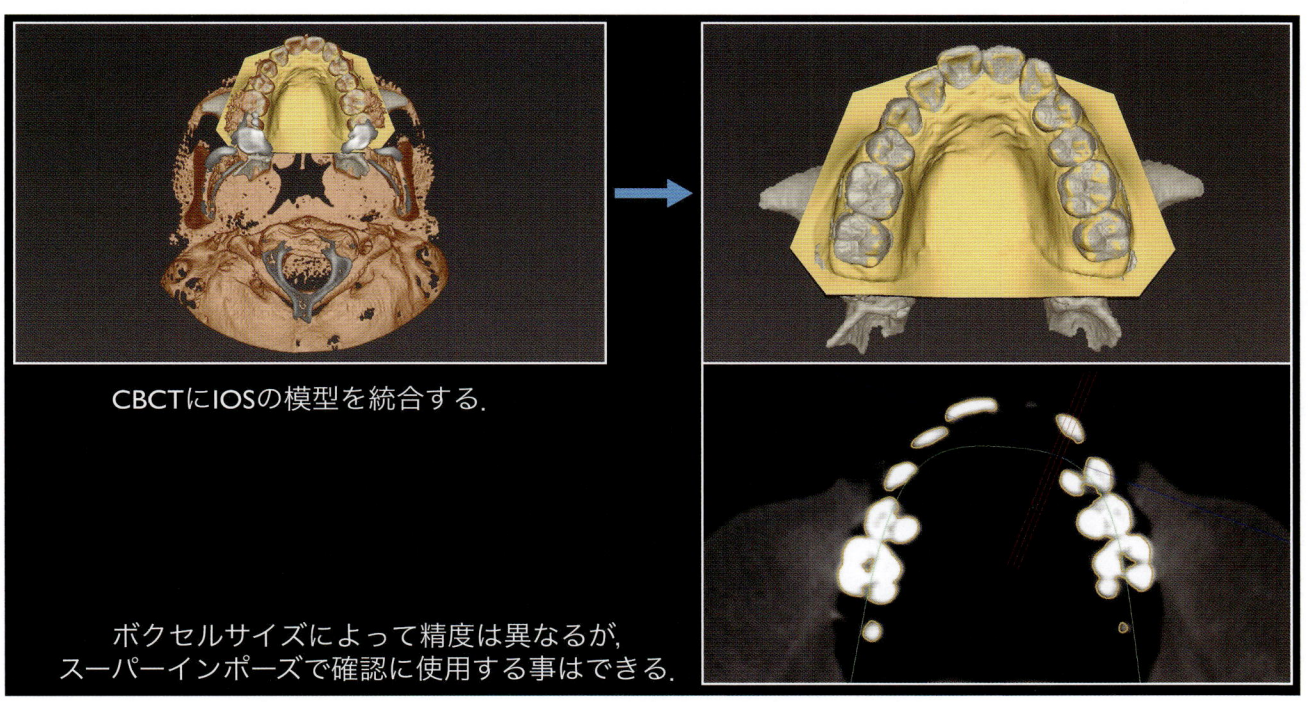

CBCTにIOSの模型を統合する.

ボクセルサイズによって精度は異なるが,
スーパーインポーズで確認に使用する事はできる.

図 3-1　IOS データと CBCT を統合して変形があるのか確認できることもデジタルの利点である.

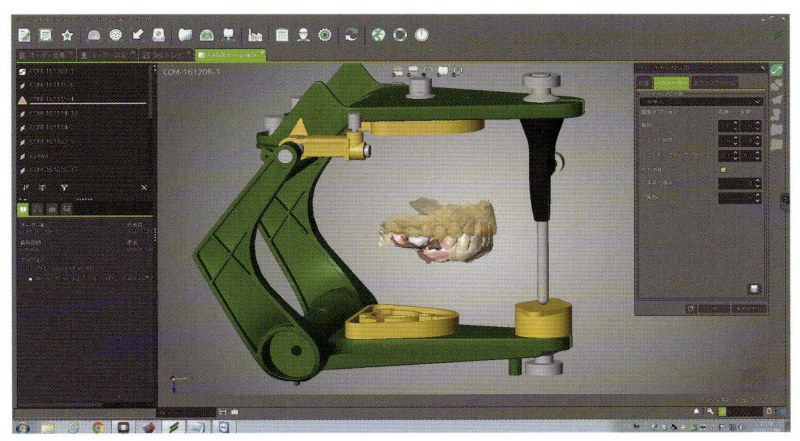

図 3-2　どの様にバーチャル咬合器へ模型を位置付けるか. バーチャルフェイスボウは存在しない.

2 CBCT と TRIOS データの統合

　従来法による印象採得でも印象が全く変形していないということはなく，同様にIOSを用いた光学印象においても従来法と比較すると少ないものの変形は生じている．しかし，デジタルの利点はIOSで印象採得したデータをCBCTとスーパーインポーズで統合して，その精度も含めて確認できる点である（図3-1）.

3 仮想平面を具現化し咬合再構成を行う

　バーチャル咬合器にTRIOSデータより作製された模型を付着して全顎補綴治療を行う場合，どのような模型の付着方法が咬合平面の改善を考慮した治療に適しているだろうか（図3-2）.

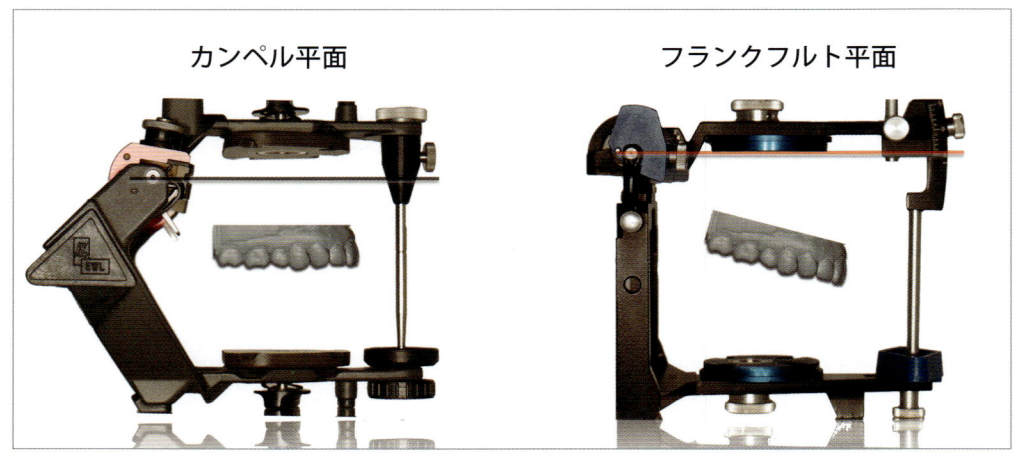

カンペル平面　　　　　　　　　　　フランクフルト平面

図 3-3　アナログで付着する時に遭遇した基準仮想平面．この平面がフェイスボウトランスファーに関係している．

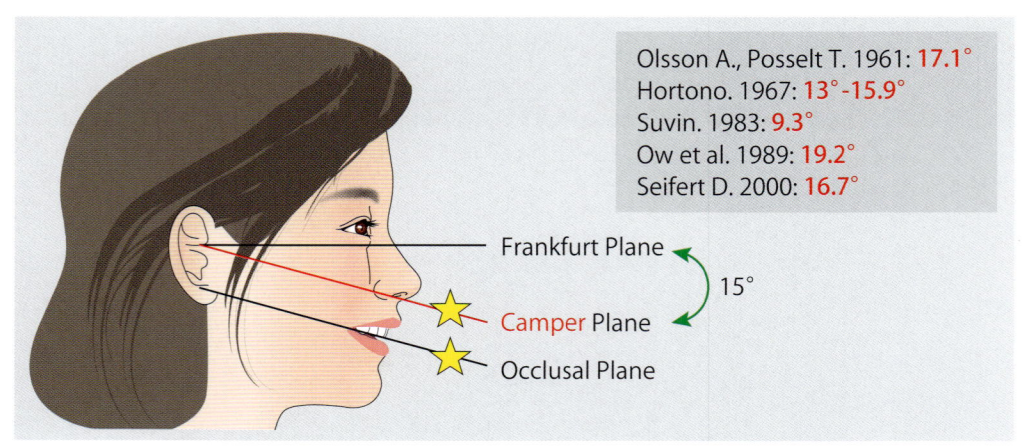

Olsson A., Posselt T. 1961: 17.1°
Hortono. 1967: 13°-15.9°
Suvin. 1983: 9.3°
Ow et al. 1989: 19.2°
Seifert D. 2000: 16.7°

Frankfurt Plane
15°
Camper Plane
Occlusal Plane

図 3-4　カンペル平面は補綴治療に使用しやすい．上顎咬合平面をほぼ平行に位置付けることができる．

　アナログ時代に，咬合器付着に使用していた基準平面はフランクフルト平面とカンペル平面であった（図3-3）．石膏模型を咬合器へ付着する場合に，フランクフルト平面とカンペル平面では平均して約15度の角度差が存在する．その結果，フランクフルト平面で付着した時に上顎中切歯の歯軸は患者の口腔内と近似した角度で表現されるが，カンペル平面で付着した時は約15度前突した状態で表現されるようになる（図3-4）．

　また，カンペル平面は水平基準面の一つであり，両側の耳珠上縁と左右側いずれかの鼻翼下縁を結んで構成される平面である．なお，側貌エックス線写真などの骨組織上では，鼻棘点（前鼻棘底尖端部）と外耳道の中央を通る平面である．この平面は正常有歯顎者の咬合平面とほぼ平行であることから，仮想咬合平面の決定に利用される[4]．

　CBCTで骨組織上のカンペル平面を決定することは容易であり，軟組織上で決定するよりも正確で再現性の高いものとなる．このカンペル平面を基準にして仮想咬合平面を決定する場合は，カンペル平面を中切歯切縁（図3-5, 6）に接する位置まで平行移動して仮想咬合平面が設定できる（図3-7）．

　そして，CADで設計されたプロビジョナルレストレーションを3Dプリンターやミリングマシーンで作製するために，上顎咬合平面の情報とバーチャルワックスアップのデザインされた状態をスーパーインポーズで確認しながら，設定された咬合平面に一致するようにCADデザインを修正する（図3-8）．

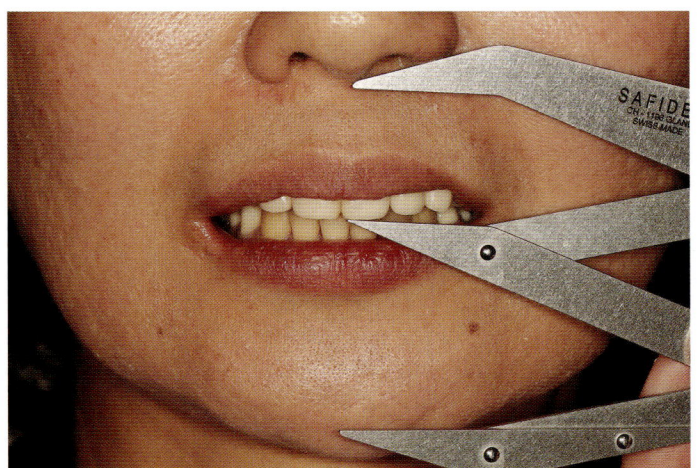

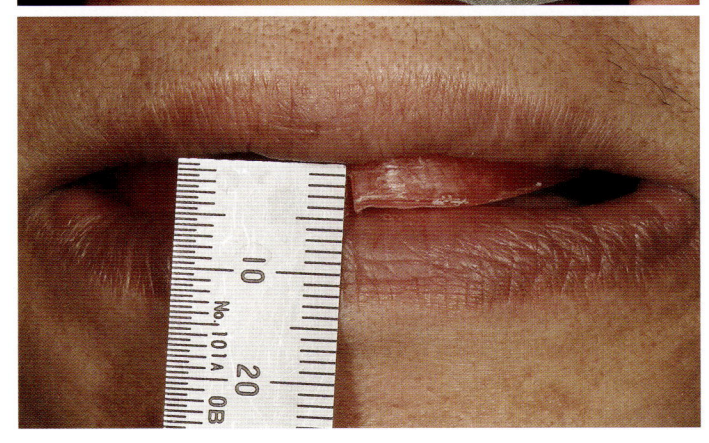

図 3-5, 6 上顎咬合平面を決定する際には，決定されたカンペル平面を平行移動する基準として両側中切歯切縁がキーとなる．
天然歯列の中切歯切縁は，装着されたプロビジョナルレストレーションを顔貌やゴールデンルーラーなどを参考にしながら修正，改善して決定する．
無歯顎の中切歯切縁は，蠟堤やパイロットデンチャーを用いて，顔貌やゴールデンルーラーなどを参考にしながら決定する．

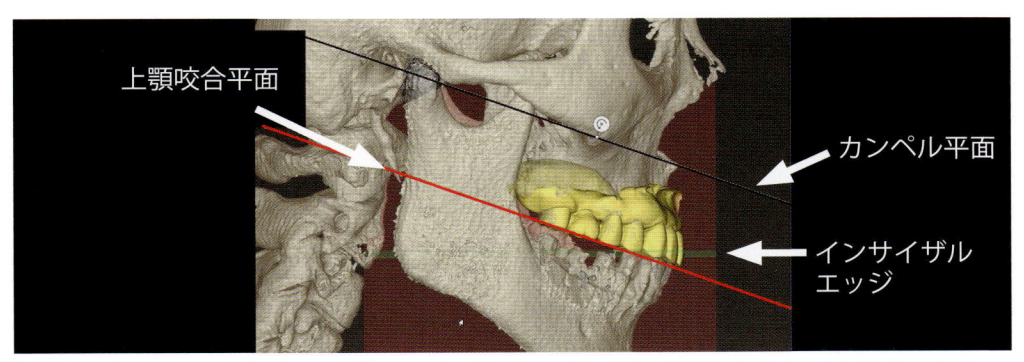

図 3-7 骨面上のカンペル平面の基準は，軟組織上と比較して精度が高くデジタルで決定しやすい．
前方基準点は鼻棘点（前鼻棘底尖端部）と両側外耳道の中央を通る平面である．
カンペル平面を切縁の位置まで平行移動して上顎咬合平面（赤線）を設定する．

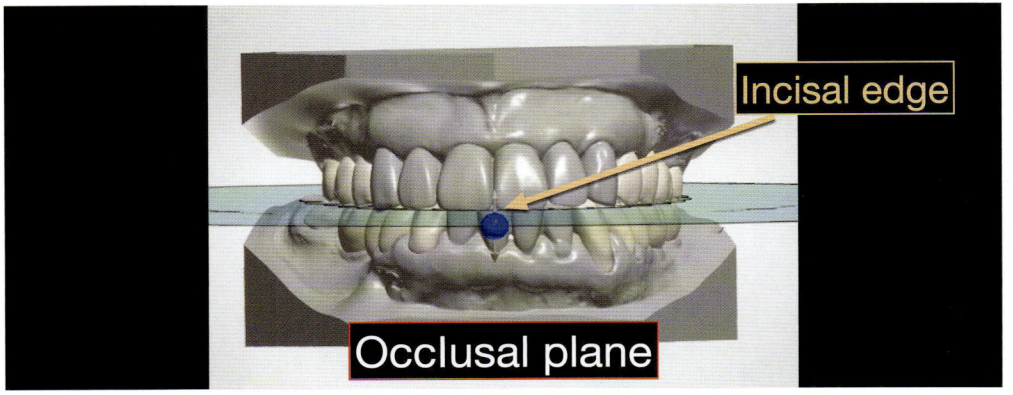

図 3-8 設定されたカンペル平面上へ CAD ソフトで作製されたバーチャルワックスアップをスーパーインポーズして修正を行う．その後，CAD ソフトへ最終的に決定された上顎咬合平面に一致したバーチャルワックスアップを移動し，CAM へ転送して作製する．

clinical case 1. 関節窩と下顎頭の位置関係を確認して行うインプラント補綴

主訴

　患者は，上顎左側第一大臼歯を他院で治療されてから痛みが続いている．歯を抜歯されて義歯装着が困難であったため，食事がしにくい．前歯の長さが不揃いで笑った時に気になる，との主訴で来院した．

問題点の抽出

1. 多数の不適合補綴物の存在．
2. 上顎右側第一小臼歯，下顎左側臼歯部の欠損．
3. 上顎前歯が口唇から見える歯冠長が不揃いで気になる．
4. 前歯部のオーバーバイトが大きく，オーバージェットは小さい．

Implant & Ortho-Prosthetics

DATA	
Name: A. M.(62y.o., Female)	
F. E.: November 12th, 2013	
C. C.: Aesthetic & Functional Problems.	

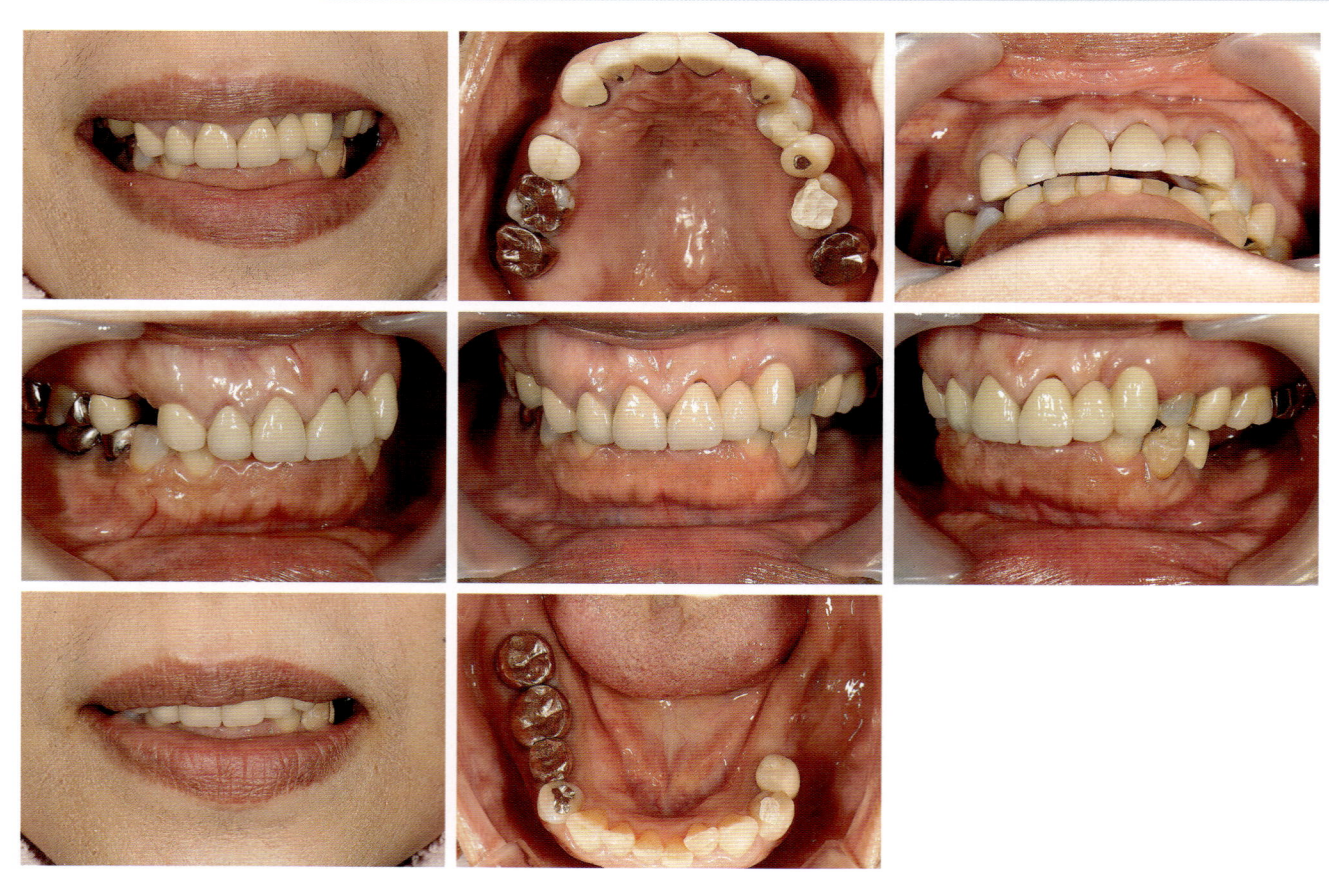

図 3-9　初診時の状態を示す．上顎左側第一大臼歯は治療途中であった．上下顎に装着されている補綴物は不適合であり，上顎右側第一小臼歯，下顎左側臼歯部に欠損を認めた．前歯部のオーバーバイトが大きく下顎前歯部が見えない事や上顎前歯部が不揃いであることを患者は気にしていた．

治療方針

1.頭蓋に対する切端から上顎歯列弓の配列位置を想定する.

2.下顎位を中心位で咬合器へマウントし,咬合再構成のプランニングを行う.

3.前歯部の被蓋関係を改善するためには矯正治療が必要であり,インプラント埋入前にセットアップ模型を製作してインプラント埋入位置を矯正後の歯列に合わせて決定する必要がある.

4.下顎左側臼歯部に咬合支持する歯が存在しないことから,矯正前にインプラントを埋入する必要がある.

　本症例は,従来法でセットアップ模型の製作,矯正前の口腔内へのインプラント埋入,そして咬合再構成を行い,プロビジョナルレストレーションをクロスマウントする時に下顎位を確認する目的でCBCTを基軸としてIOSで口腔内の咬合関係を取り出して重ね合わせを行い,いままで仮想状態で終わっていた関節窩と下顎頭の位置関係を三次元的に再確認することとした.

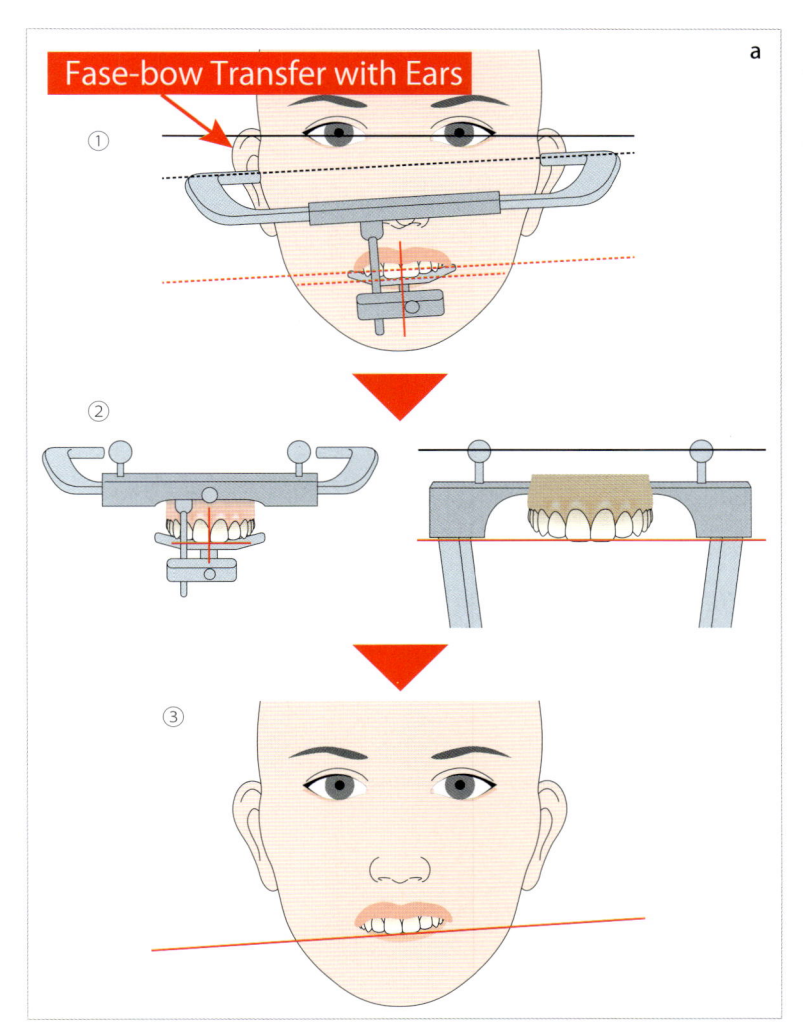

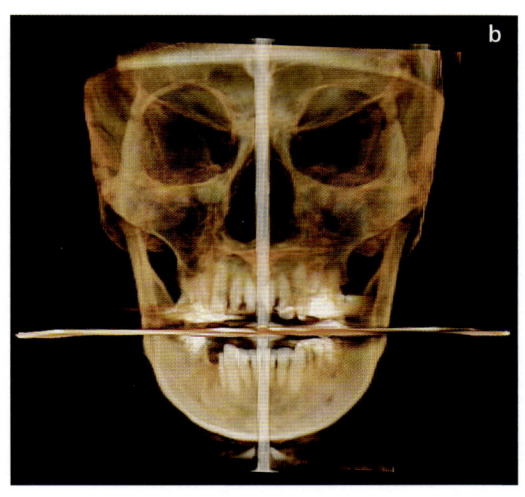

図 3-10a, b　フェイスボウトランスファーで上顎模型を咬合器へ付着すると,左右の耳の高さが異なる事から頭蓋に対して正しい位置へ上顎を位置付ける事が困難である（a）.

a-①上顎の左右の耳の高さが異なることが原因で右下がりとなっている上顎咬合平面を修正する予定で咬合器へ模型を付着する.

a-②咬合器上の左右の高さが同じであることから,下顎頭の位置も左右同じ高さである.付着された上顎咬合平面は右下がりでなくほぼ水平になっている.

a-③咬合器上で水平になっていた上顎咬合平面は,患者の口腔内では右下がりのままである.この様に頭蓋に対する正しい位置に上顎咬合平面が設置されていない事が問題となる.そこで,頭蓋に対して上顎模型を水平に位置付けて上顎前歯切端の位置から上顎咬合平面を設定するために Kois Dento-Facial Analyzer System を応用した（b）.

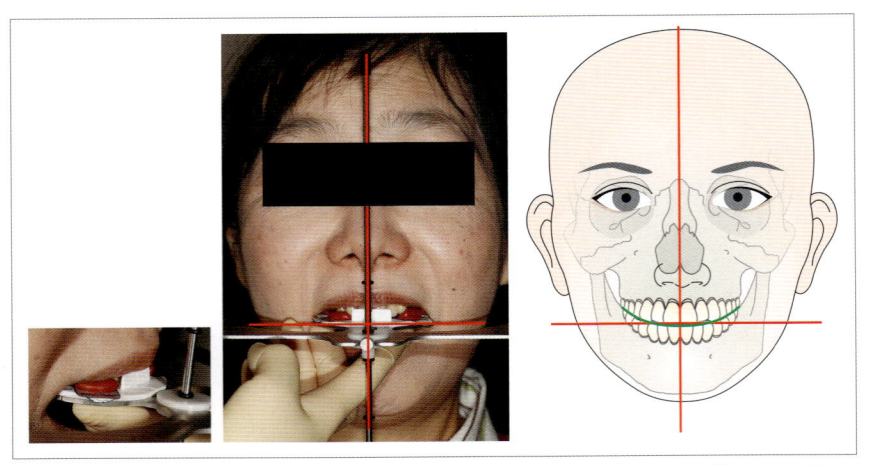

図 3-11　患者の中切歯切縁の位置にプレートを合わせた後に，顔貌の正中線に Kois Dento-Facial Analyzer の垂直バーを一致させ，顔貌と歯列の関係を頭蓋に対して診断して治療計画を立てる．

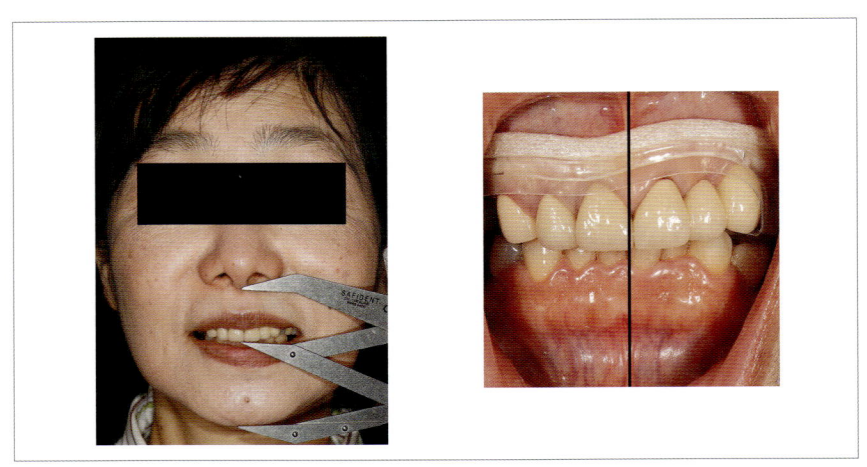

図 3-12　上顎模型が付着された時の患者の中切歯切縁の位置は，ゴールデンルーラーを使用して理想的な比率で中切歯切端の位置を分析できる．患者の顔貌から切縁の位置を確認した後に上顎咬合平面を決定していく．

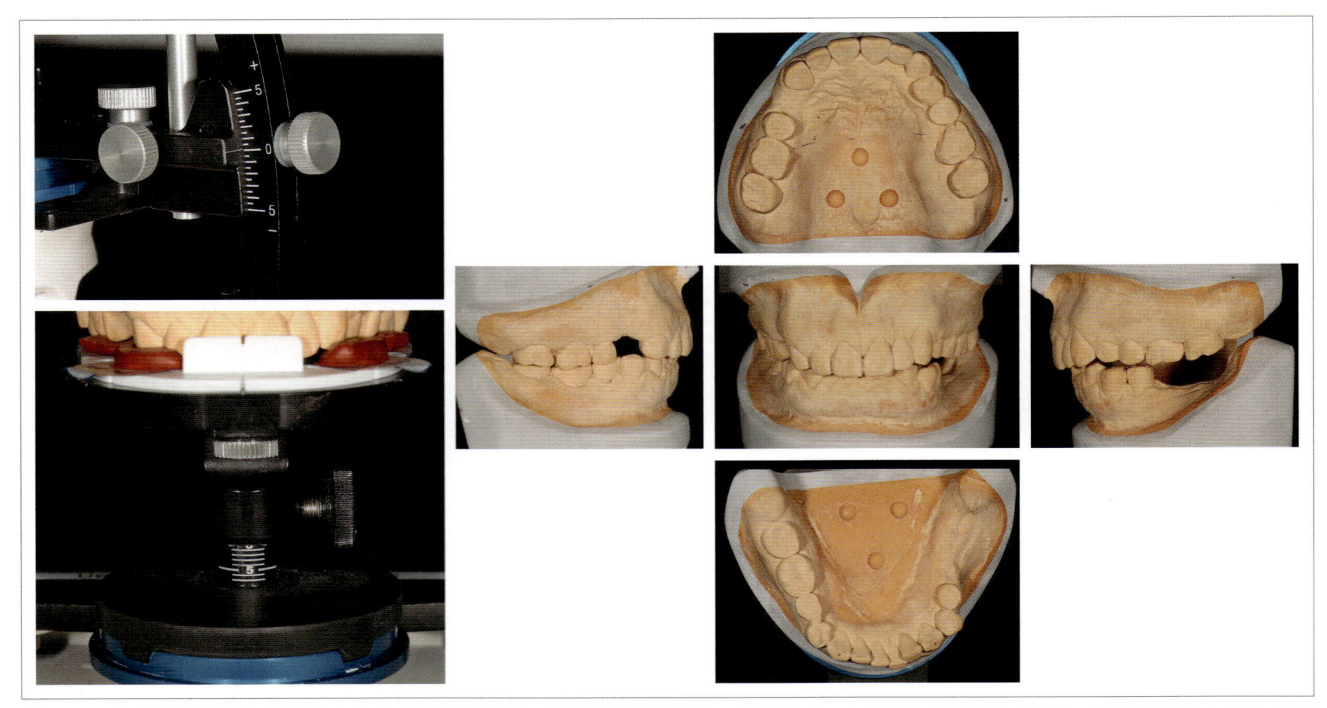

図 3-13　下顎は顎関節主導の中心位で上顎模型との関係を咬合器上へ付着した．下顎位を修正したことから咬合器上では上下顎は嵌合できない状態である．

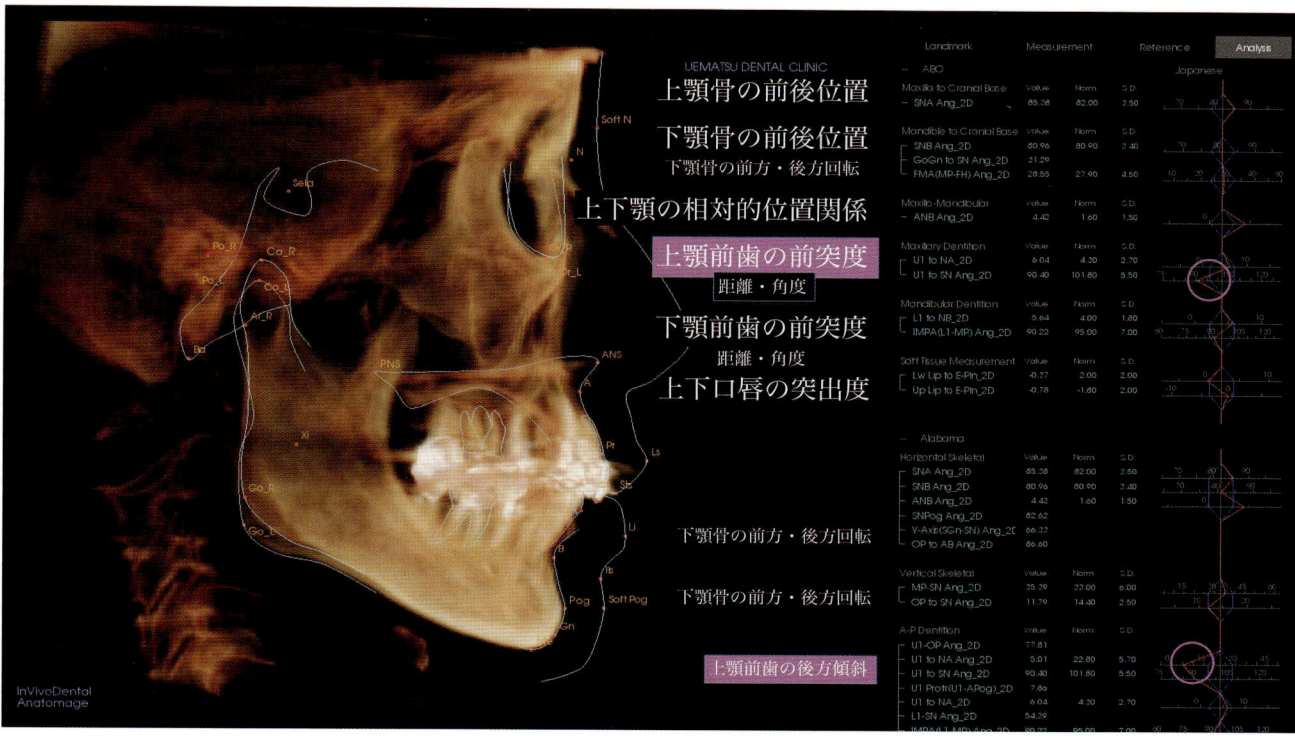

図 3-14　この症例は前歯部の被蓋関係を改善する計画が含まれているため，矯正治療と補綴治療を目的としたセットアップ模型と診断用ワックスアップを行う必要があった．矯正専門医によるセファロ分析を通してインターディシプリナリーな治療計画を立てる必要があった．

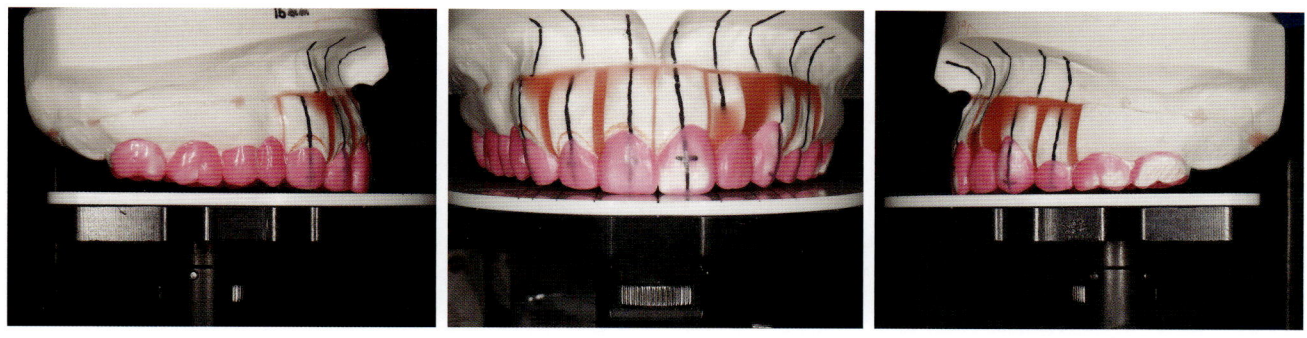

図 3-15　セットアップ模型は，前歯部の被蓋関係を改善することを考慮して計画された．また，矯正後の歯の位置に合わせて診断用ワックスアップを行い，欠損部へ埋入するインプラントの位置を診断した．

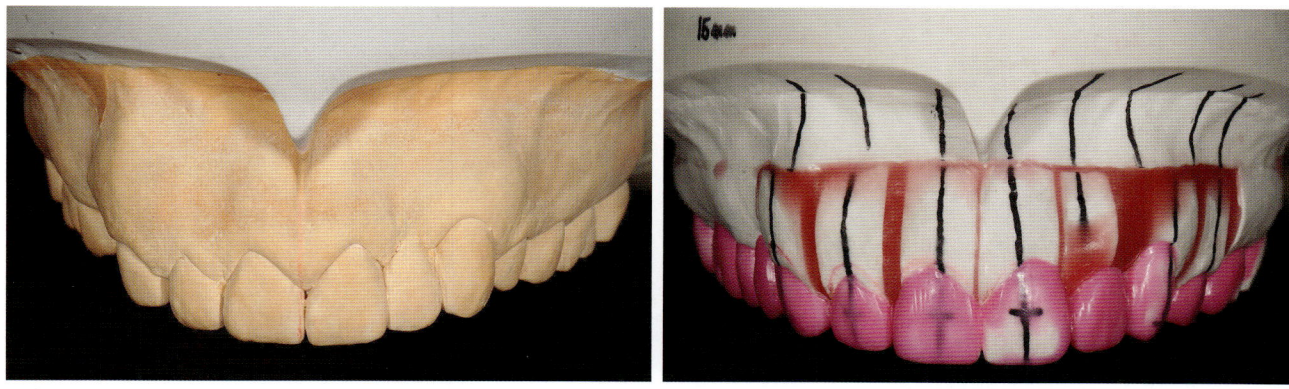

図 3-16　術前（左）と比較して，切歯切縁とつながる上顎咬合平面が正中線に対してほぼ水平に位置付けられている（右）．

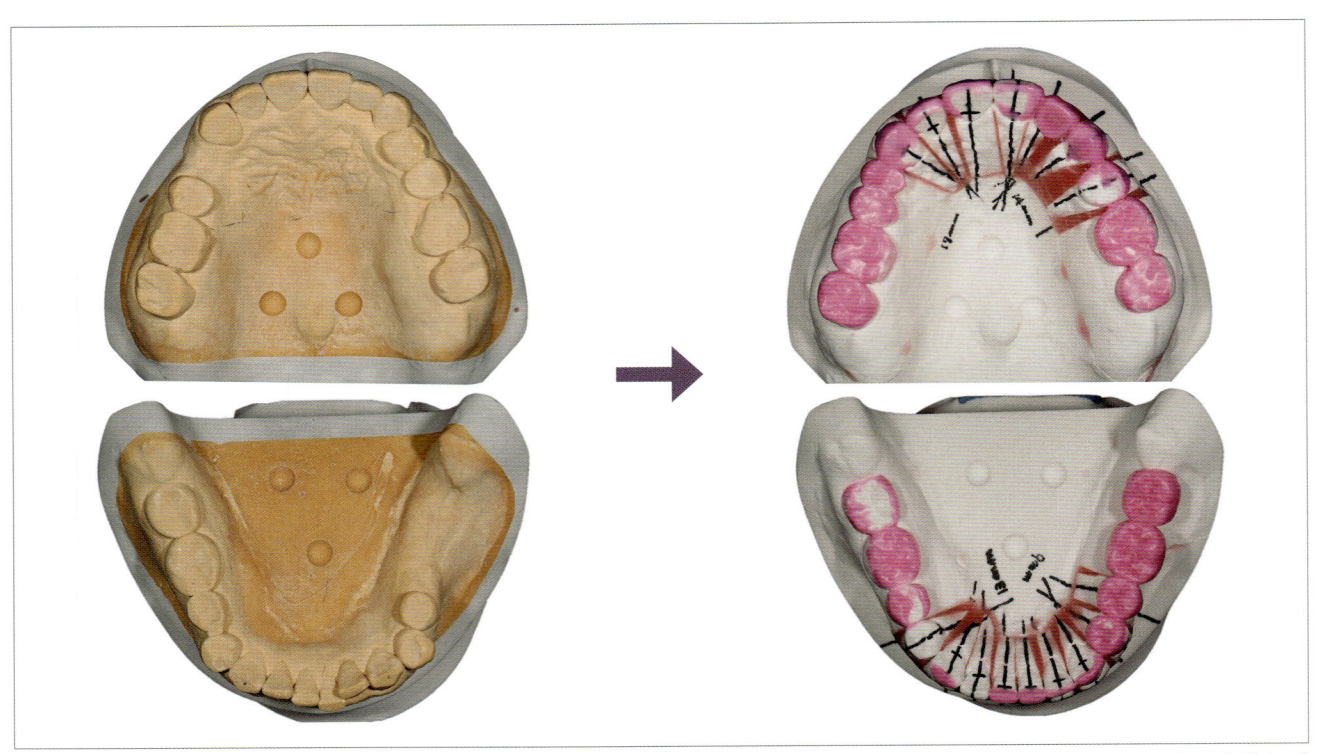

図 3-17　セットアップと診断用ワックスアップを行った模型の咬合面観を術前の状態と比較しながら，矯正医と歯の移動とプロビジョナルレストレーションを修正するタイミングなどに関して事前の打ち合わせをする．また，補綴主導型でインプラント埋入位置を決定してインプラント埋入用ガイドで矯正終了後の位置に合わせて埋入する．

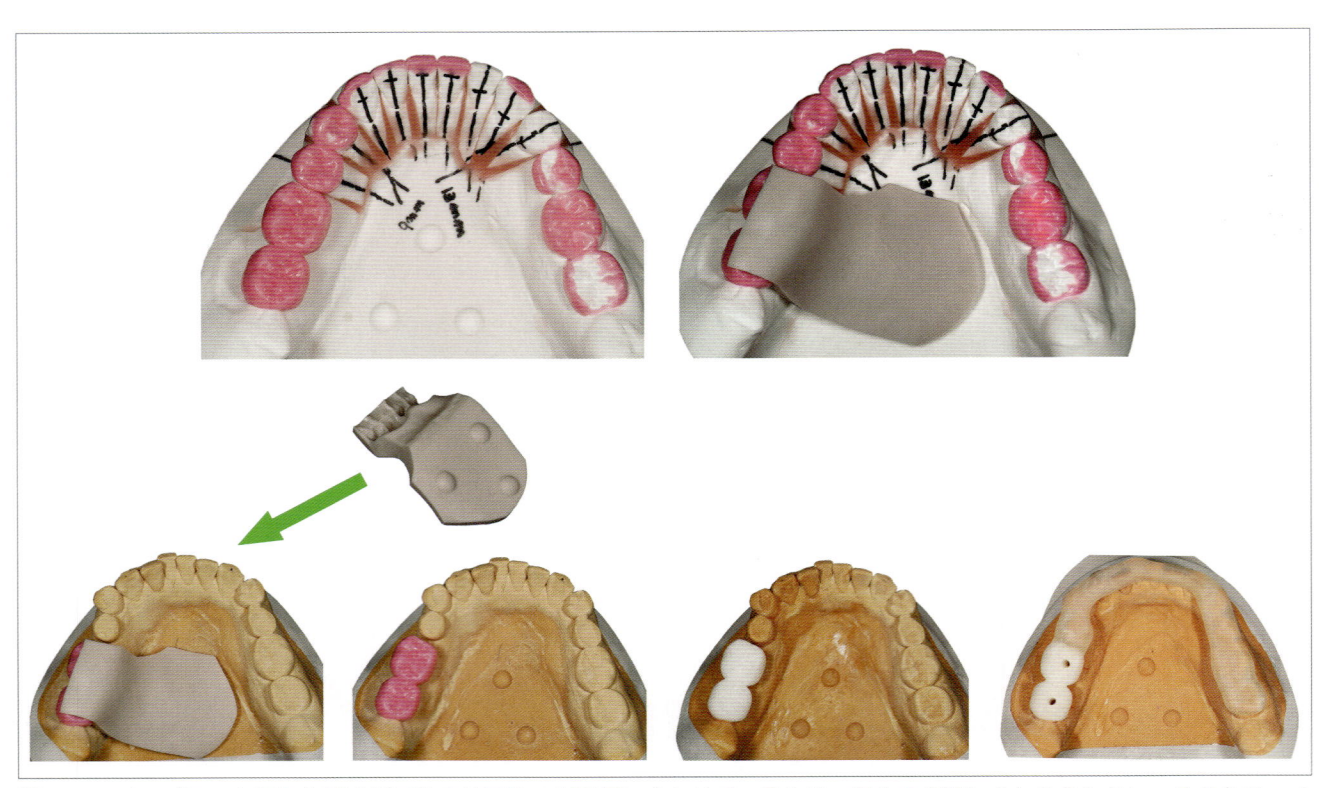

図 3-18　インプラント埋入位置は矯正治療終了時の歯列弓に合わせているため，現在の歯列に合わせられない．そのため，インプラントを予定通りに正確に埋入するにはインプラント埋入用ガイドが必要になる．セットアップ模型作製時にオリジナル模型に付与された 3 つのディンプルを利用してハードなシリコーンパテを用いて，セットアップ模型からオリジナル模型へインプラント埋入位置を再現する．

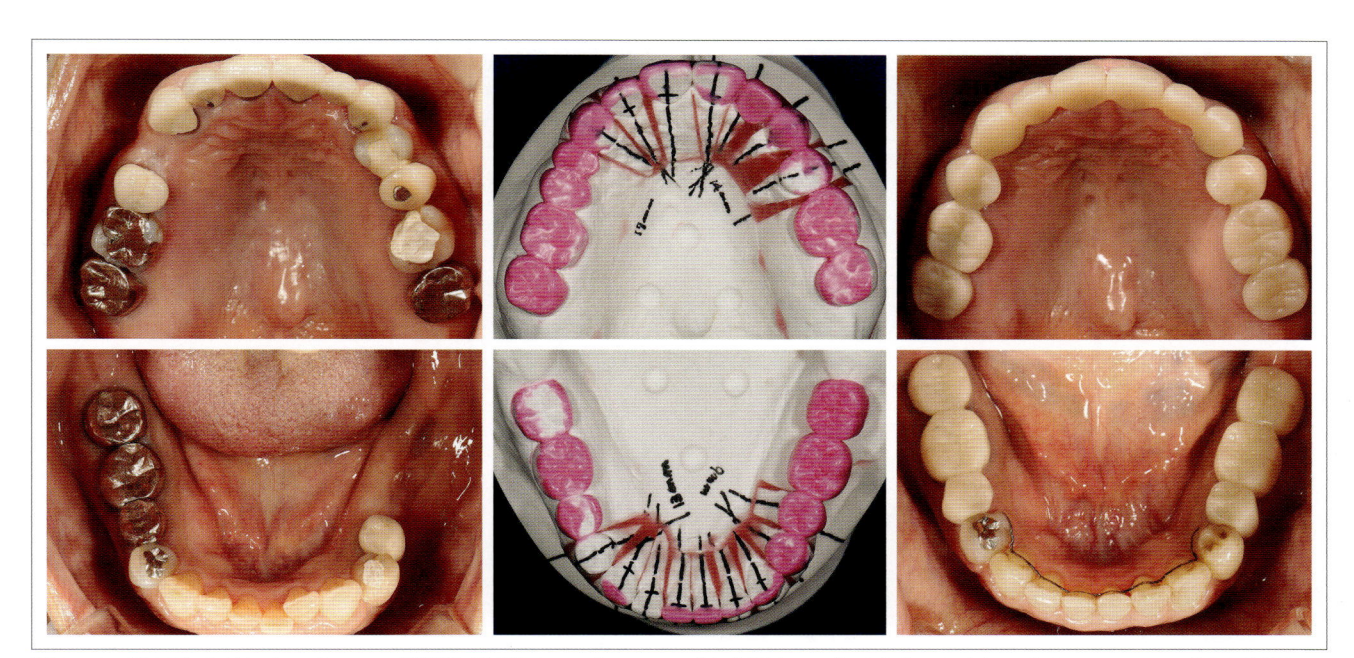

図 3-19　矯正治療前にセットアップ模型に診断用ワックスアップを作製してプロビジョナルレストレーションで歯冠形態を口腔内へ移行する．欠損部の最終位置へインプラントを埋入してから矯正治療を行い，予定通りに終了した．

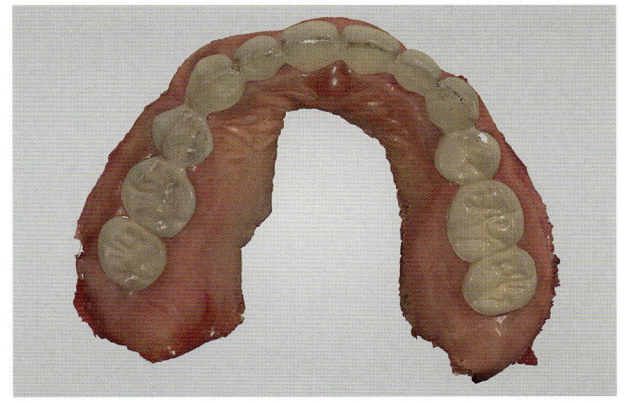

図 3-20a　IOSでプロビジョナルレストレーションの状態を光学印象することで口腔内の咬合関係を採得できる．上顎咬合面観．

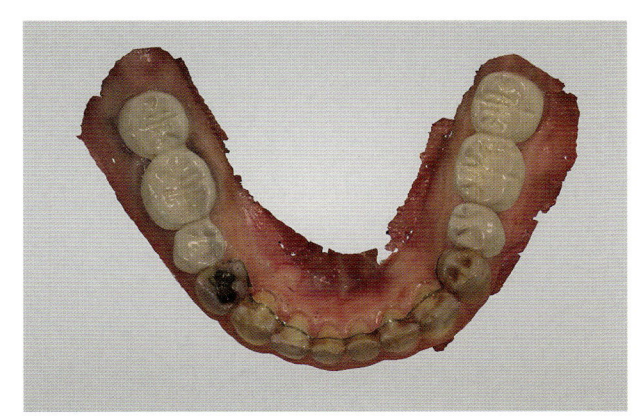

図 3-20b　下顎咬合面観．

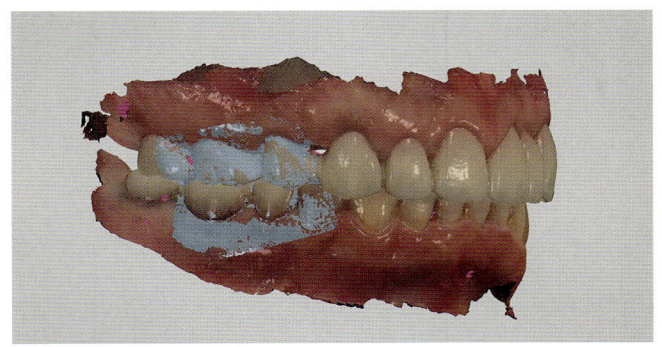

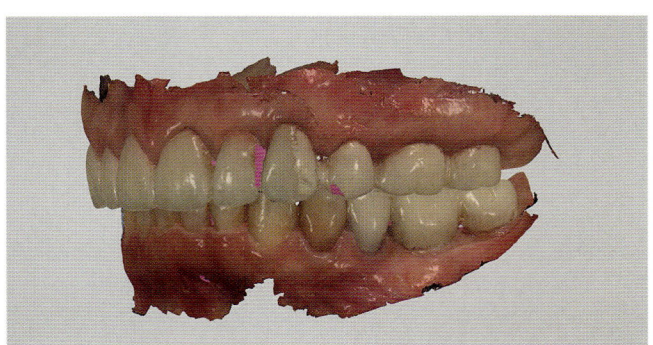

図 3-20c　左右咬合状態．

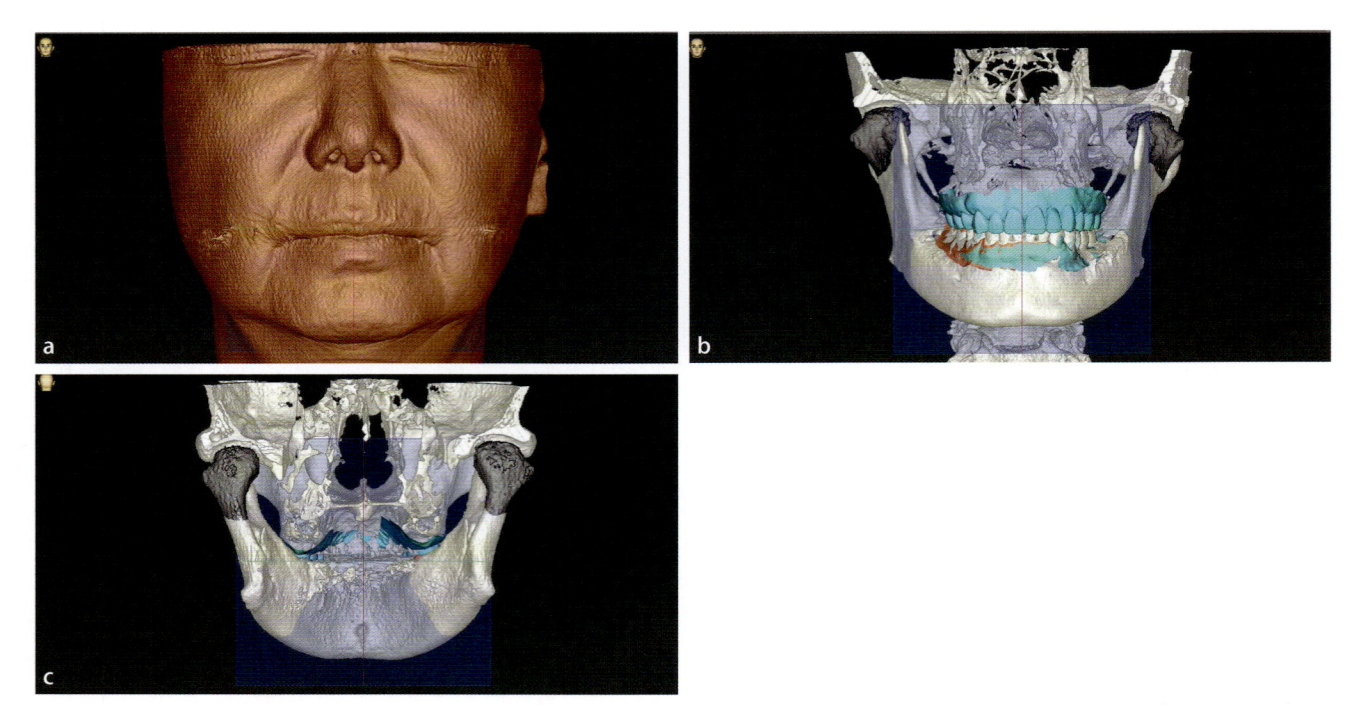

図 3-21a〜c　IOS で採得した咬合関係を CBCT データで構築された患者の骨組織上へ統合する．この二つのデータは同じ状態で重ねられるように取り込まれている．最初の段階で咬合器へ付着するときに，この症例は咬合再構成を考慮して下顎位を顎関節優先の中心位で付着している．

図 3-13 の状態からも分かるように咬合平面が左右で大きく乱れており，特に欠損部が存在している下顎左側は犬歯から離開した状態であった．この状態に対して，セットアップで矯正後の歯の位置を計画し，そこへ歯冠形態を改善する目的で診断用ワックスアップを行って作製されたプロビジョナルレストレーションが最終的に顎位が改善されているか，いままで確認することが十分にできなかった．

しかし，この方法では顎関節窩内で下顎頭がどのような位置にあるか三次元的に確認することが可能であり，この咬合状態からクロスマウントで最終補綴へ移行しても問題ないか確認できた．

顔貌正中線の位置に対して歯の正中線は，口唇の位置からも確認できるようにわずかに左側へずれている（a）．

骨組織上の正中線は，上顎骨は前鼻棘と後鼻棘を結んだ線の中点を正中に位置付け（b），下顎骨は下顎体の中央で舌側に位置するオトガイ棘の中点を正中に位置付けた（c）．

この状態へ口腔内のプロビジョナルレストレーションを使用して嵌合している状態を重ねて統合した時の顎関節の位置を確認した．

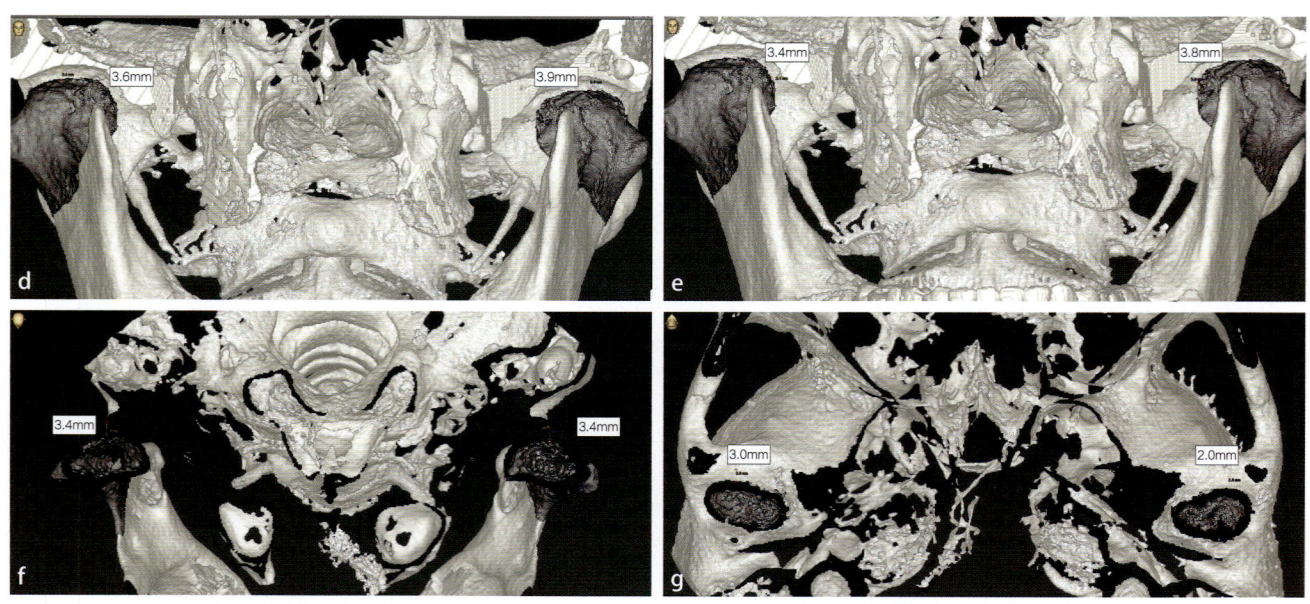

図 3-21d〜g　顎関節窩の上壁までの距離は，右側で 3.6 mm，左側で 3.9 mm でほぼ均等であった（d）．
顎関節窩の左右内壁までの距離は，右側で 3.4 mm，左側で 3.8 mm でほぼ均等であった（e）．
顎関節窩の後壁までの距離は，右側で 3.4 mm，左側で 3.4 mm で均等であった（f）．
顎関節窩の前壁までの距離は，右側で 3.0 mm，左側で 2.0 mm であった（g）．

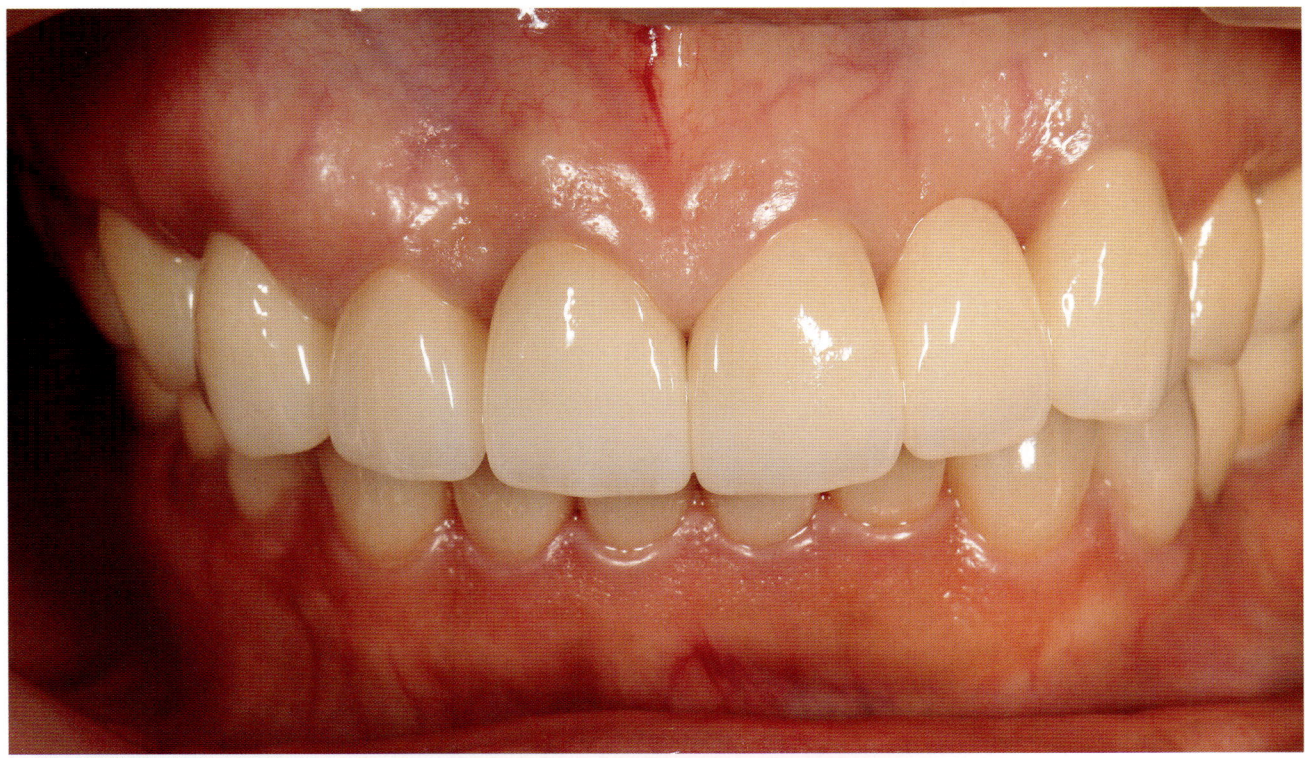

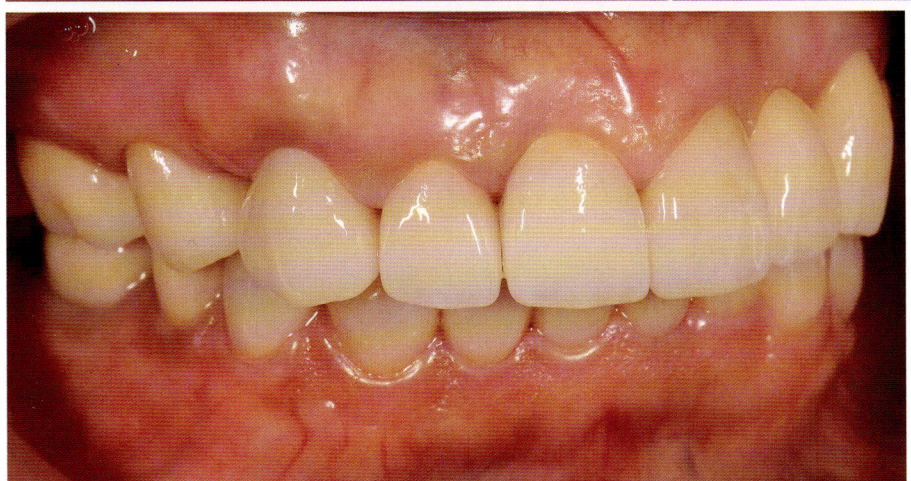

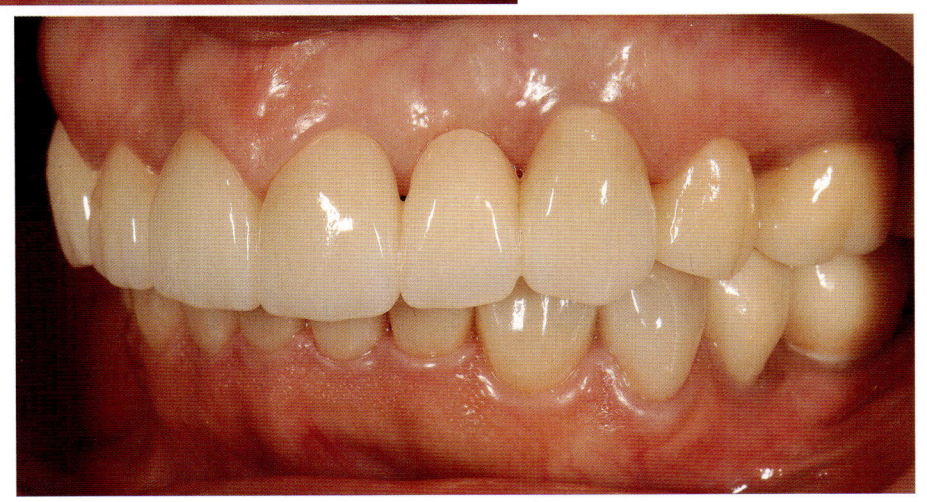

図 3-22　患者は，咬合状態を改善した事によってオーバーバイトとオーバージェットも改善され，その結果から上唇から露出する歯の長さや下顎の歯が見える状態，またインプラントによって咬合状態も安定したことに非常に満足していた．

DATA

Implant-Restorative

Name: N. S.(60y.o., Female)

F. E.: February. 8th, 2017.

C.C.: Aesthetic & Functional Problems

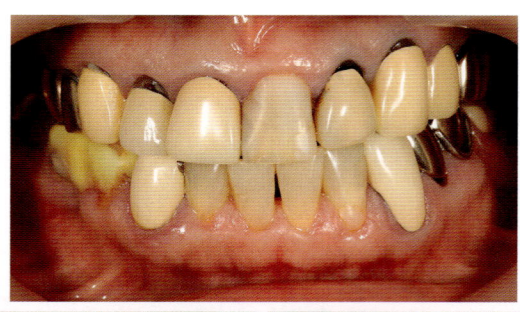

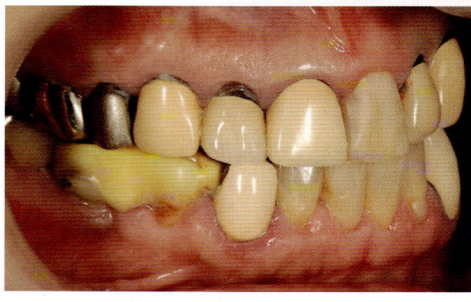 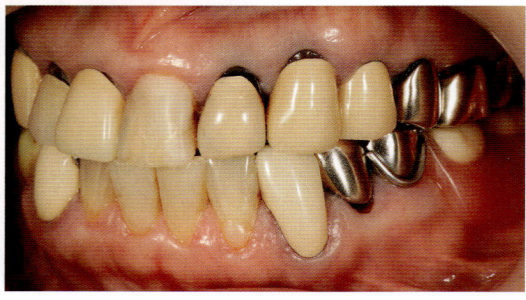

図 3-23　初診時の正面観と左右側面観
不適合な補綴物を多く認め，審美的・機能的な問題を認める．

主訴

　上顎前歯部へ装着されている補綴物の不適合と審美的改善，下顎右側臼歯部へ装着されている暫間被覆冠が咀嚼を妨げている．

問題点の抽出

1. 多数の不適合補綴物．
2. 多数の二次カリエス．
3. 再治療が必要な感染根管処置歯．
4. 下顎右側中間欠損と左側遊離端欠損．
5. 審美・咀嚼障害．

治療方針

1. 保存不可能な歯の抜歯．
2. 咬合を安定させる目的で早期にインプラントが必要．
3. 補綴主導型で治療計画を立案しプロビジョナルを作製．
4. 咬合の安定を誘導しながら根管治療を行う．
5. 咬合の安定を確認した後で最終補綴へ移行する．

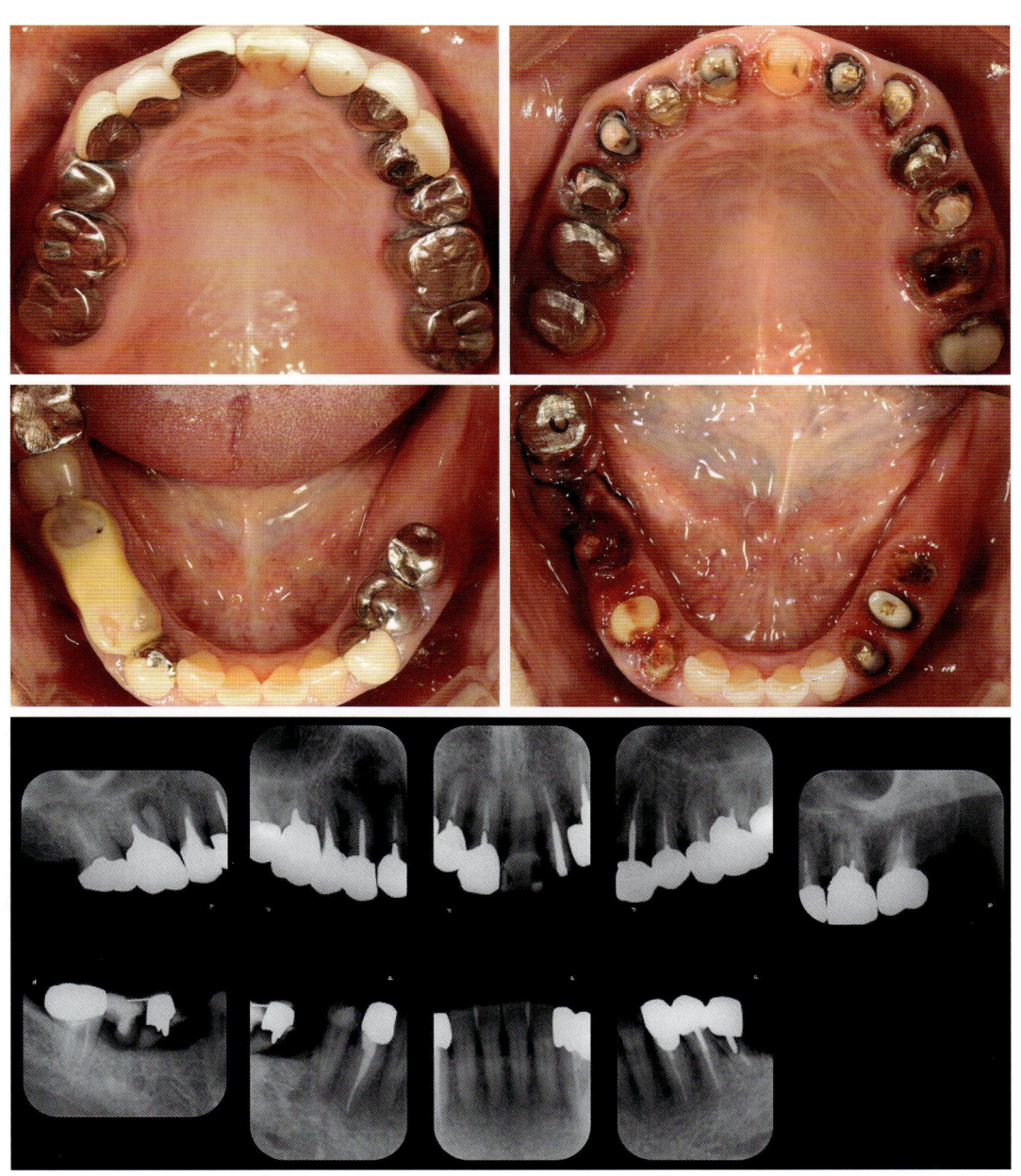

図 3-24　初診時の上下顎咬合面観と不適合補綴物除去直後の状態．デンタル X 線 10 枚法から保存不可能な歯と感染根管治療の必要な歯を多く認める．

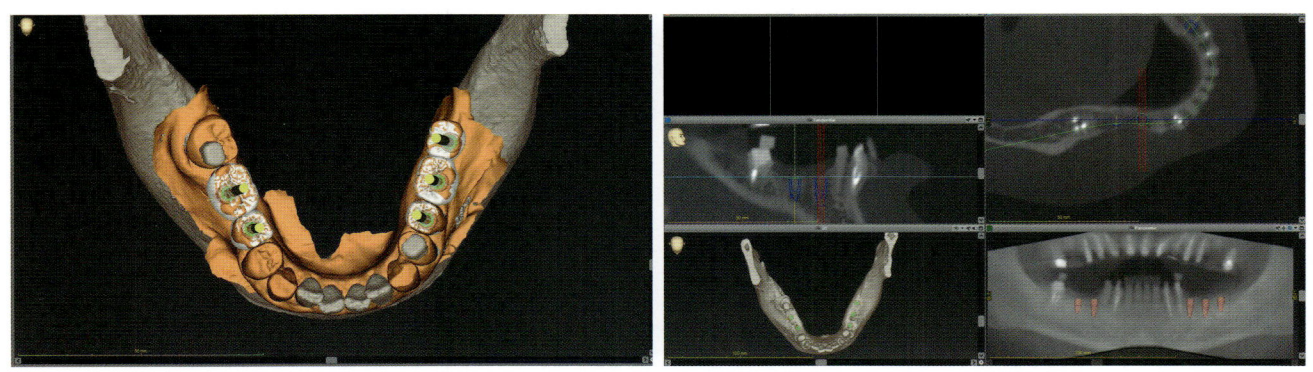

図 3-25a, b　CARES のバーチャルワックスアップでクラウンの配列位置を決定した後に，CoDiagnostiX のソフトでインプラント埋入位置を補綴主導型で決定する．

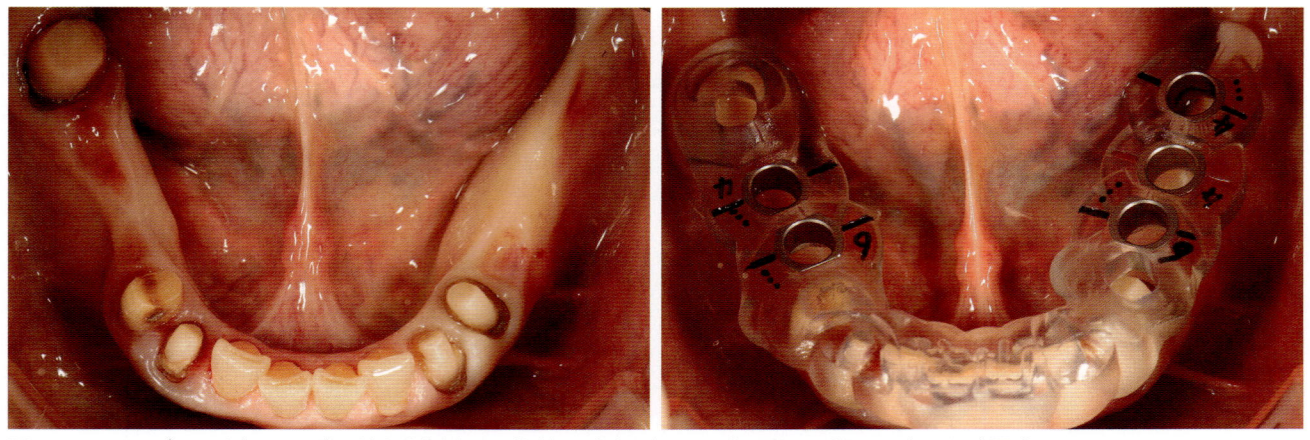

図 3-26　インプラント埋入用ガイドを作製する．術前に試適を行い，計画通りに埋入できるか確認する．

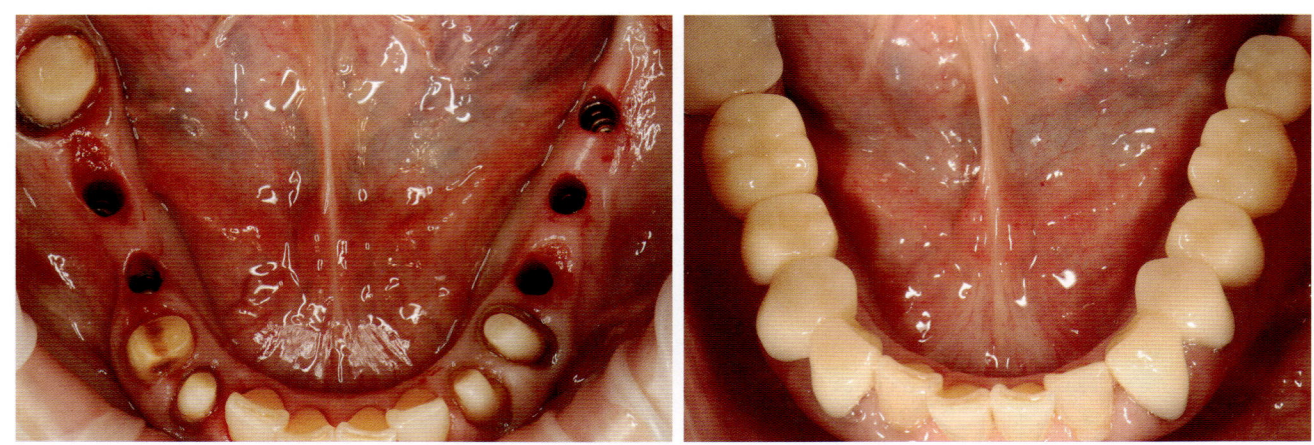

図 3-27　埋入用ガイドが安定しており問題がないことを確認した後，左右側同時にフィクスチャーの埋入を行い，作製しておいたプロビジョナルレストレーションをスクリューリテインで装着した．

1.抜歯後の口腔内をIOS（TRIOS3, 3 Shape）で採得し，CBCT（3D eXam, KaVo）のDICOMデータをCoDiagnostiX（Dental Wing）を使用して統合する．更に全顎的なプロビジョナルレストレーションのデザインを行うためにCARESを使用してバーチャルワックスアップを行い，欠損部のインプラント埋入位置を補綴主導型で決定する．そしてその計画に合わせて埋入するためのインプラント用ガイドを作製する．

2.CADでデザインして作製したプロビジョナルレストレーションを患者の口腔内へ装着し，約3カ月程使用しながら必要に応じて改善する．その後，IOSとCBCTでプロビジョナルレストレーションで決定された上顎中切歯切端を基準に，骨組織上のカンペル平面を基準平面として上顎の仮想咬合平面を導き出す．

3.下顎は中心位で撮影されたIOSを基準に，上顎の仮想咬合平面に合わせて作製されたプロビジョナルレストレーションのバーチャルワックスアップと嵌合するようにデザインして作製する．

4.最終的にCAMを通して作製されたプロビジョナルで，従来法と同じように審美的，機能的な部分を患者の口腔内を通して確認する．その後，クロスマウントをプロビジョ

ナルレストレーションが除去された支台歯のデータと重ね合わせて透過させるスーパーインポーズを利用してズレがない事を確認し，オールジルコニアによる最終補綴物を作製する．

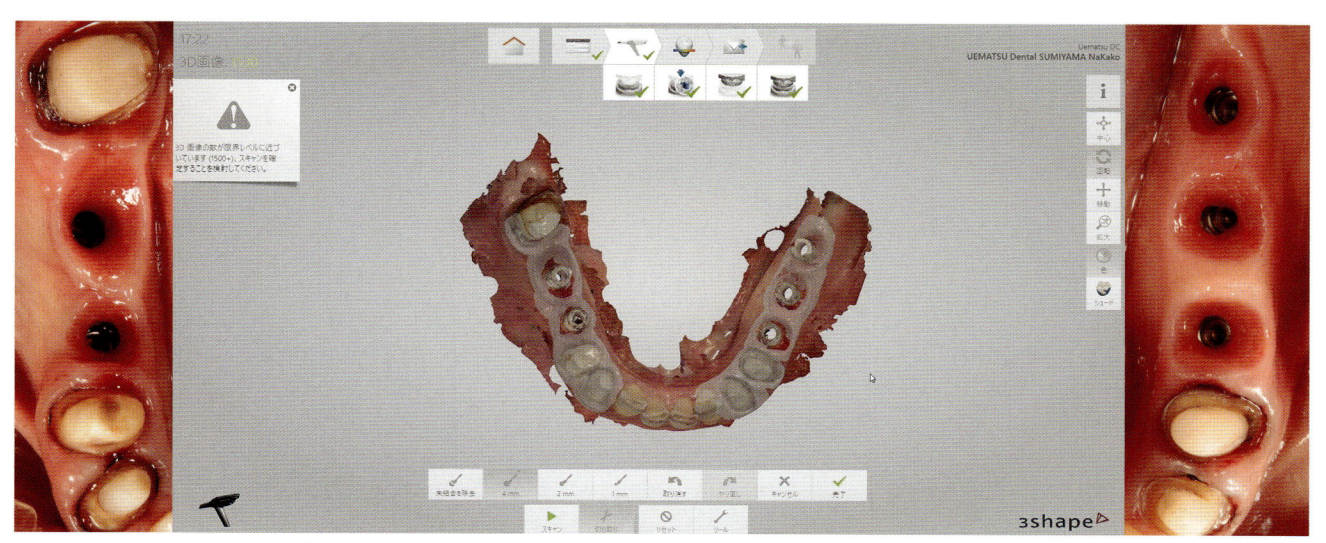

図 3-28a　エマージェンスプロファイルをスクリューリテインのプロビジョナルレストレーションで作製した後，IOS を用いて十分に乾燥させた状態で部分的に印象採得を繰り返し行う．
エマージェンスプロファイルを印象採得後にロック機構で固定した後，スキャンボディを接続する．スキャンボディは咬合面側のスクリューホールを封鎖することでスキャニングが容易に行えるようになる．

MOVIE　3-1　エマージェンスプロファイルとスキャンボディによる印象

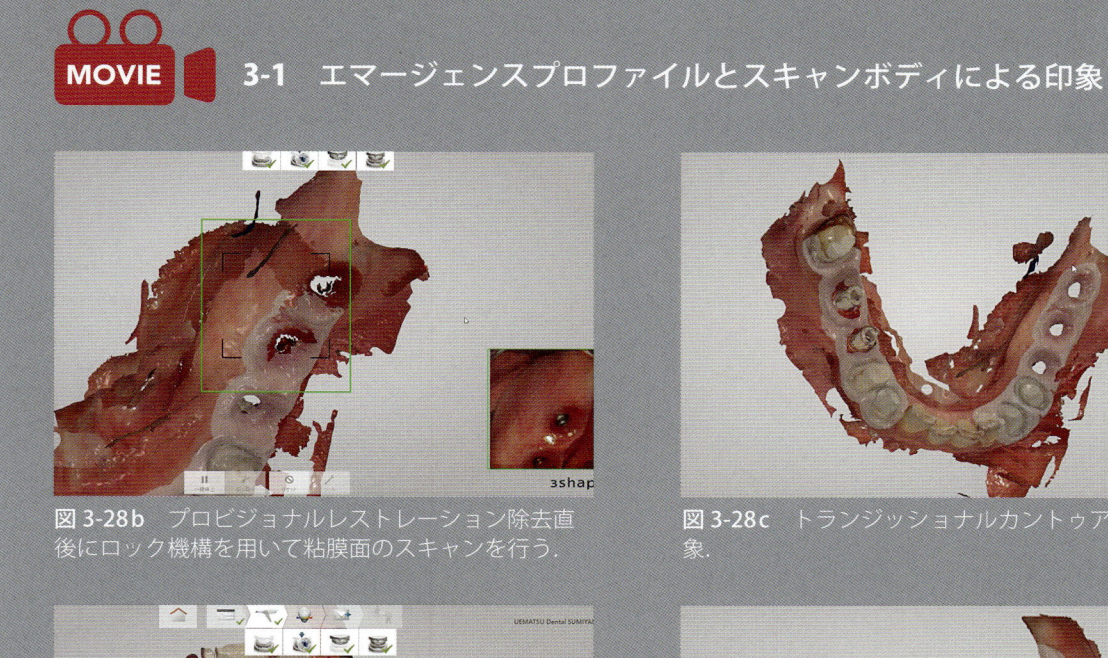

図 3-28b　プロビジョナルレストレーション除去直後にロック機構を用いて粘膜面のスキャンを行う．

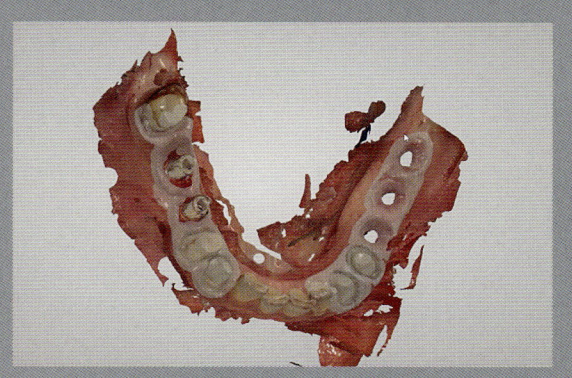

図 3-28c　トランジッショナルカントゥアの光学印象．

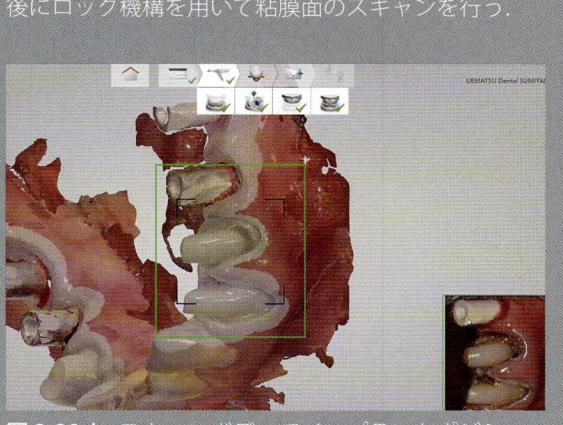

図 3-28d　スキャンボディでインプラントポジションを光学印象する．

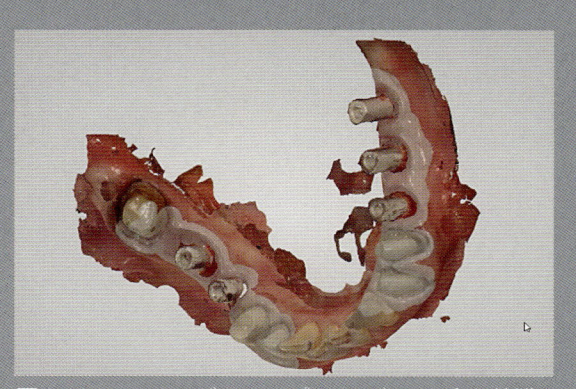

図 3-28e　エマージェンスプロファイルを含む粘膜面の印象採得終了．

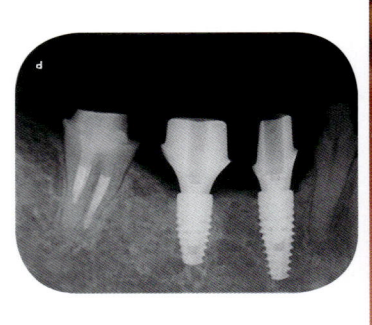
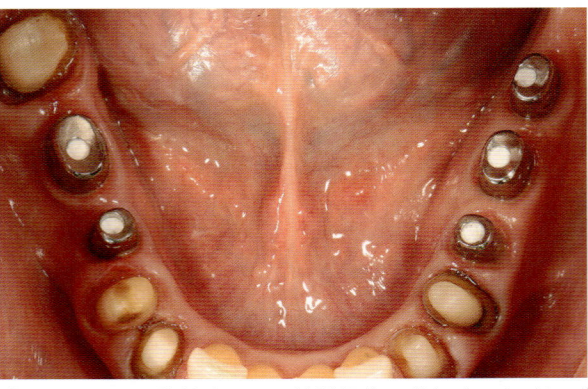
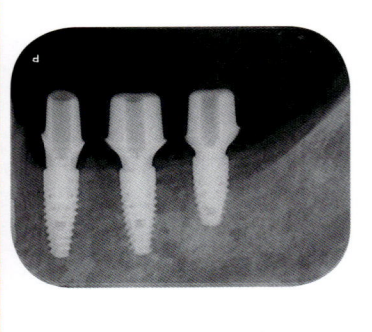

図 3-29　インプラントへチタンアバットメントを装着する．最終補綴物へ移行するためにプロビジョナルレストレーションを作製する．そのとき，プロビジョナルの修正を行いやすくするためにセメントリテインに変更した．

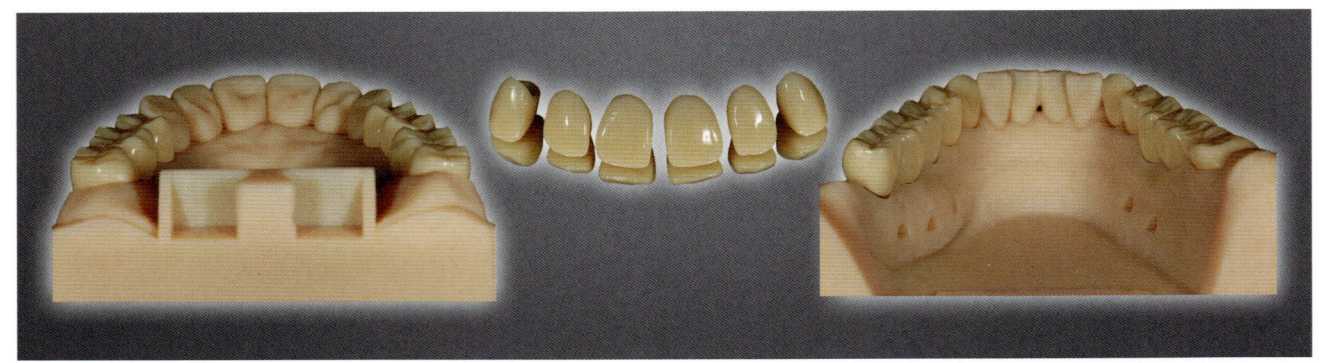

図 3-30　最終補綴物へ移行するためのプロビジョナルレストレーションを作製する．骨組織上でカンペル平面を設定し咬合平面を導き出すために患者の顔貌と機能に合った状態の上顎中切歯切端が必要になる．

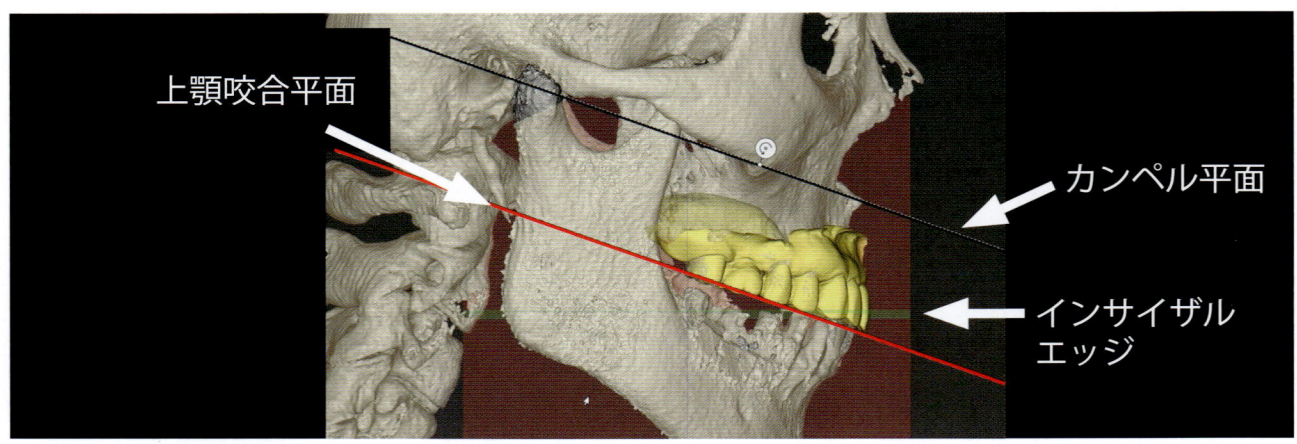

図 3-31　骨組織上は軟組織よりも安定した基準点を使用できる．
カンペル平面は CBCT などの骨組織上では，鼻棘点（前鼻棘底尖端部）と外耳道の中央を通る平面である．カンペル平面を上顎中切歯切端まで平行移動して仮想咬合平面を決定する．

MOVIE 3-2 咬合平面に合わせたプロビジョナルレストレーションの作製

　3Shape のデンタルデザイナーのソフトを使用して，スーパーインポーズに使用する任意の点を 3 点以上決定する．CoDiagnostiX 上で骨組織と IOS のデータを統合してカンペル平面と仮想咬合平面を確認した後に，IOS のデータを基にデンタルデザイナーで作製したバーチャルワックスアップを CoDiagnostiX へ移動し，スーパーインポーズで仮想咬合平面と一致するまで繰り返しバーチャルワックアップの修正を行う．

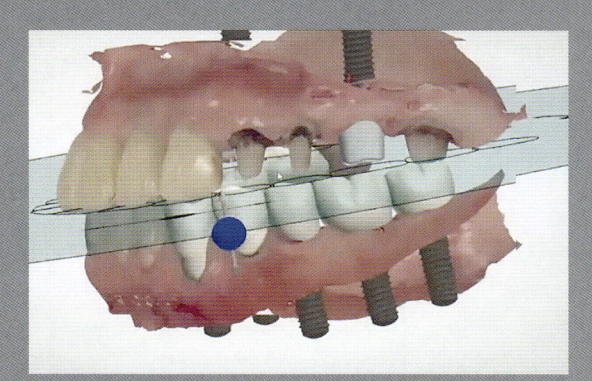

図 3-32a　デンタルデザイナーのソフト上で咬合平面を表現する．

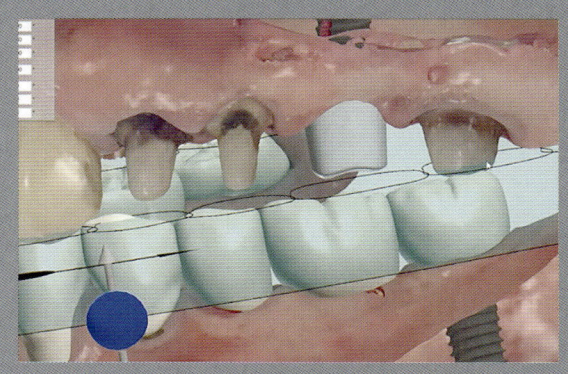

図 3-32b　支台歯と咬合平面の関係を確認する．

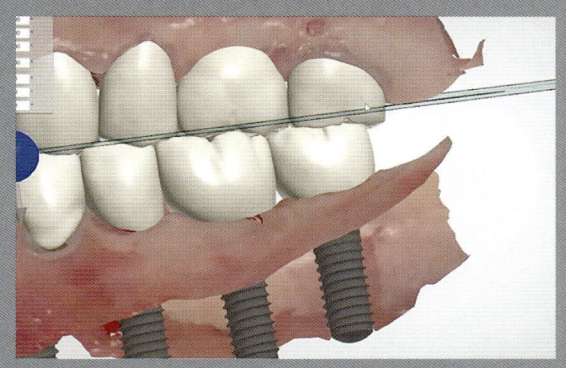

図 3-32c　上顎左側第二大臼歯の歯冠長が長い．

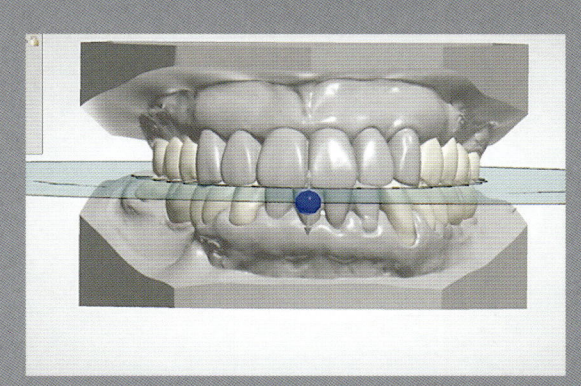

図 3-32d　カンペル平面から導き出された咬合平面上へプロビジョナルレストレーションを設定した．

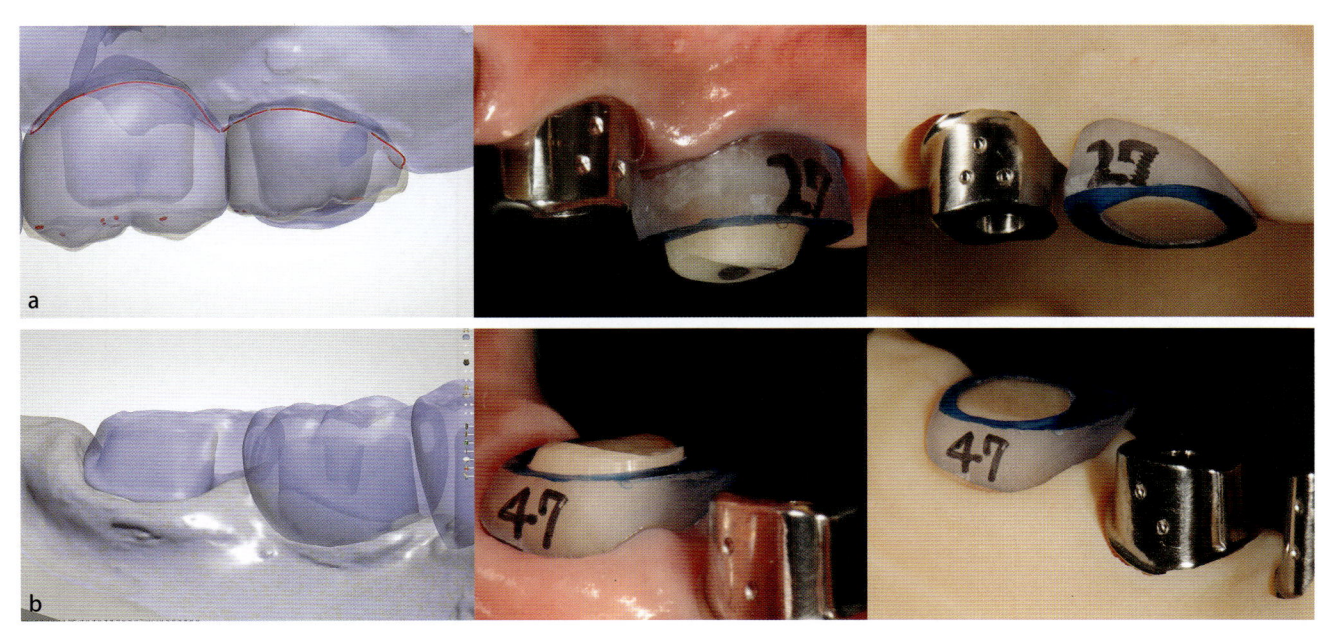

図 3-33a, b　3Shape のデンタルデザイナーのソフトを使用して，IOS の支台歯のデータを統合させて最終決定された仮想咬合平面と各支台歯の最終補綴材料に必要な補綴スペースの確認を行う．

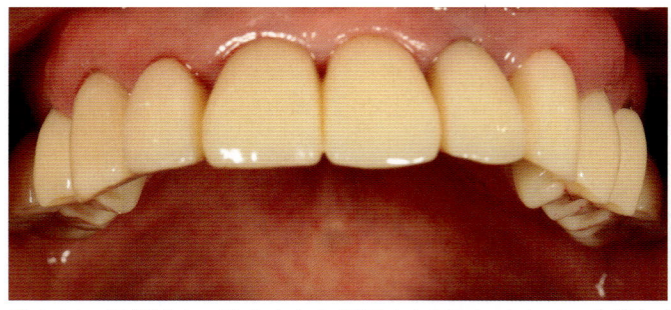
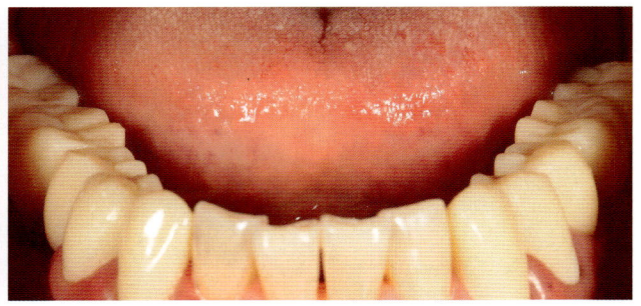

図 3-34 　骨組織上で決定された仮想咬合平面に合わせて作製したプロビジョナルレストレーションを約 3 カ月以上，微修正を行いながら患者の口腔内で使用する．問題がないことを確認後，バーチャルクロスマウントを行って最終補綴物を作製する．

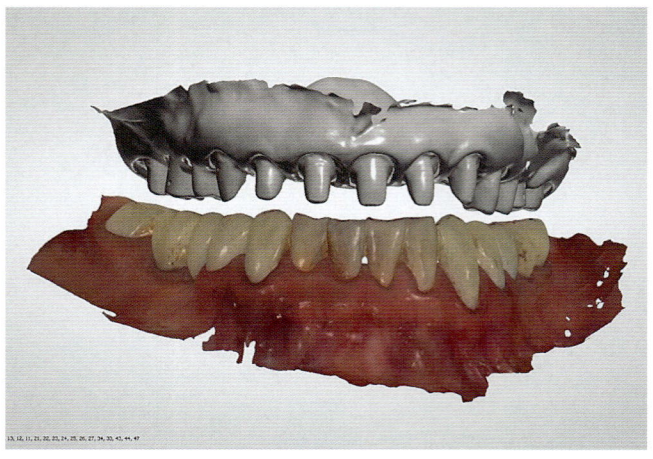
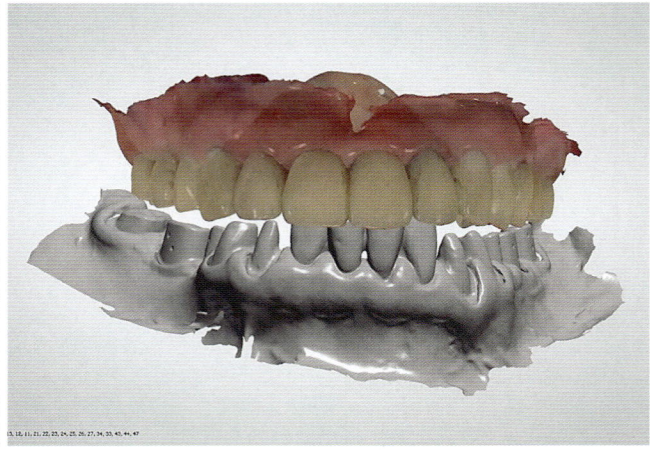

図 3-35 　バーチャルクロスマウント．支台歯の状態を IOS でスキャニングして，スーパーインポーズによって最終プロビジョナルレストレーションのバーチャル模型と入れ替える．この操作を上下顎で行い，最終的な上下顎の位置関係は最終プロビジョナル装着時のデータをスーパーインポーズして確認する．

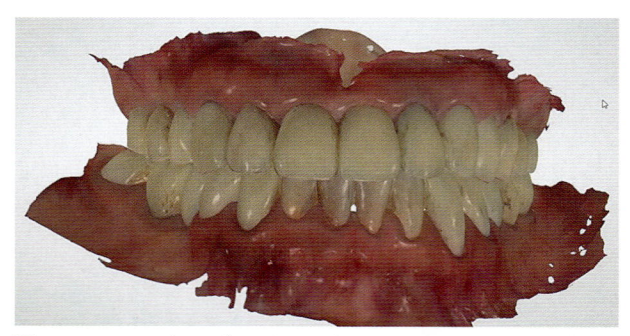

図 3-36 　CAD 上でバーチャルクロスマウントした最終クラウン形態の確認．

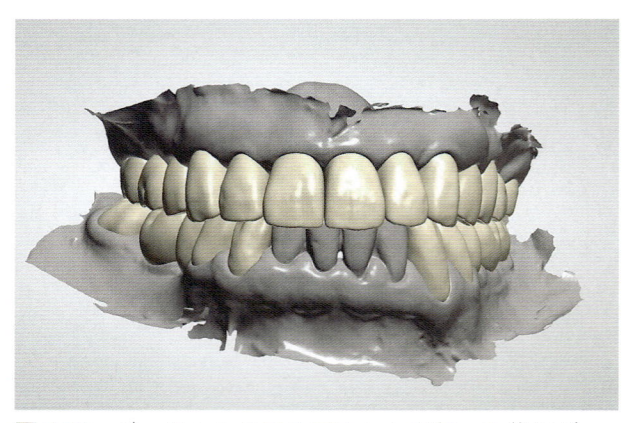

図 3-37 　バーチャルクロスマウントを行った後にバーチャルワックスアップをプロビジョナルレストレーションのデータに合わせて行い，必要に応じて歯冠形態修正を行った後に CAM へデータを送信して最終補綴物を作製する．

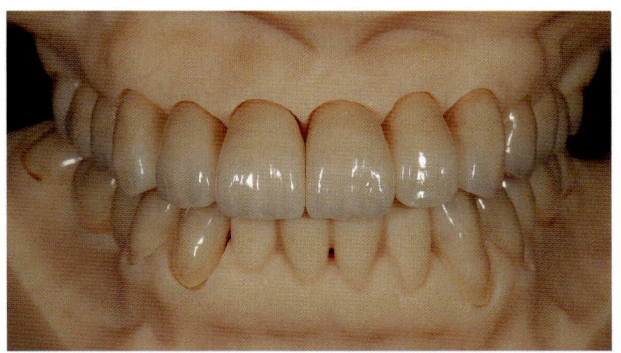

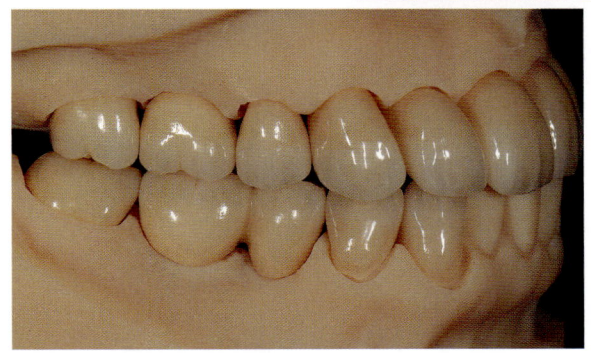 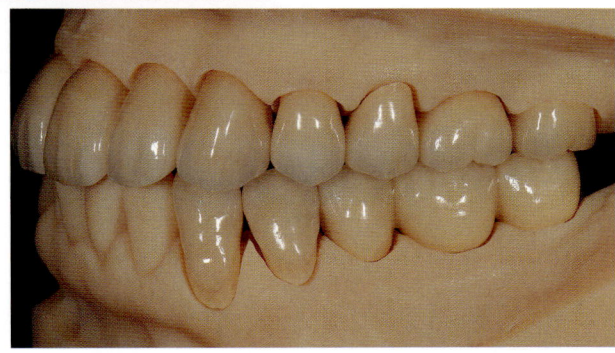

図 3-38　完成した最終補綴物．オールジルコニアにシンタリング時に着色を行い，特に前歯部はステイニングで色調を完成させた．3D プリンター模型上でクラウンのコンタクト調整を行った．

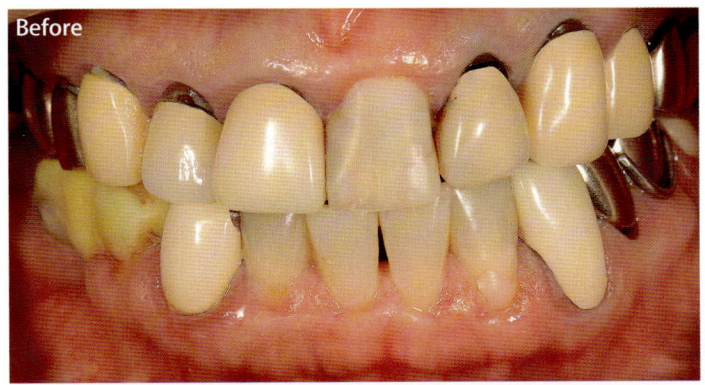

図 3-39a, b　術前・術後の比較（正面観）．審美的・機能的にデジタルで基準を計画した通りに改善されている．

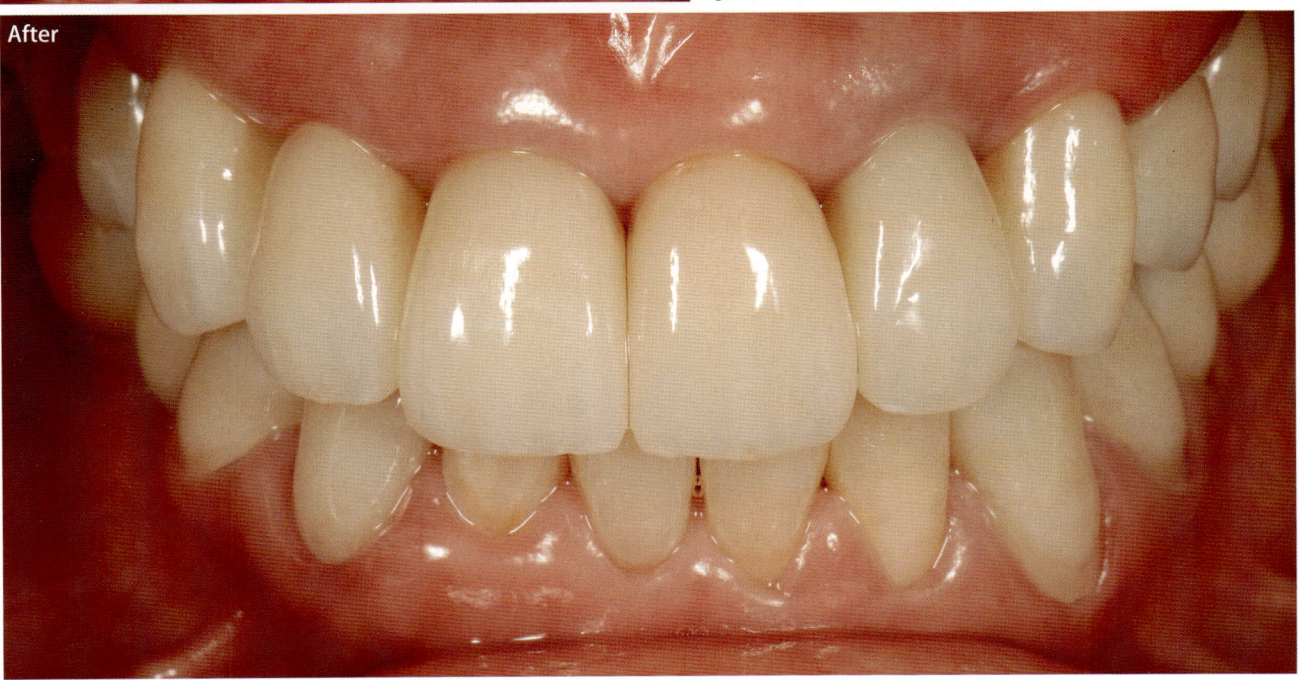

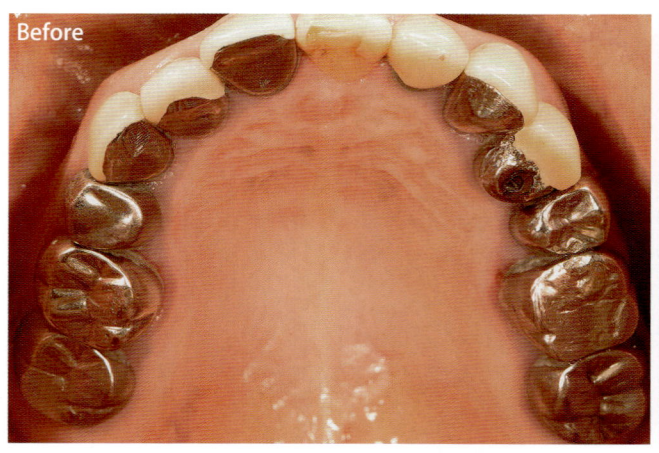 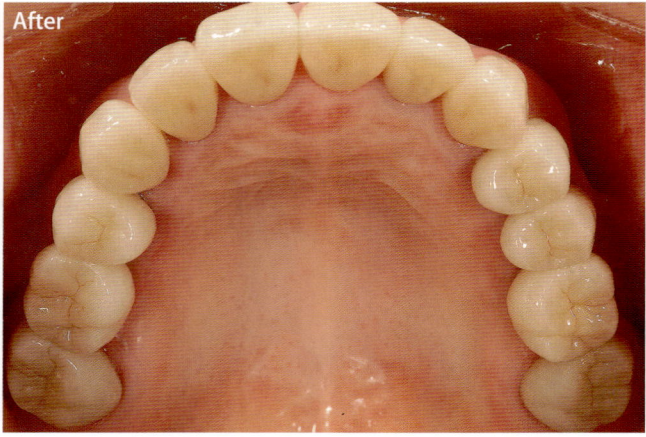

図 3-39c, d　術前・術後の比較（上顎咬合面観）．バーチャルクロスマウントを行った後にバーチャルワックスアップをプロビジョナルレストレーションのデータに合わせて作製した．上顎右側第一小臼歯が欠損していることから，左右犬歯の位置が異なっているので審美的・機能的な配列を行う上で，従来法では視覚的に配列が困難であった．

そこでデジタルワックスアップで上顎第一・第二大臼歯をまず片側で作製した後に反転させて反対側を作製し，その後に第一小臼歯から中切歯までを作製した後に反転させて反対側を作製した．最後に上顎右側第二小臼歯を単冠で作製し，フェイシャルカスプラインを整えるように配列した．

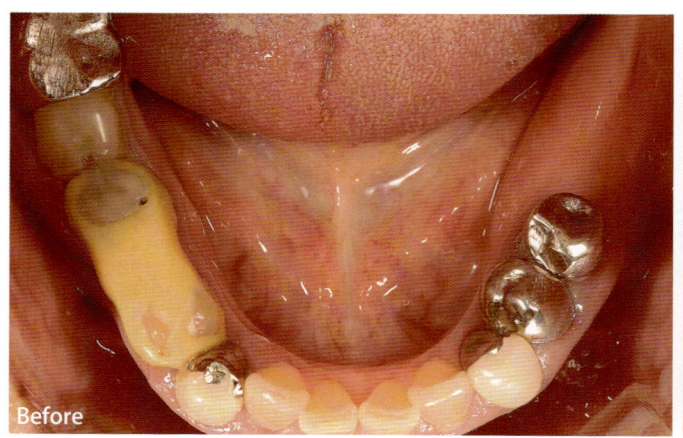 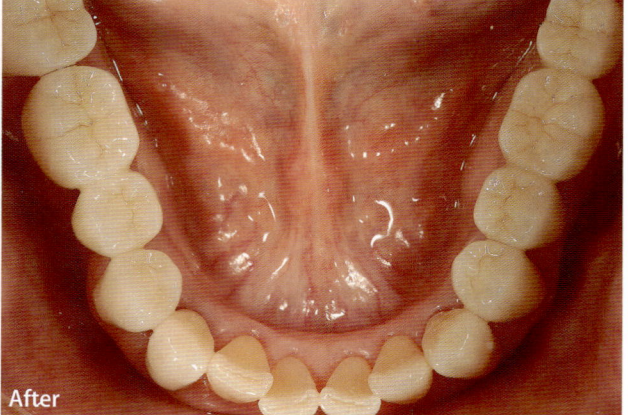

図 3-39e, f　術前・術後の比較（下顎咬合面観）．機能的に安定した状態である．

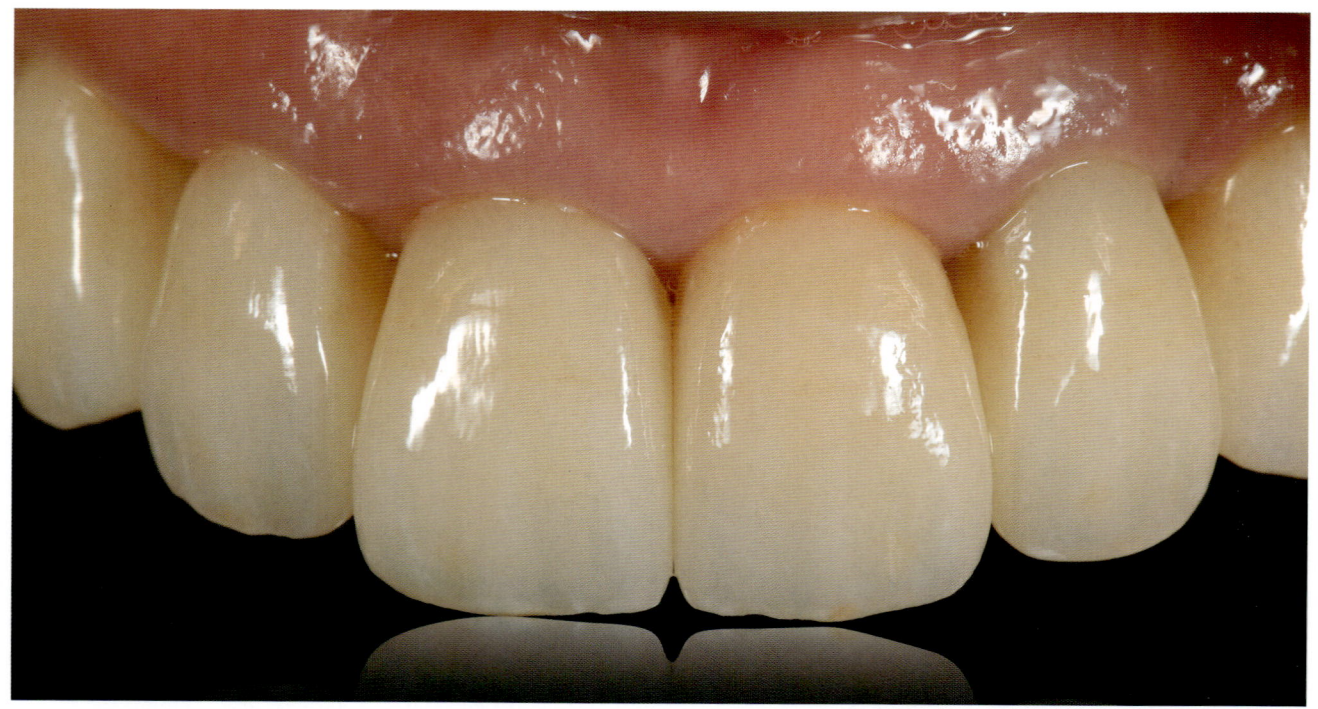

図 3-39g　上顎前歯正面観を示す．オールジルコニアを CAM で削って作製しているが審美的に問題ない結果が得られている．

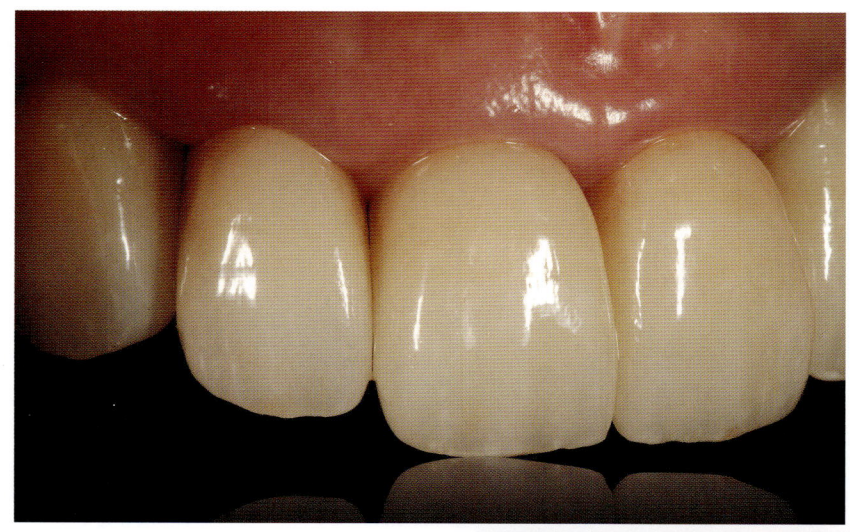

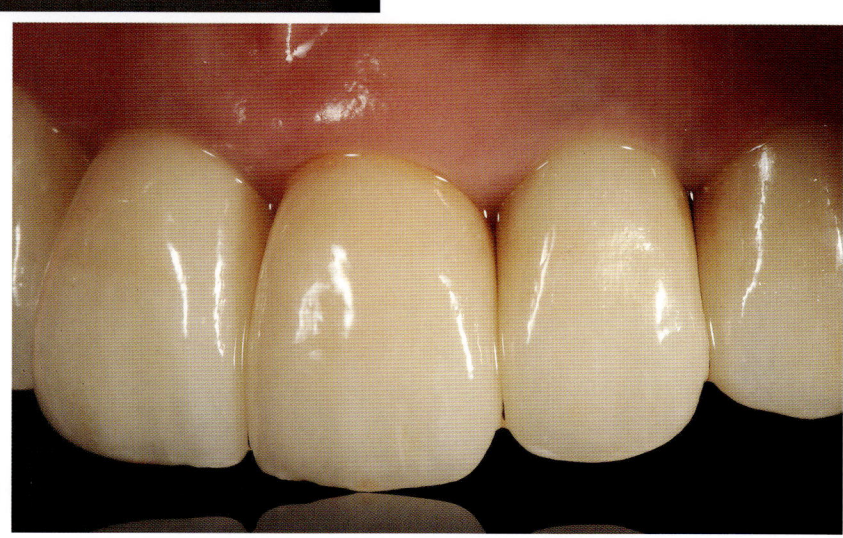

図 3-39h, i 上顎左右側面観を示す．自然観が得られている．

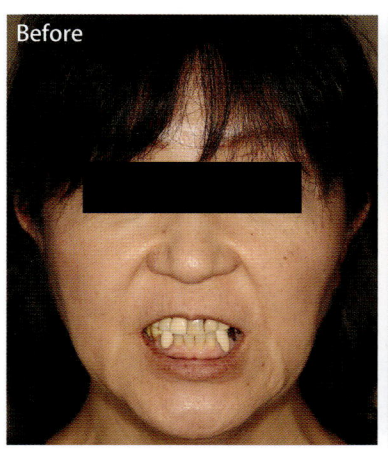
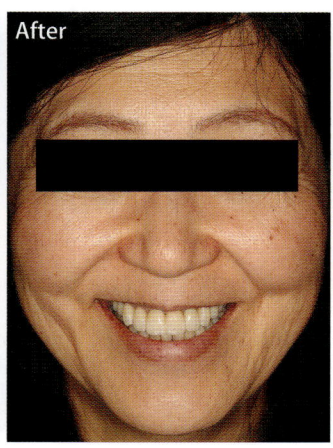
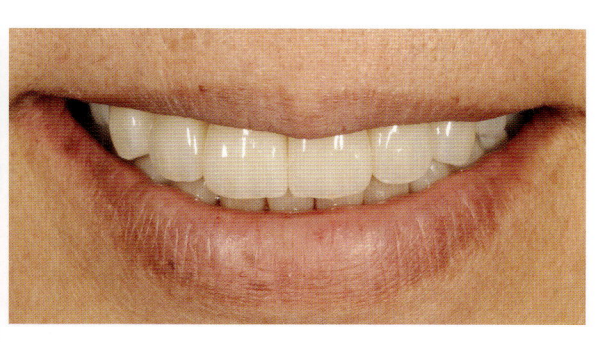

図 3-39j 〜 l 顔貌所見から微笑時の口唇の形も改善されており，患者は治療結果に大変満足されていた．

Implant & Ortho-Prosthetics

DATA

Name: K. T.(57y.o., Male)
F. E.: April 1st, 2017.
C.C.: Aesthetic & Functional Problems

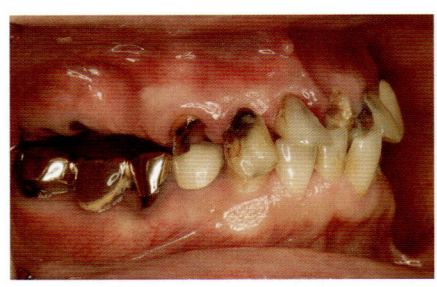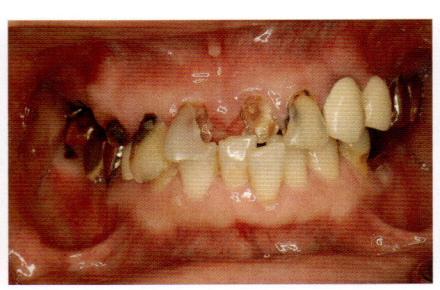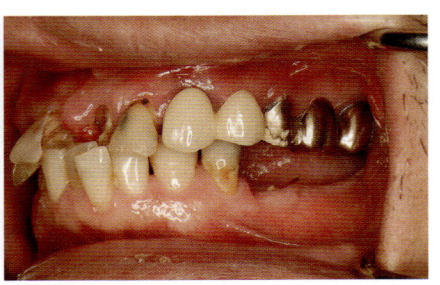

図 3-40　初診時の正面観と左右側方面観を示す．臼歯部の垂直的な咬合高径を維持できなくなり，上顎前歯部の崩壊も進行している．

主訴

　　患者は上顎右側臼歯部と下顎左側臼歯部に装着されていた補綴物が脱離した後に長期間放置していた結果，上顎前歯部に崩壊が生じ，審美的・機能的な問題から仕事に支障をきたすようになり，全顎的な治療を希望されて来院した（**図 3-40**）．

問題点の抽出

1．上顎前歯部の崩壊に伴う審美障害．
2．上顎右側臼歯部と下顎左側臼歯部の咬合支持不足による顎位の不安定と咀嚼障害．
3．口腔内に装着されている補綴物の不適合に伴う二次カリエスと歯周病の多発．
4．保存不可能な残根状態の天然歯の存在．
5．下顎前歯部の歯列不正に伴う不安定な下顎運動．

治療方針

1．保存不可能な歯の抜歯．
2．咬合再構成を考慮した顔貌からの補綴治療計画の立案．
3．不安定な咬頭嵌合位を改善するための下顎中心位からの咬合再構成．
4．上顎仮想咬合平面の具現化．
5．下顎前歯部矯正治療後の口腔内に対するインプラント埋入位置と最終補綴計画．

デジタルワークフロー

1．顔貌からの補綴治療計画の立案は，従来行っていた方法で上顎無歯顎に蠟堤を用いて切端位置と軟組織上で仮想咬合平面を決定した後に，下顎を中心位で蝶番運動させ決定された上顎仮想咬合平面と嵌合した時点で再現性の高い下顎位をこの時点では使用した（**図 3-42**）．

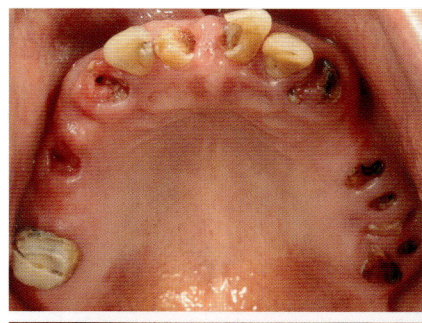

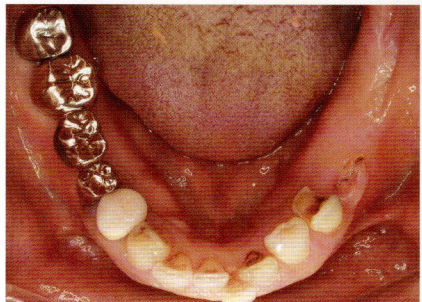

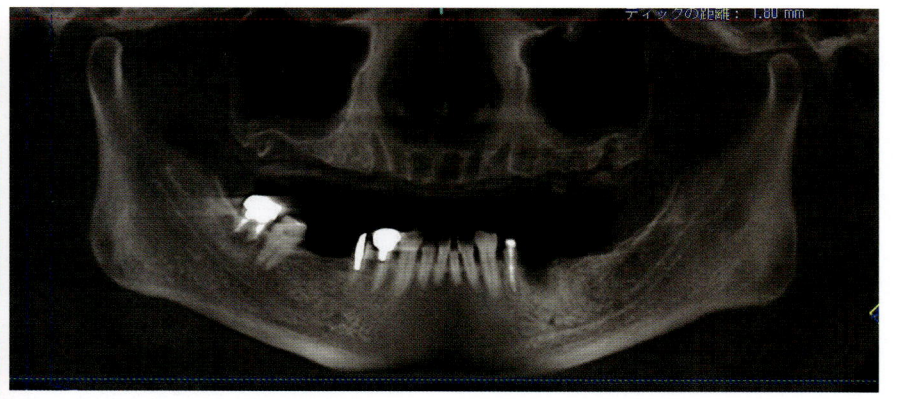

図 3-41　初診時の上下顎咬合面観から，上顎に関しては，残存歯のほとんどが残根状態であり保存不可能と判断して初期治療の段階で抜歯した（抜歯後の状態をパノラマX線に示す）．
下顎に関しては，不適合補綴物を除去した後に保存不可能と判断された歯の抜歯を行った（抜歯後の状態をパノラマX線に示す）．

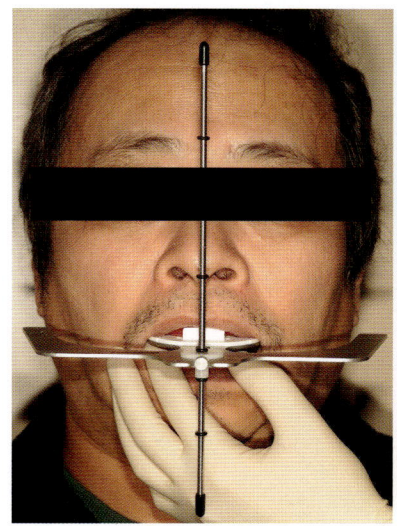

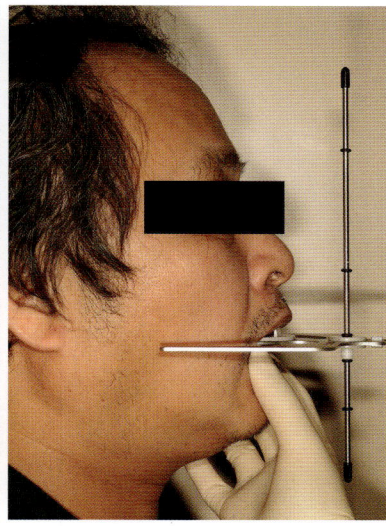

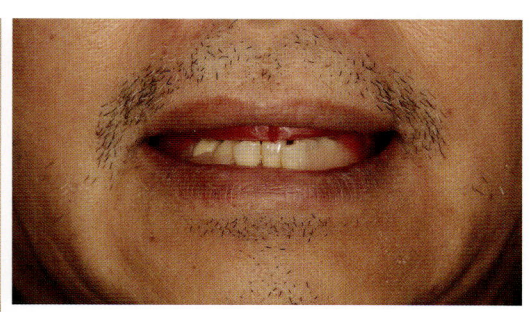

図 3-42　患者が即時義歯の装着を拒むことから，インプラントを埋入して即時プロビジョナルを装着する目的で，咬合床を作製しゴールデンルーラーとコイスシステムを用いて，上顎中切歯の切端の位置を決定した．下顎も欠損部へ咬合床を作製した．

2.上下顎の歯が欠損した顎堤に対して位置がズレないように安定性を考慮した蠟堤を製作し，蠟堤内にエックス線造影性の高いマーカーを付着して，TRIOS 3で光学印象を行った．その後にCBCTで上顔面を含む広範囲な360度のCT撮影を行い，このデータを基軸にcoDiagnostiXでCBCTとIOSのデータを統合して治療計画を立案した．

3.上顎咬合平面は，軟組織上で決定されたカンペル平面を基準にゴールデンルーラーとコイスシステムを応用してまずはアナログ的に決定した．この上顎の蠟堤内にバーチャルワックスアップを3Shape社のデンタルデザイナーを用いて最終歯列に近似した状態を作製した．

4.蠟堤内に歯を配列したデータをCBCTのデータと繰り返しスーパーインポーズさせながら修正を行い，必要に応じてバーチャルワックスアップの配列を行った．

5.TRIOSと統合させたCBCTのデータから，上下顎の顎間距離を維持しながら，上顎へデンタルデザイナーで作製した歯列をマッチングさせ，下顎の位置と天然歯配列の矯正治療のプランニングを3Shape社のオルソアナライザーで行った．

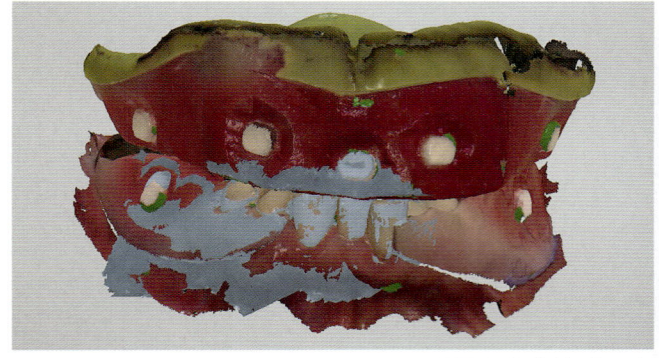
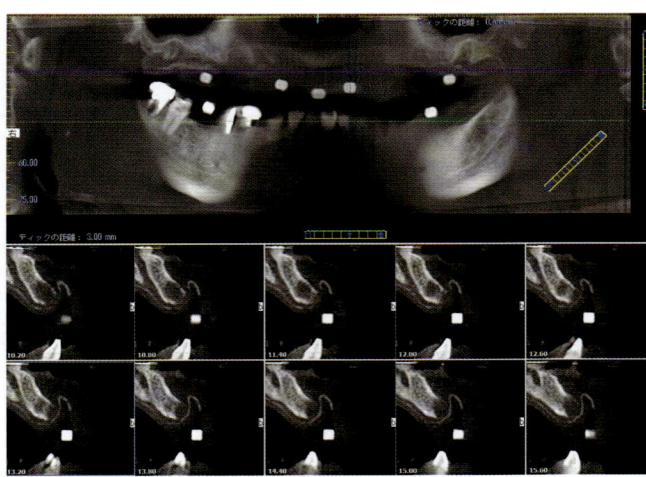

図 3-43　上下顎ともに TRIOS と CBCT で撮影した状態が一致するように咬合床が動かないように設置した．また，咬合床内にエックス線造影性をもたせるためにマーカーを使用した．

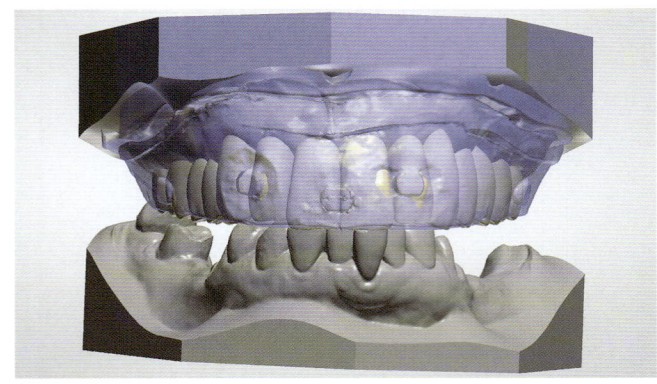
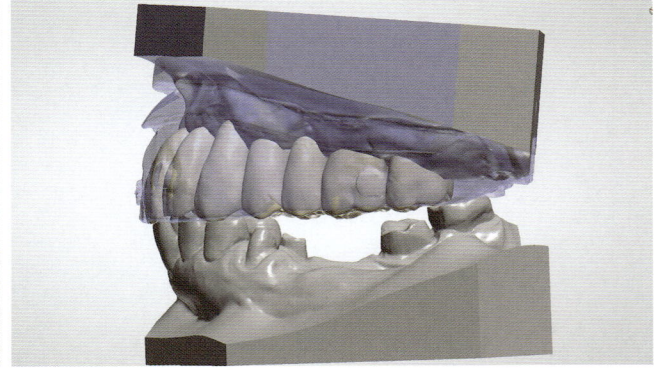

図 3-44　上顎咬合床の蠟堤の形態を可能な限り利用して，蠟堤の枠の中にバーチャルワックスアップで歯冠形態を配列していく．

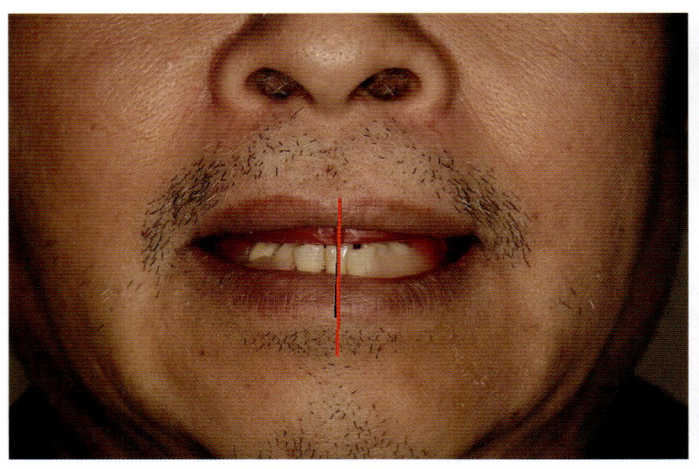
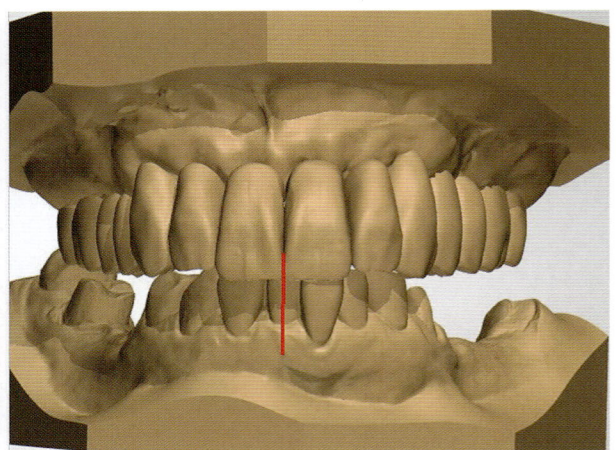
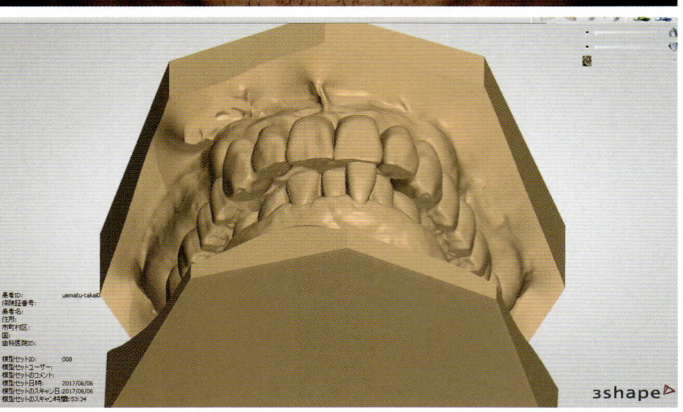

図 3-45　不完全ではあるが，顔貌から得られた情報とコイスシステムを一つの基準としてバーチャルワックスアップを行う．このワックスアップと TRIOS で取り込んだデータから下顎を嵌合させた後に，下顎の歯列は矯正治療の計画，欠損部はバーチャルワックスアップを行いインプラントの埋入位置の検討を行った．

6.天然歯の矯正治療後の位置に合わせて下顎欠損部にバーチャルワックスアップを行い，最終補綴位置を確認した．

7.上下顎のバーチャルワックスアップの歯冠位置からインプラント埋入位置を決定するために，患者の口腔内へテンプレートを作製して，患者の口腔内でいままで立てた計画の検証を行った．

8.検証の結果から，歯冠の配置に問題がない事を確認した．その後，上下顎の欠損部へ補綴主導型でインプラントを埋入するガイドの作製を行った．

9.インプラント埋入後に，上顎は前歯部のみに即時負荷で使用するプロビジョナルレストレーションを用意した．

10.下顎もインプラント埋入後に装着するプロビジョナルレストレーションを用意した．

11.上顎臼歯部は上顎洞底挙上術を行い，骨統合が完成した時点で全顎的なプロビジョナルレストレーションを作製する．

12.上下顎のプロビジョナルレストレーションが臼歯部まで装着された後，下顎天然歯の矯正治療をバーチャル上の計画に沿って行う．下顎歯列が安定した時点で，プロビジョナルの調整を行うが，上顎は無歯顎で咬合が不安定なことから，ロングプロビジョナルレストレーションで修正と口腔内の審美・機能的な調和を確認した後，最終補綴を行う．

上顎の治療の流れ

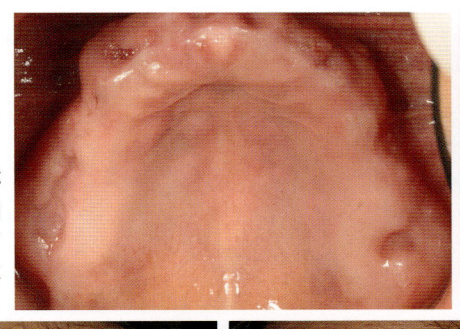
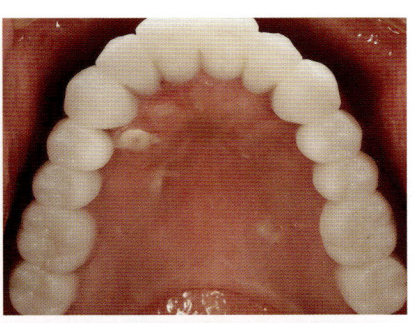

図3-46 いままで行ったプランニングが確実であるかを検証するために，患者の口腔内へCAD上の治療計画に沿って作製されたテンプレートを装着して確認を行った（上顎の咬合面観）．

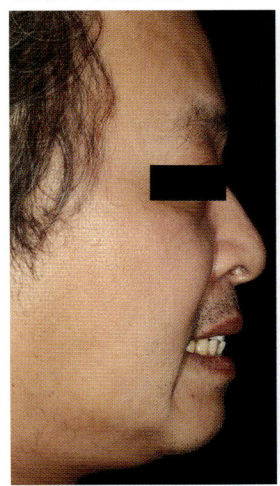
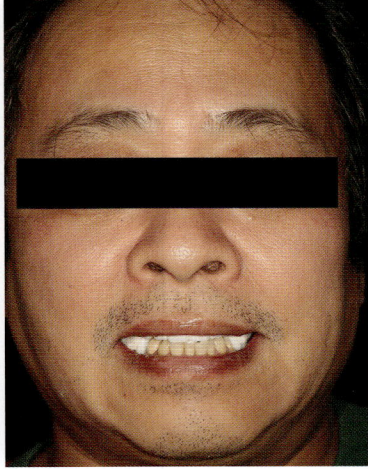
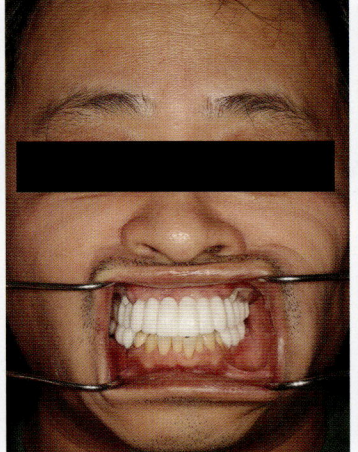
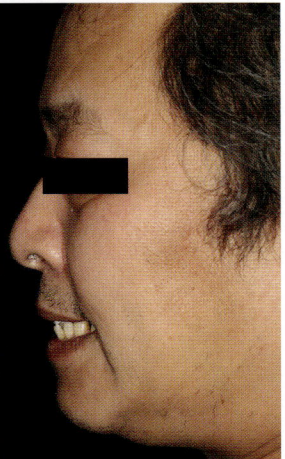

図3-47 口腔内へ装着された上下顎のテンプレートは，矯正後の配列位置で作製されているために現在の口腔内の残存歯と一致していないので，検証としてテンプレートの嵌合状態のみ確認を行った．

バーチャル上で計画された状態が必ずしも実際の口腔内で正確に適合するか不明であるため，患者の口腔内を通して検証する必要がある．そこでテンプレートにマーカーを付着し（図3-48），試適確認した後にCBCTで確認する（テンプレートにバリウムを入れる方法もあるが，CAMで製作する材料がないこと，多数歯にバリウムが含まれるとアーチファクトの原因にもなることから，マーカーを使用した）．

　バーチャル上で計画された歯列配列を検証し，まずTRIOSデータを採得した後（図3-49），咬合させた状態でCBCTを撮影する．上下顎骨の位置関係はCBCTで確認することができる（図3-50）．

　そのCBCTデータへTRIOS3で撮影した口腔内データをスーパーインポーズ（透過重ね合わせ）して統合する（図3-51）．バーチャル上で計画した咬合関係に大きな問題がないか，インプラントを補綴主導型で行う上で上下顎の関係に問題がないかなどを検証する．IOSのデータをCBCTに写し込まれたマーカーを基準に統合させてバーチャルで計画した状態と大きなズレがないか確認する．CBCTの精度はボクセルサイズで決定される（Chapter1参照）．

　治療計画を立案する際に，上下顎骨の正中線上での位置関係を確認する（図3-52）．もし必要ならば，上顎咬合平面をデジタルで可視化して決定した後，下顎位を修正する計画を検討する．

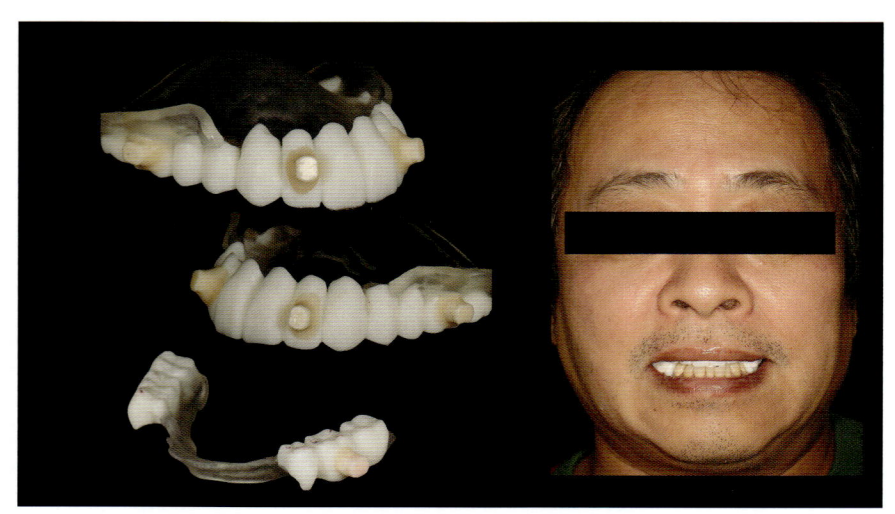

図3-48　バーチャル上で立案した計画が口腔内で実現可能か，またバーチャル上と実際の口腔内に誤差が生じていないかを検証する．テンプレートにマーカーを付着してCBCTで確認を行う．

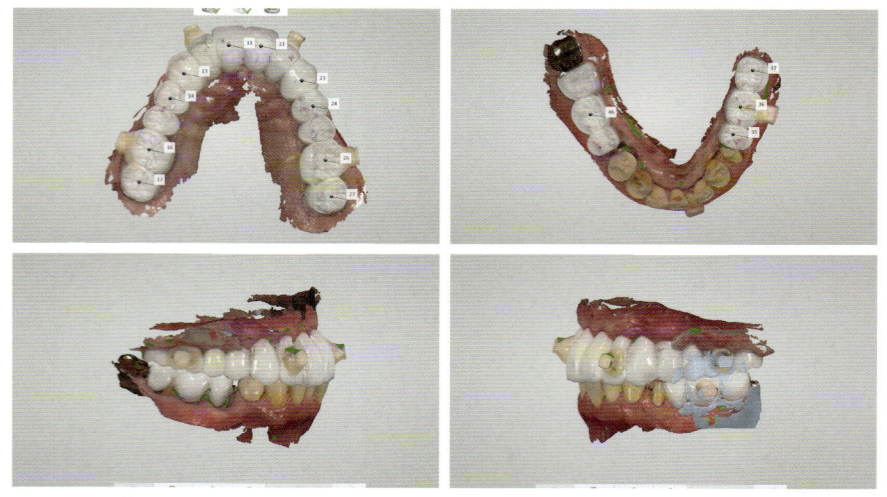

図3-49　バーチャル計画に基づいた歯列を口腔内で試適後に撮影されたTRIOSデータ．

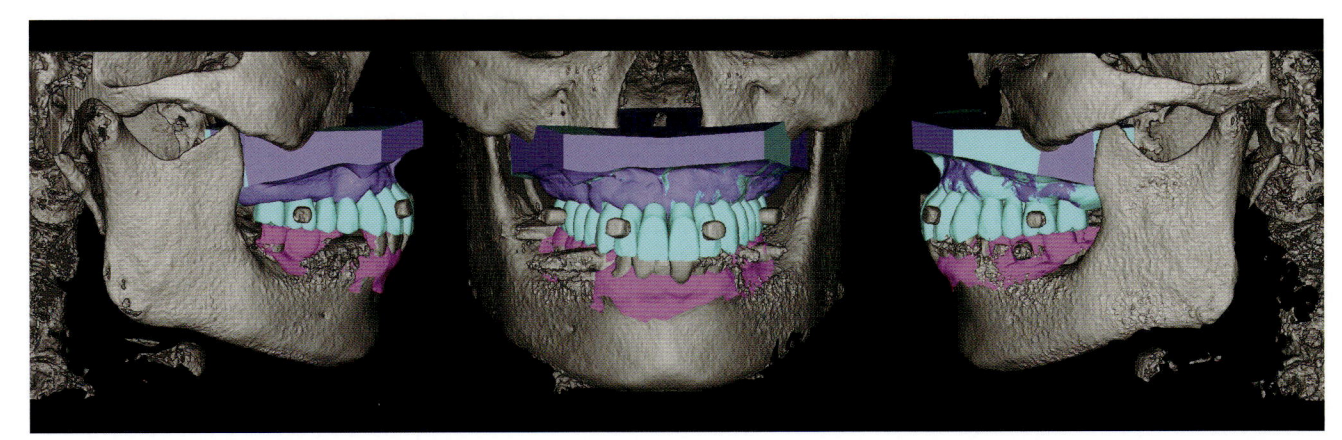

図 3-50　テンプレートを装着した状態で CBCT を撮影する．患者の口腔内を通して上下顎骨の位置関係を検証する．テンプレートのレジンは見えないが，マーカーが写っていることがわかる．

図 3-51　先程の口腔内で試適と検証を行った IOS のデータ（図 3-49）を CBCT と統合して検証する．バーチャル上での計画と大きなズレはなかった．

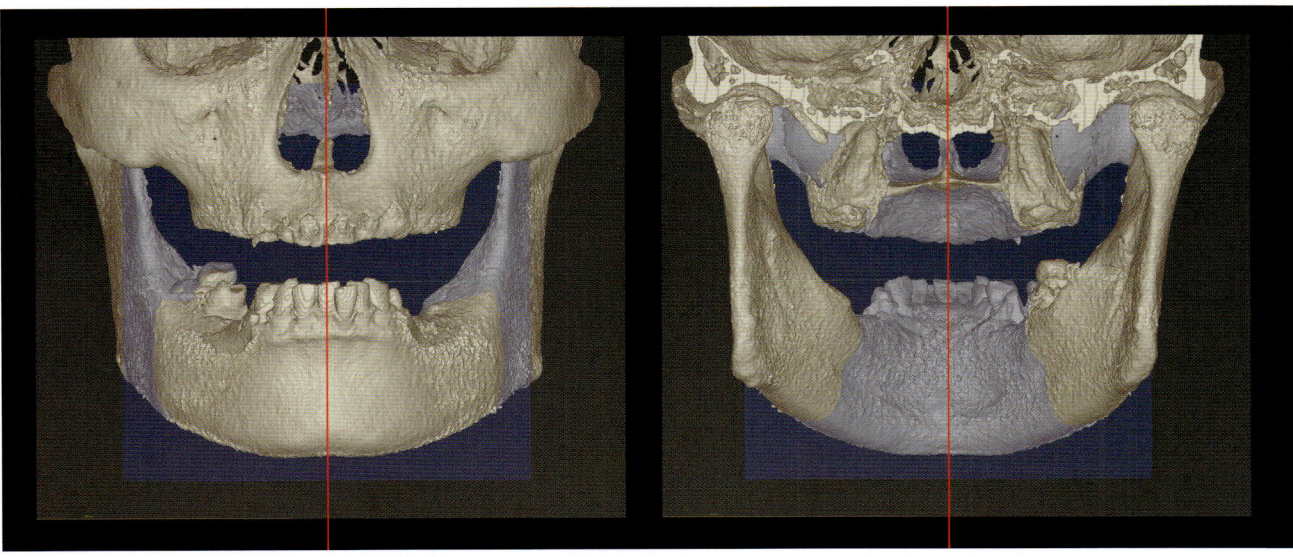

図 3-52　上下顎骨の正中線上の位置関係も大きなズレはなかった．

上顎のインプラント埋入計画

テンプレートを通してCAD上で考えられた歯の配列状態に問題がなかったことから，補綴主導型でインプラント埋入用ガイドを作製した（図3-53）．即時荷重を行う上顎前歯部はプロビジョナルレストレーションを固定する目的で左右の中切歯，犬歯，第一小臼歯へ6本のインプラントを埋入する．左右の大臼歯部は上顎洞底挙上術とともにインプラント埋入を行う．また上顎洞底挙上術を行った部位の咬合支持を強化する目的で，第二大臼歯部へ追加埋入することとなった．

下顎は矯正治療終了後の歯列に合わせてインプラント埋入位置を決定し，矯正前の歯列に合わせてインプラント埋入ガイドを固定できるように作製した．

ここまでのバーチャルプランニングを「MOVIE3-3」に示す．

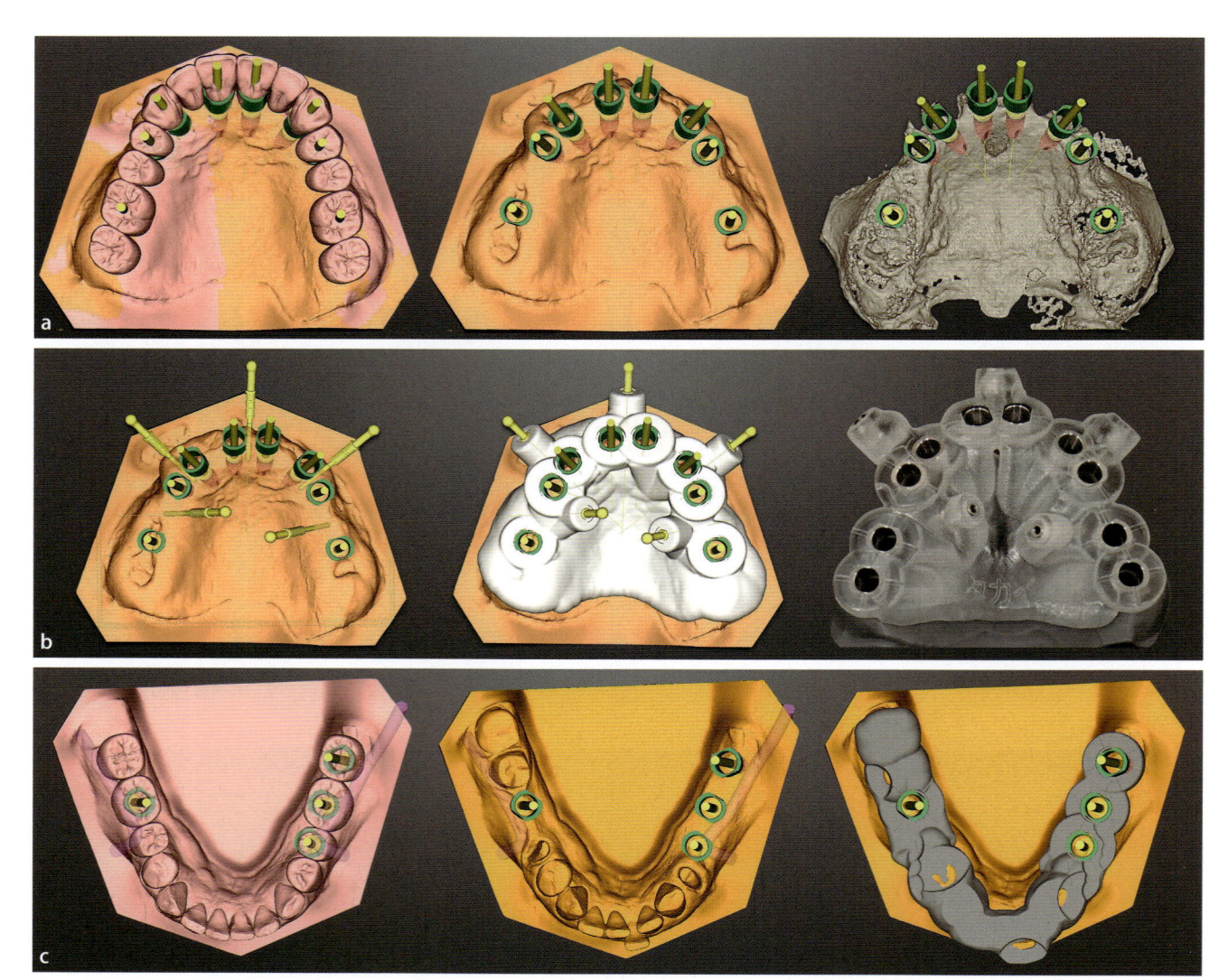

図3-53a, b, c　テンプレートを通してCAD上で考えられた歯の配列状態に問題がなかったことから，補綴主導型でインプラント埋入用ガイドを作製した．
無歯顎である上顎は，TRIOSで口腔内の軟組織，CBCTで硬組織の情報を採得し，バーチャルワックスアップから得られた歯の配列位置が患者の口腔内を通して計画通りであることを確認した．即時荷重を行う上顎前歯部は，プロビジョナルレストレーションを固定する目的で左右の中切歯，犬歯そして第一小臼歯へ6本のインプラントを埋入することにした．また，左右の大臼歯部は上顎洞底挙上術と同時にインプラント埋入を行うことにした（a）．
無歯顎であることからインプラント埋入ガイドを固定する目的で前歯部と臼歯部へアンカーピンの埋入設計を行った．また，大臼歯部へ予定していたインプラントは上顎洞底挙上術を行った部分の咬合支持を強化する目的で左右の第二大臼歯部へ追加埋入することにした（b）．
下顎は矯正治療終了後の歯列に合わせてインプラント埋入位置を決定し，矯正前の歯列に合わせて口腔内でインプラント埋入用ガイドを固定して使用できるように作製した（c）．

MOVIE **3-3** バーチャルプランニング

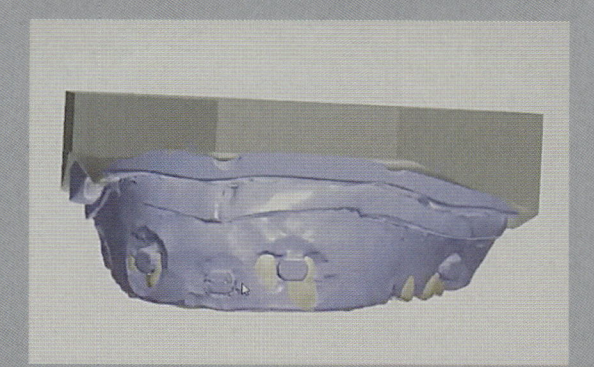

図 3-54a 口腔内スキャナーを上顎無歯顎症例へ応用する.

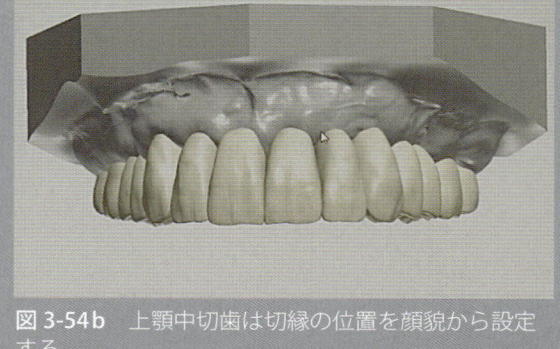

図 3-54b 上顎中切歯は切縁の位置を顔貌から設定する.

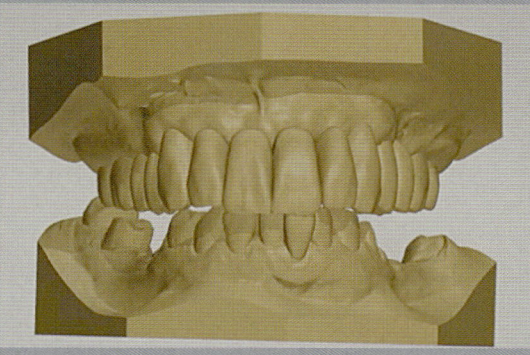

図 3-54c 設定された上顎咬合平面へ下顎を嵌合させる.

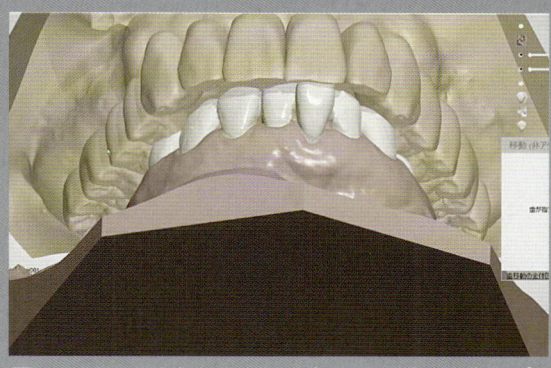

図 3-54d 下顎歯列を上顎に合わせて矯正治療のプランを立てる.

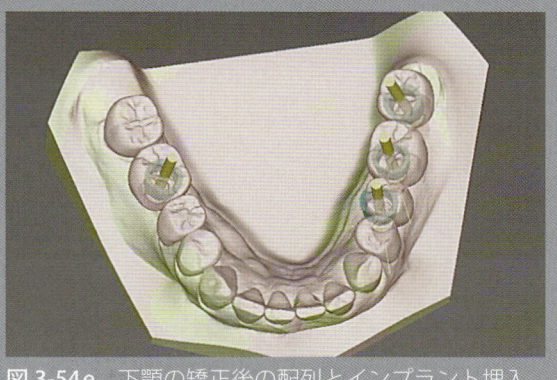

図 3-54e 下顎の矯正後の配列とインプラント埋入位置.

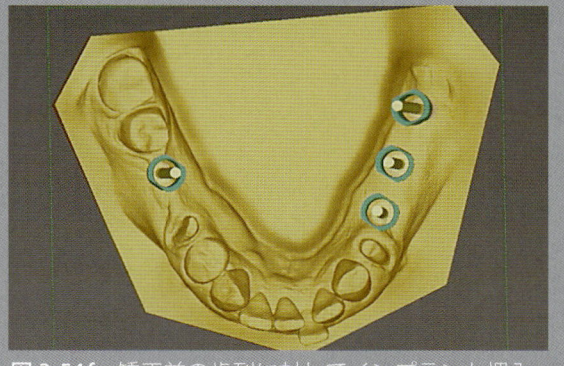

図 3-54f 矯正前の歯列に対してインプラント埋入用ガイドの設計を行う.

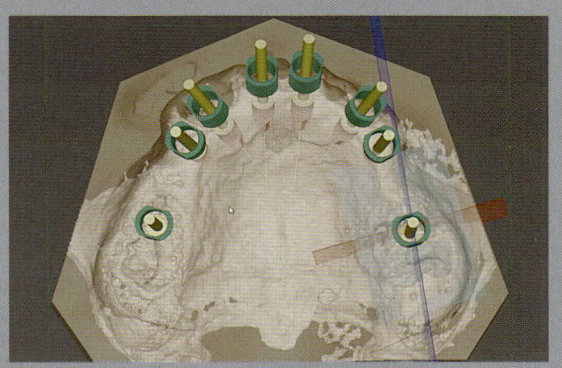

図 3-54g 上顎のインプラント埋入位置の決定.

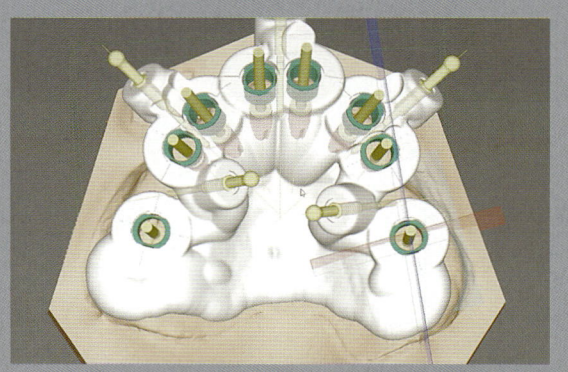

図 3-54h 上顎のインプラント埋入用ガイドとアンカーピンの設計.

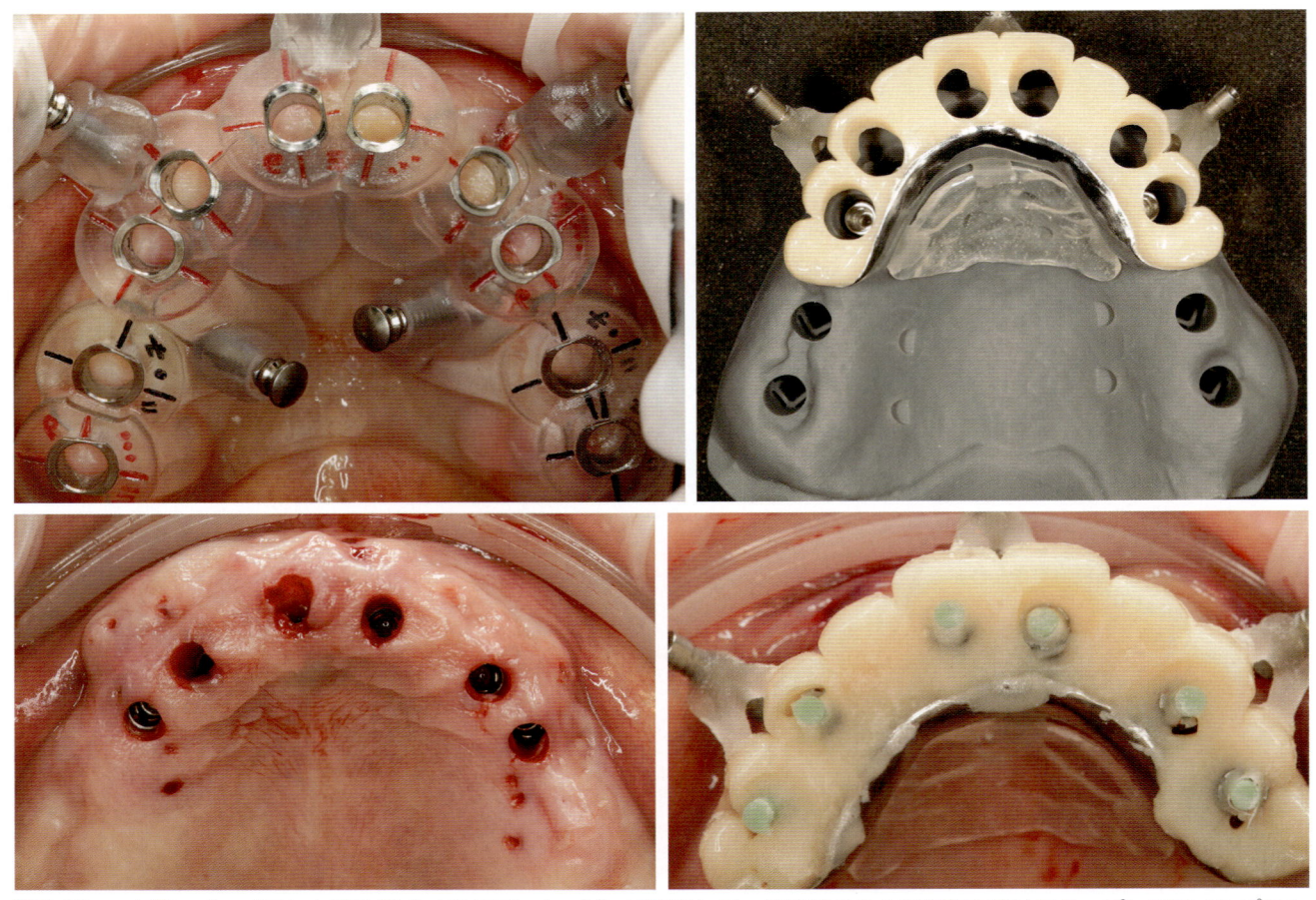

図 3-55a　上顎へインプラント埋入用ガイドをアンカーピンで固定して，前歯部から小臼歯部まではフラップレスでインプラント埋入を行い，即時荷重でプロビジョナルレストレーションを使用できるように調整した．

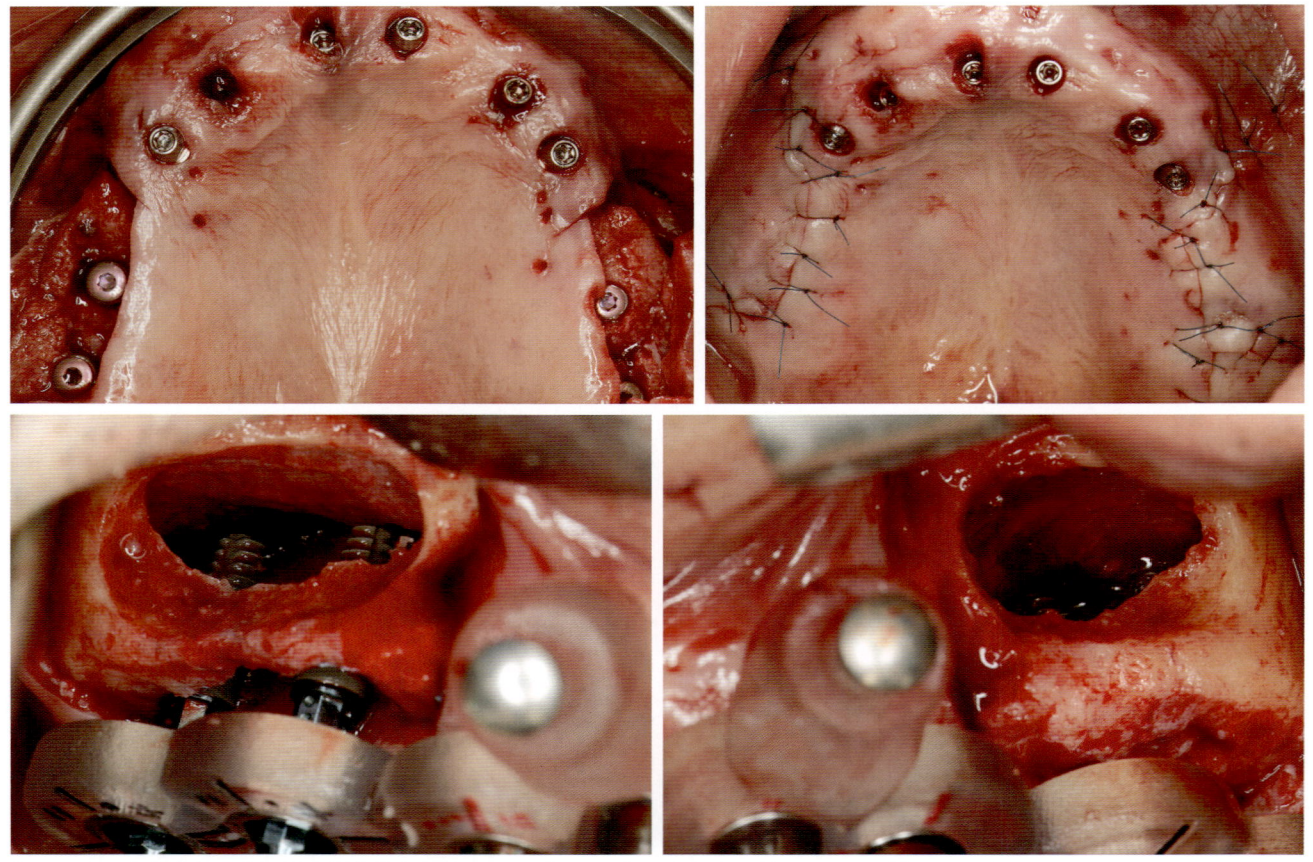

図 3-55b　大臼歯部は上顎洞底挙上術と同時にインプラント埋入を行う目的でフラップを展開した．

上顎のインプラント埋入

　上顎は無歯顎であることからインプラント埋入用ガイドをアンカーピンで固定し，前歯から小臼歯部まではフラップレスでインプラント埋入を行い，即時荷重でプロビジョナルレストレーションを装着できるように調整した（図3-55a）．大臼歯部は上顎洞底挙上術とともにインプラント埋入を行った（図3-55b）．

　上顎は，インプラント埋入後（図3-56），光学印象を行い（図3-57，MOVIE3-4），coDiagnostiXを使用してCBCTから得られたデータを基にカンペル平面を設定した（図3-58）．仮想咬合平面に合わせてプロビジョナルレストレーションを製作，装着した（図3-59〜61）．

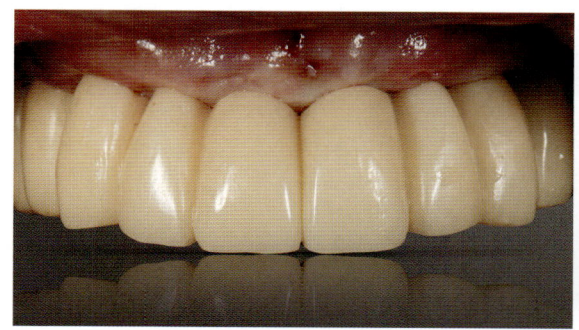
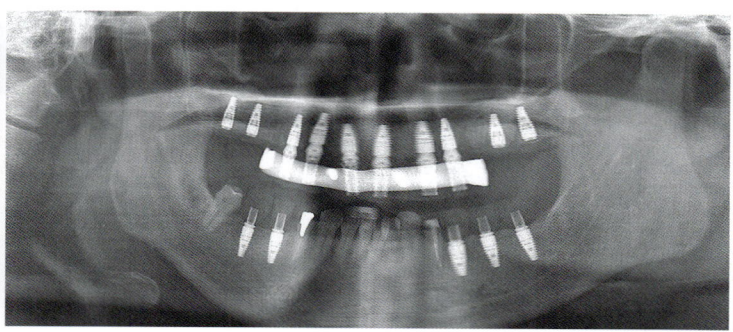

図3-56　インプラント埋入後の上顎正面観とパノラマX線を示す．

3-4　スキャンボディを用いた全顎的な光学印象

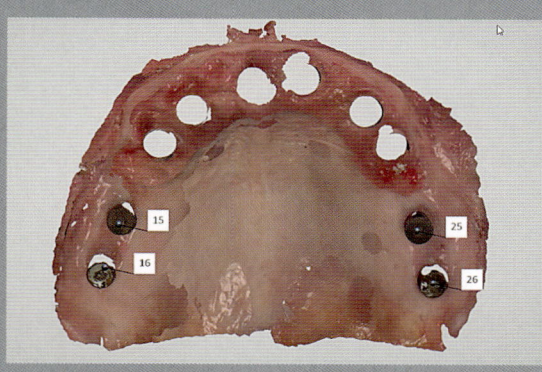

図3-57a　プロビジョナルレストレーション除去直後に粘膜面の光学印象を行う．

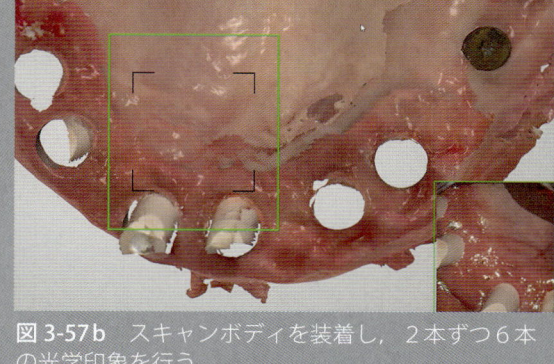

図3-57b　スキャンボディを装着し，2本ずつ6本の光学印象を行う．

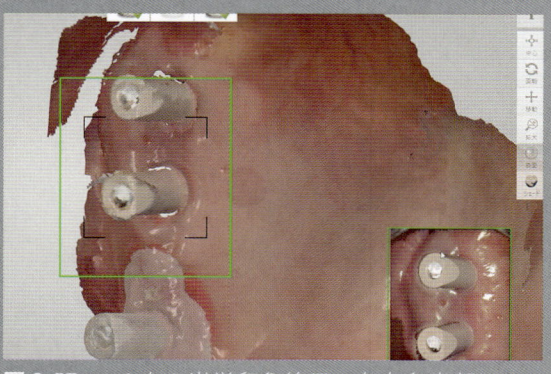

図3-57c　6本の光学印象終了，左右臼歯部にスキャンボディ装着する．

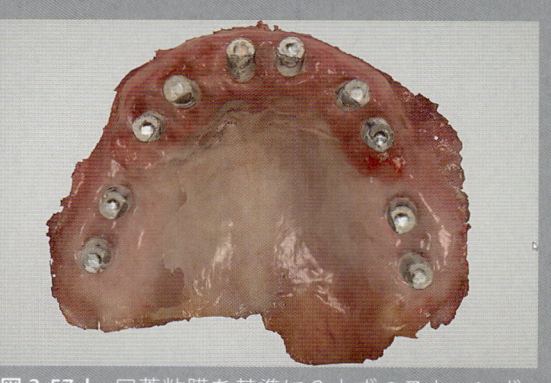

図3-57d　口蓋粘膜を基準に2本ずつスキャンボディの全顎印象を行った．

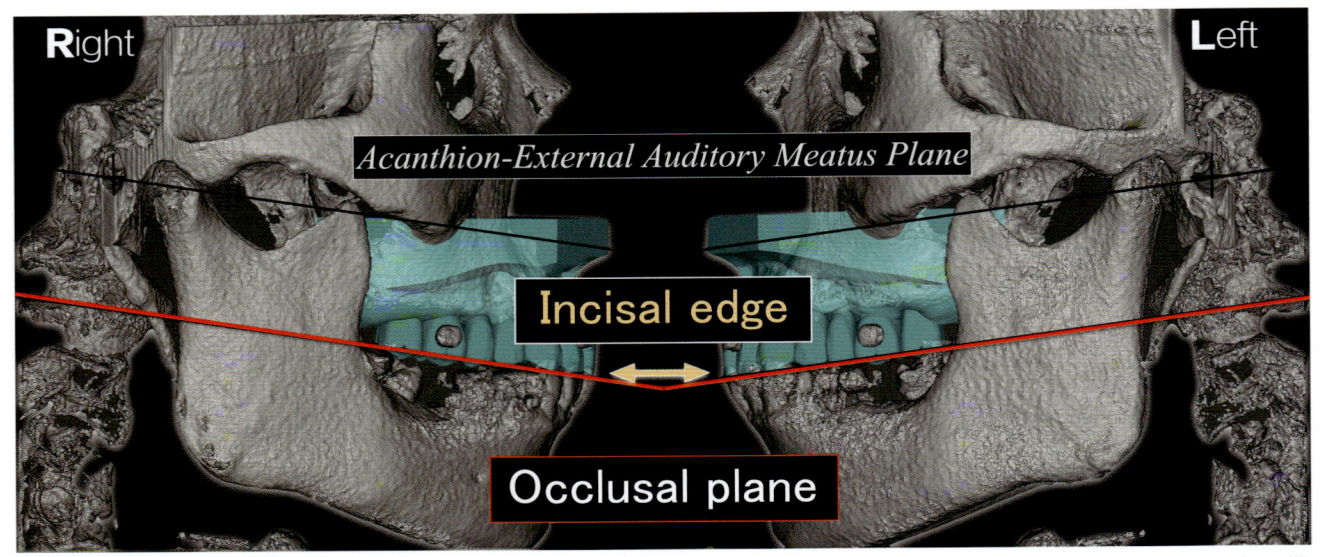

図 3-58　coDiagnostiX を使用して CBCT から得られた 360 度の骨組織上でカンペル平面を設定した．仮想咬合平面を最初に蠟堤に合わせて配列したバーチャルワックスアップのデータを使用して設定する．左右の仮想咬合平面の設定に大きなズレは認められなかった．

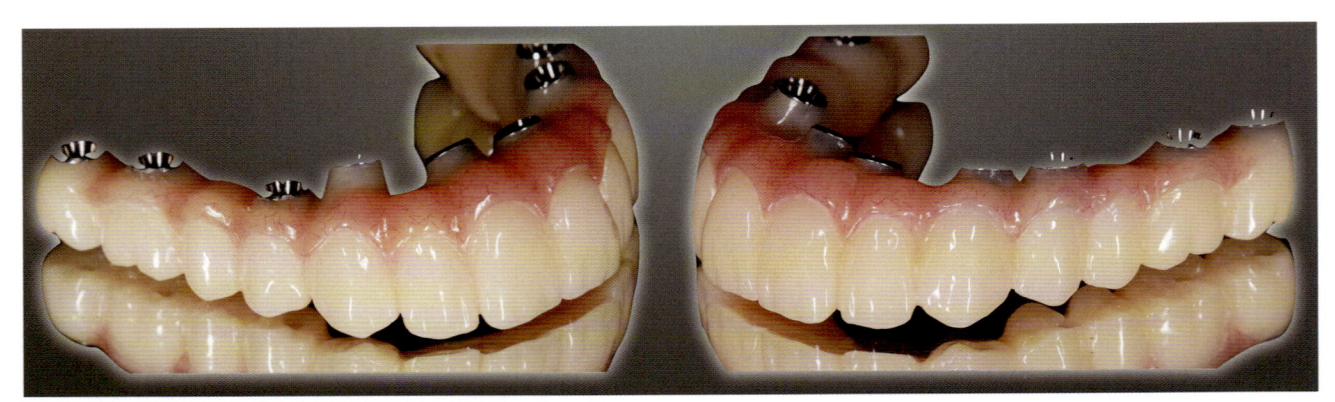

図 3-59　骨面上の仮想咬合平面に合わせて設計されたプロビジョナルレストレーション．

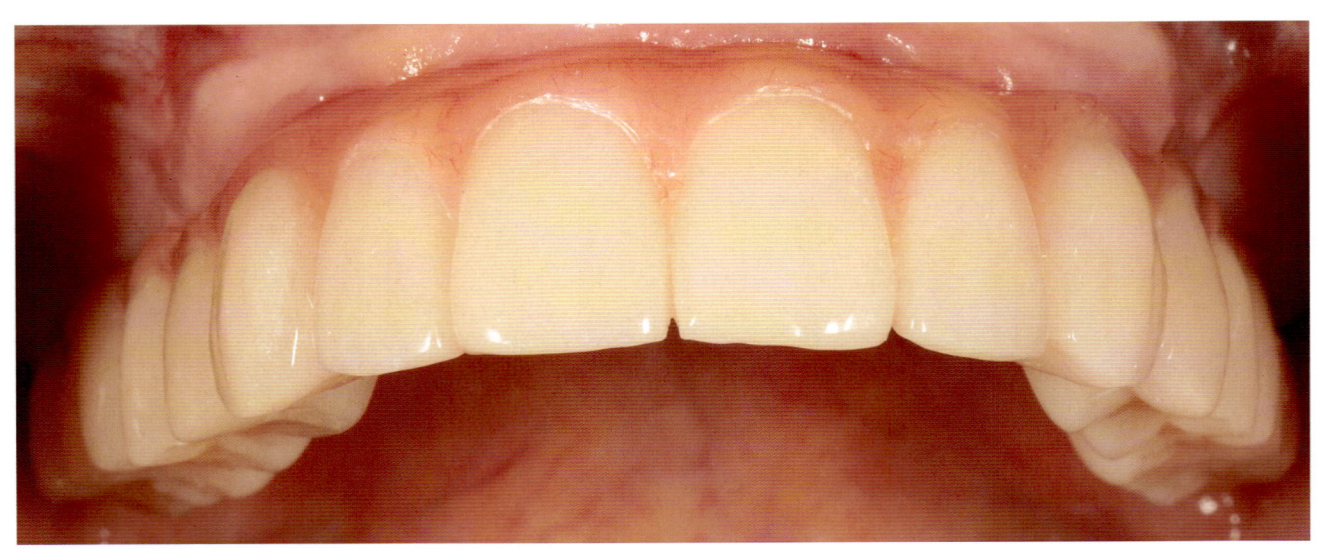

図 3-60　口腔内にスクリューリテインで固定されたプロビジョナルレストレーション．

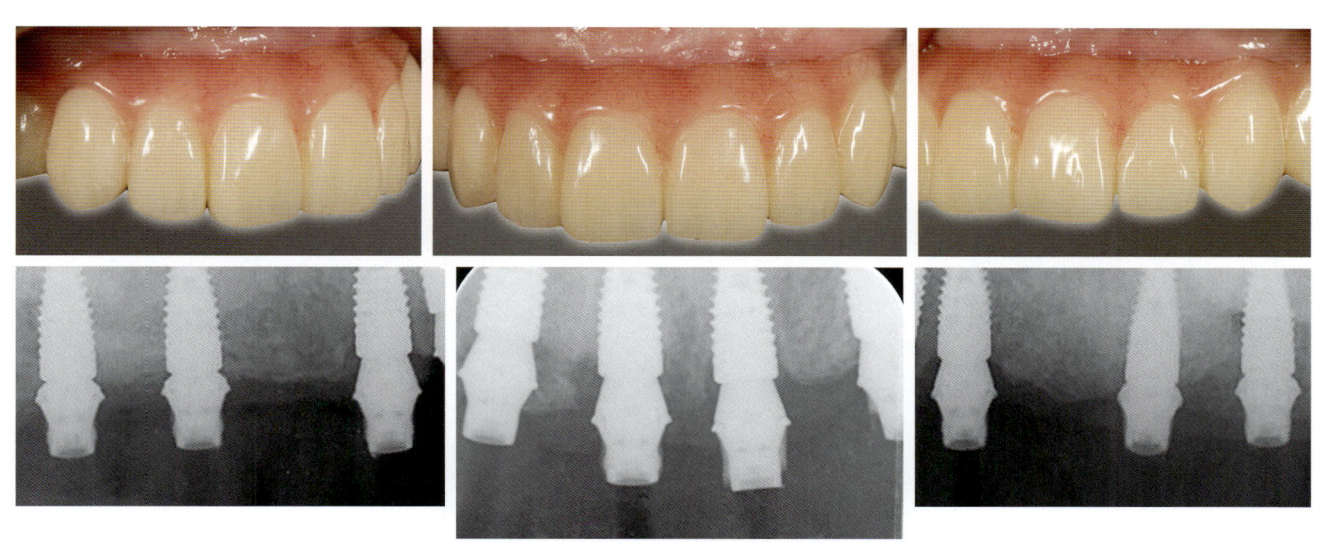

図 3-61 スクリューリテインで口腔内に装着されたプロビジョナルレストレーション（上）と接続状態を確認した時のデンタルX線写真（下）.

バーチャルシミュレーションの検証

　上顎のプロビジョナルレストレーションが装着された時点で，バーチャルで設定した上顎咬合平面に問題がないか確認を行う（**図 3-62**）.

　バーチャル上で計画したことは，必要に応じて患者の口腔内を通して検証を行い，精度にズレがないかを確認してから先へ進めるべきである．デジタル技術は，術者が考えていることを可視化し，実際に三次元で確認できるように準備するためのものであり，最終決定は実際の検証とフィードバックされたデジタルデータ上での検証を通して行う.

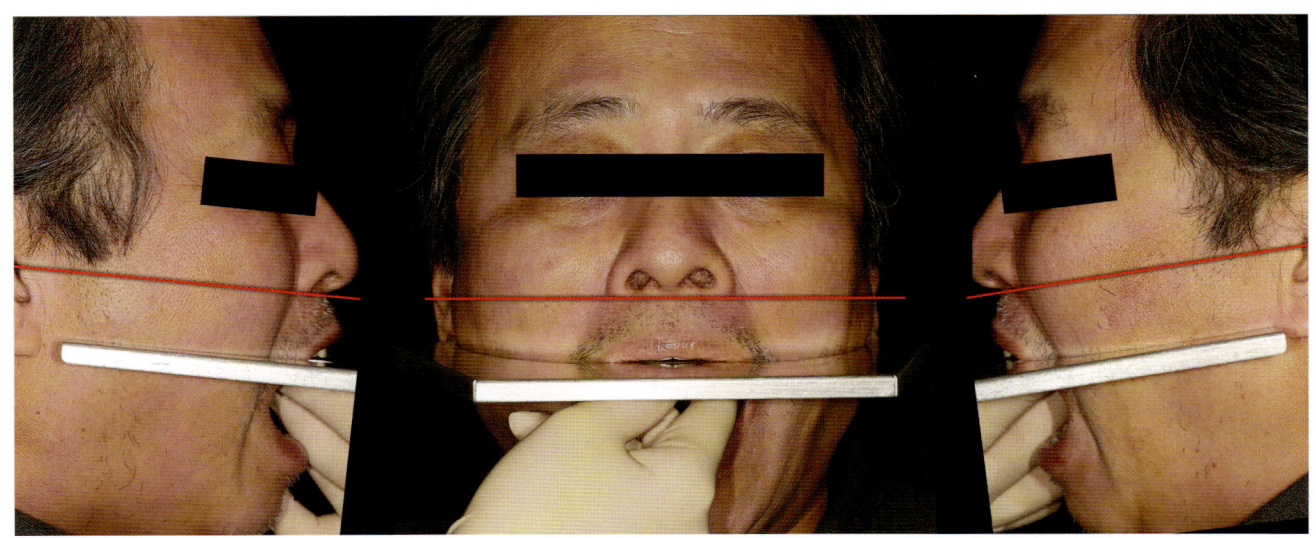

図 3-62 プロビジョナルレストレーションが装着された時点で，実際の口腔内を通してバーチャルで設定した上顎咬合平面に問題がないか検証する.

下顎の治療の流れ

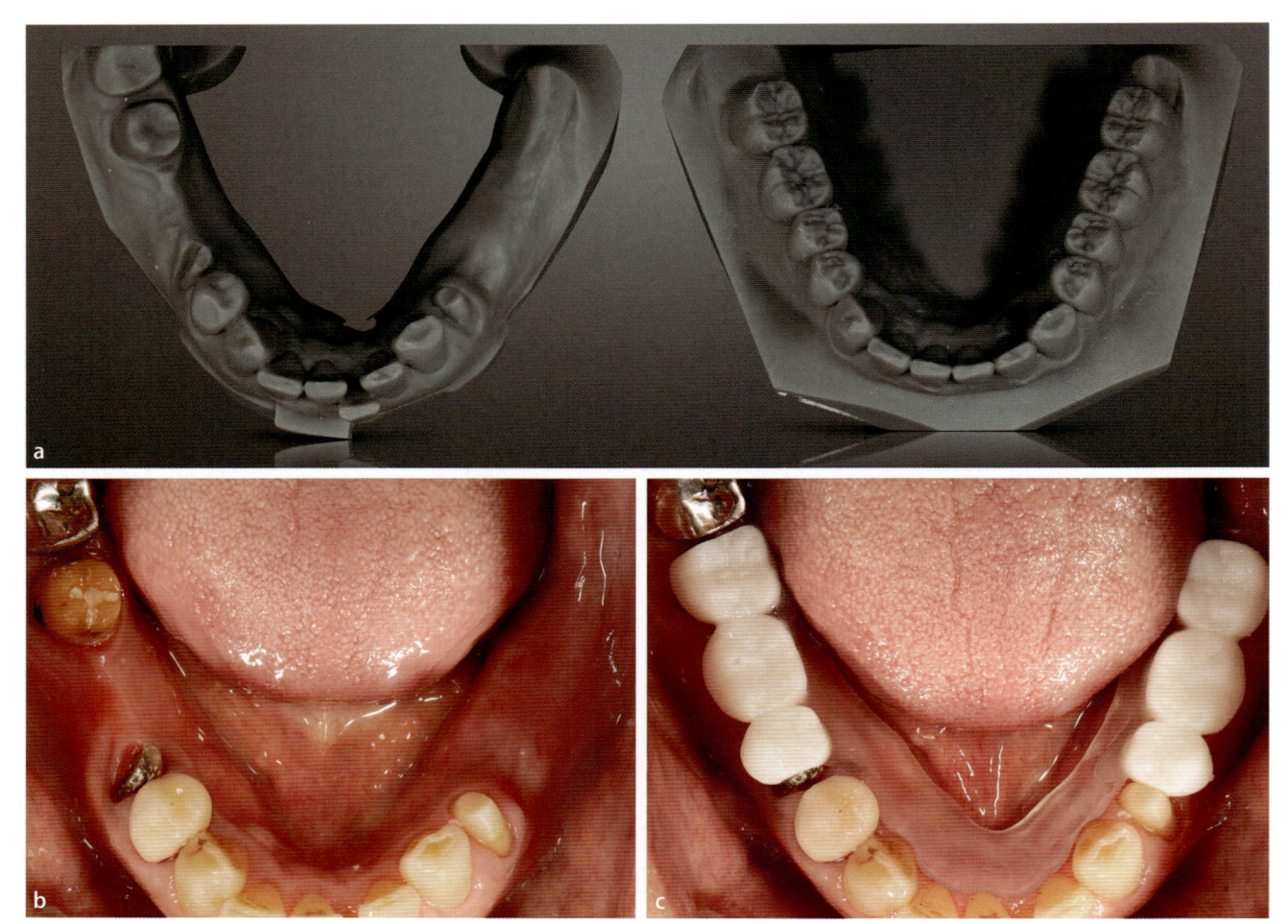

図 3-63a～c　下顎は前歯部の上顎に対する被蓋関係を改善する目的で矯正治療が必要であった．矯正治療終了後の口腔内へインプラント補綴治療を考慮して作製された 3D プリンター模型を示す（a）．矯正治療前にインプラントを臼歯部へ埋入する予定であることから，インプラント埋入用ガイドは矯正治療前の天然歯を固定源として作製する（b，c）．

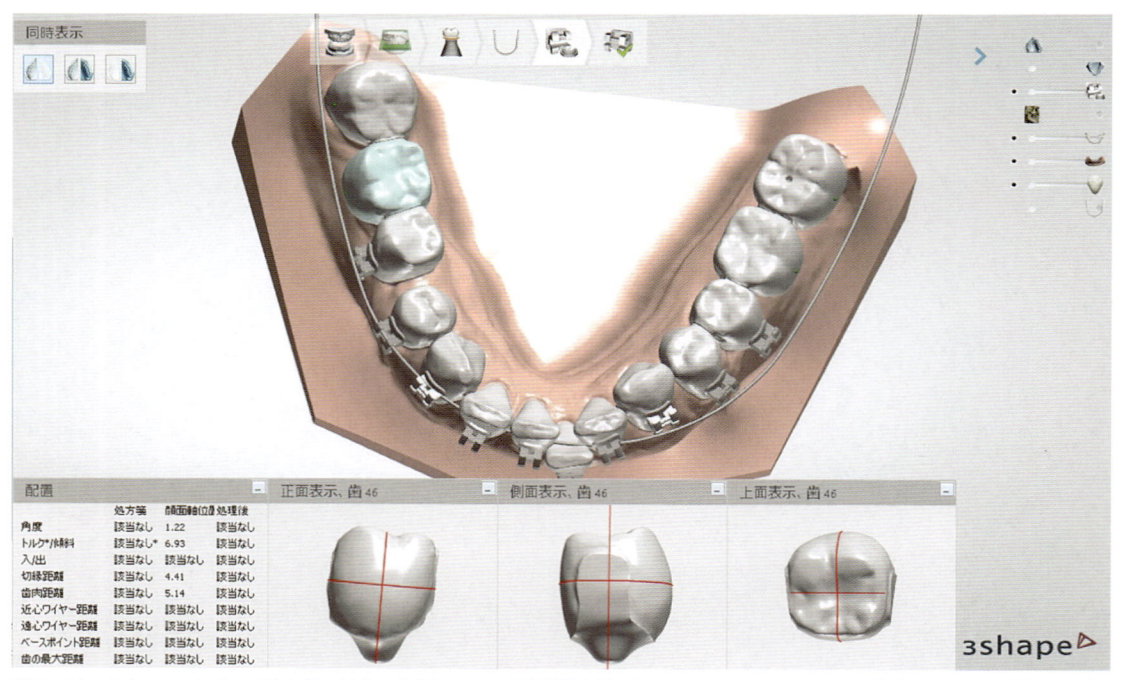

図 3-64　3shape オルソアナライザーを用いて，下顎矯正治療のシミュレーションを行う．下顎の矯正治療計画はバーチャル上で決定した通りに行うが，上顎が最終的なプロビジョナルレストレーションに変更された後，上顎に合わせてわずかに修正を行う．

下顎のシミュレーションと治療の流れ

　下顎は，上顎に対する被蓋関係を改善する目的で矯正治療が必要であった．下顎臼歯部は欠損しているため，インプラント埋入を計画した．そこで矯正治療後，インプラント補綴治療を考慮して3Dプリンター模型を作製した（図3-63a）．インプラントの埋入ポジションは，下顎の矯正治療後を見越した位置に埋入する必要があるが，インプラント埋入にあたっては，矯正治療前の天然歯を固定源としたインプラント埋入用ガイドを作製する（図3-63b,c）．

　3Shapeの矯正用ソフト・オルソアナライザーを用いて，下顎矯正治療のシミュレーションを行う（図3-64）．また，下顎の矯正治療に先立ち，インプラント埋入を行った（図3-65）．下顎矯正治療時の歯槽骨と歯の関係，バーチャルプランニングをMOVIE3-5，3-6に示す．

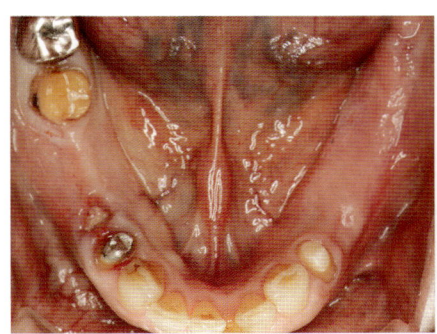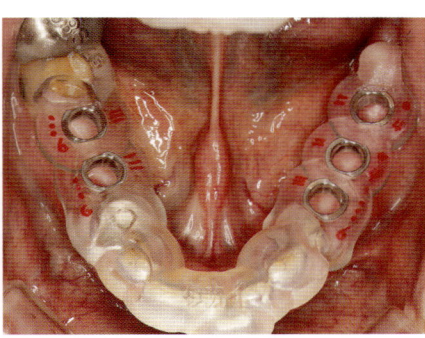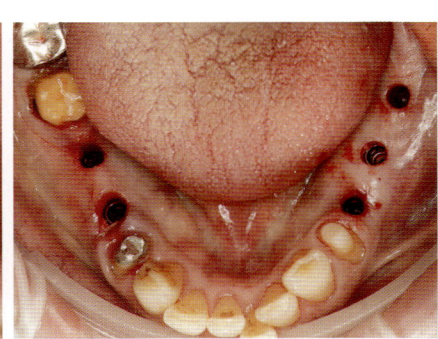

図 3-65　下顎は矯正前の残存歯をインプラント埋入用ガイドの固定源としてフラップレスでインプラント埋入を行った後，即時荷重でプロビジョナルレストレーションをスクリューリテインで装着した．また，下顎右側第三大臼歯はインプラント埋入後に抜歯した．

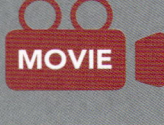 **MOVIE** 　3-5　下顎の矯正治療時の歯槽骨と歯の関係

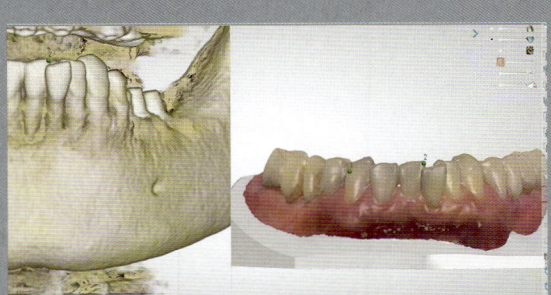

図 3-66a　DICOMデータをオルソアナライザーへ取り込む（唇側面）．

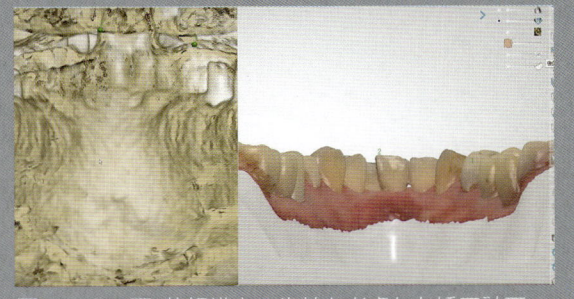

図 3-66b　硬・軟組織上の歯軸を考慮した矯正計画．

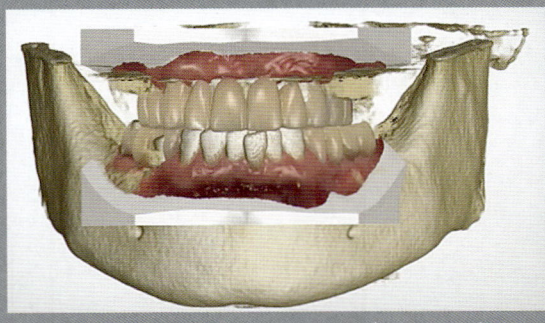

図 3-66c　TRIOSデータとDICOMデータを統合する．

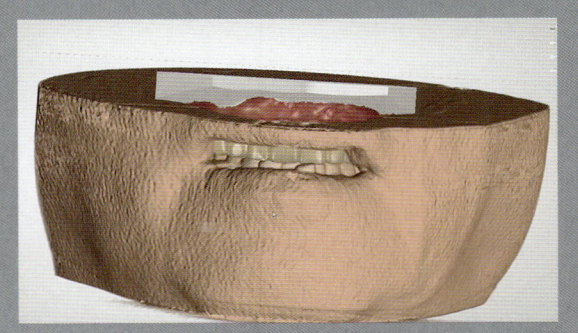

図 3-66d　口唇との関係もオーバーラップさせる．

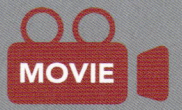

MOVIE 3-6 下顎の矯正治療時のバーチャルプランニング

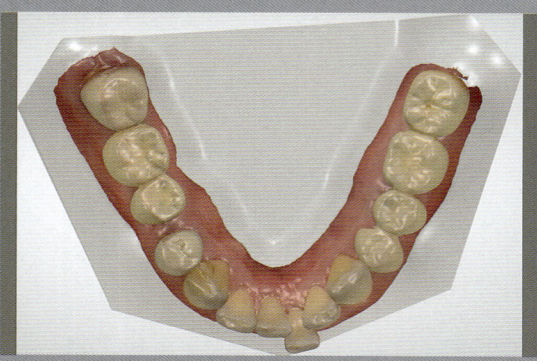

図 3-67a 矯正前の光学印象の咬合面観（矯正用ソフト・オルソアナライザー）.

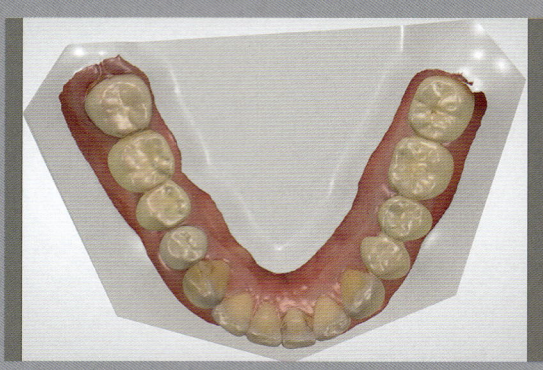

図 3-67b 矯正後のシミュレーション状態.

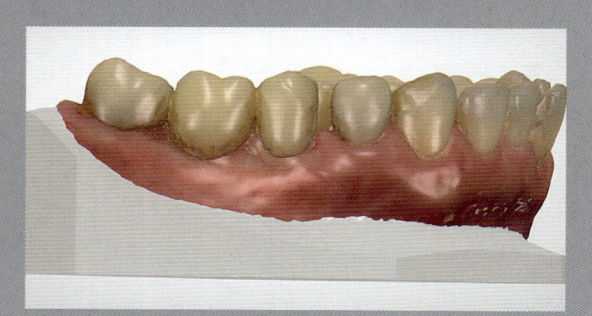

図 3-67c 矯正前の光学印象の右側方面観（オルソアナライザー）.

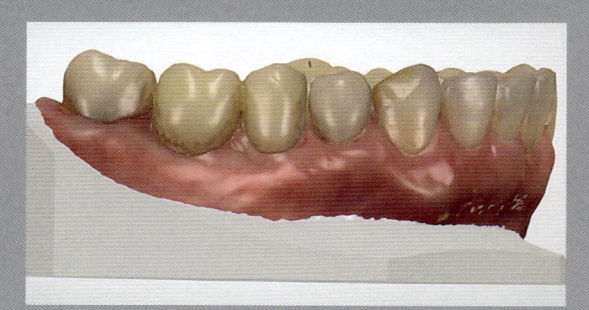

図 3-67d 矯正後の右側方面観のシミュレーション状態.

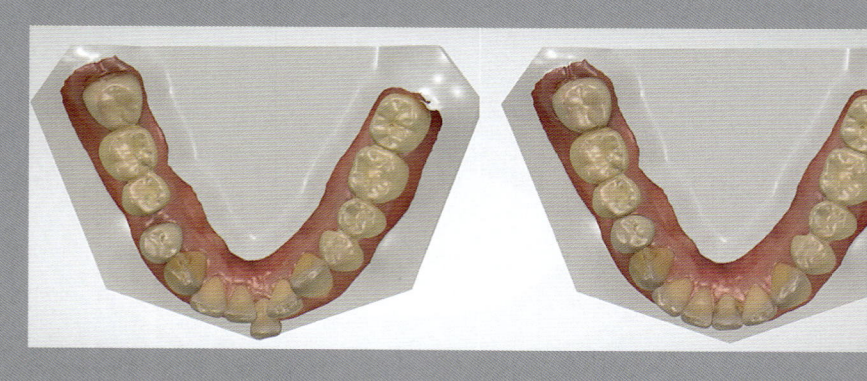

図 3-67e 矯正用ソフト・オルソアナラーザーで矯正治療計画を行う（咬合面観）.

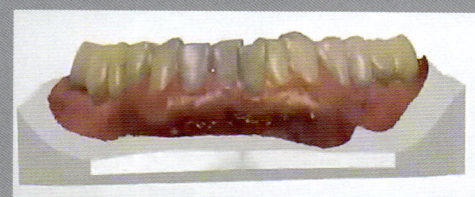

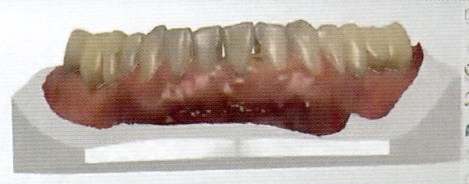

図 3-67f 下顎左側中切歯の移動（正面観）.

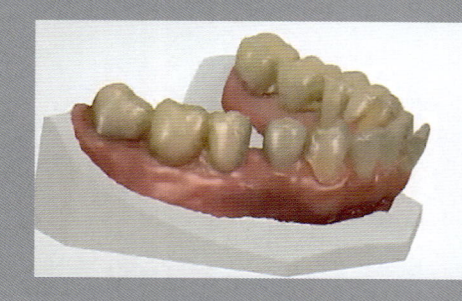

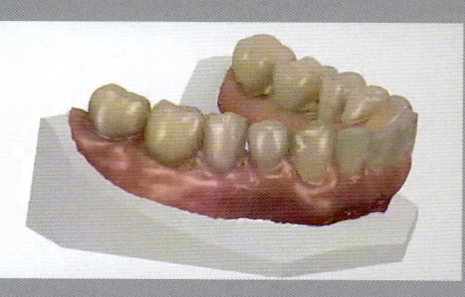

図 3-67g 下顎右側第二大臼歯と第二小臼歯の移動（右側方面観）.

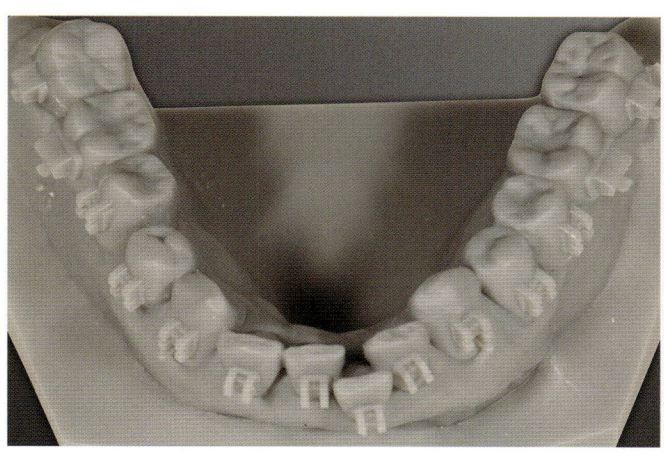
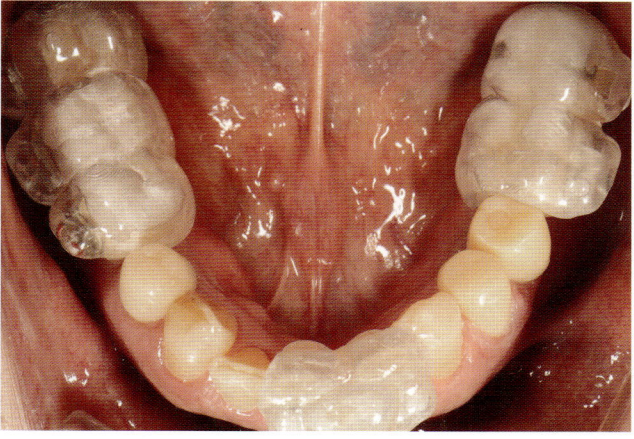

図 3-68　本症例では矯正用アライナーではなく，CAD で計画したブラケットポジションに基づいて，3D プリンター模型を作製し，指定されたブラケットを口腔内にトランスファーしていくという方法で行った.

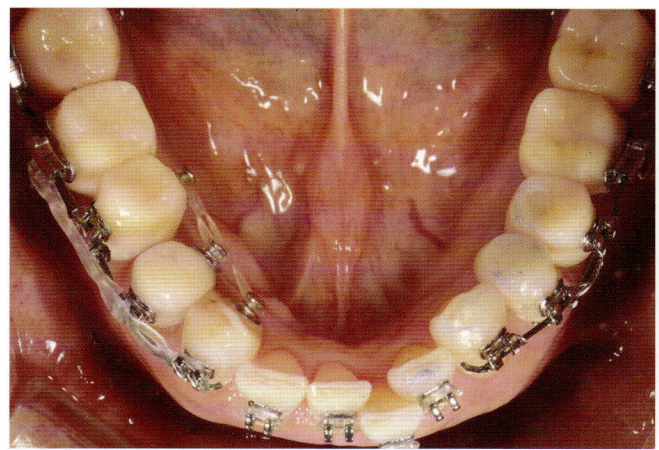
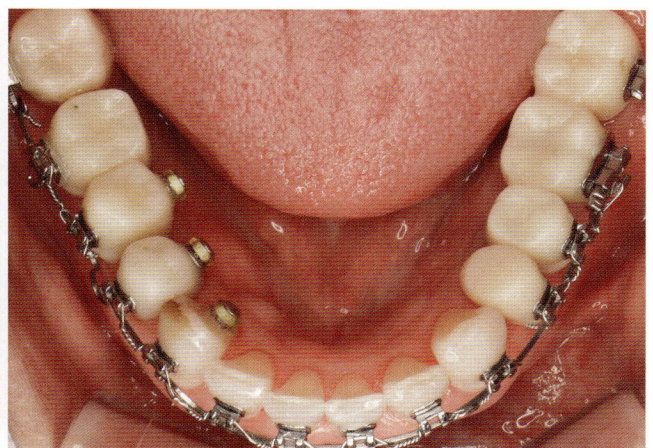

図 3-69　矯正治療開始時と矯正治療終了時の状態を示す.

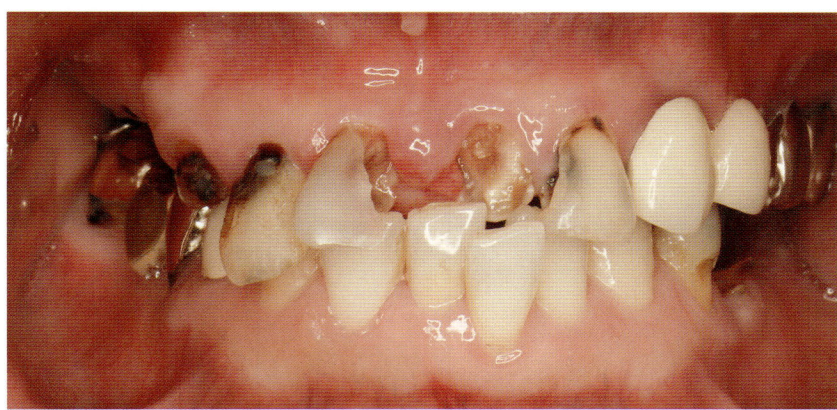
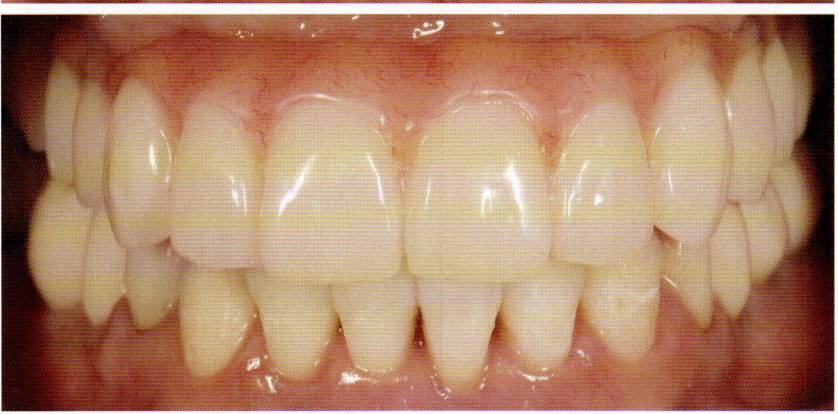

図 3-70　術前（上）と下顎矯正治療後の歯列に合わせて設定したプロビジョナルレストレーション装着時（下）の比較.
上顎の骨組織上で設定された仮想咬合平面と下顎の矯正治療終了後の歯列に合わせて設定されたプロビジョナルレストレーションで長期的に顎位の安定を経過観察した後に最終補綴を行う.

プロビジョナルレストレーション～最終補綴物

　プロビジョナルレストレーションの装着および下顎矯正治療終了から約6カ月以上の長期間にわたり，下顎運動の安定を観察する．タッピング，前方運動，左右側方運動，発音，食物の停滞状態などを経過観察し，必要に応じて修正を行う（図3-71, 72a, b）．

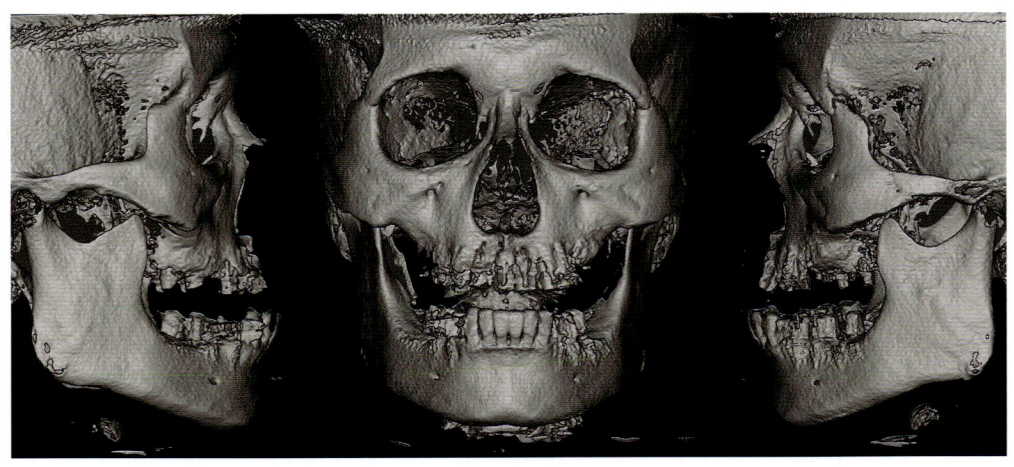

図 3-71　プロビジョナルレストレーション装着時の CBCT.

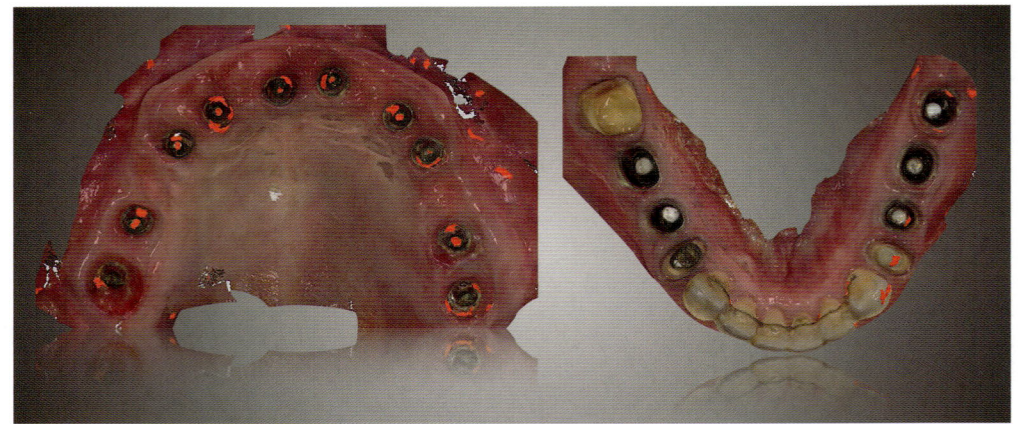

図 3-72a　最終補綴物製作用の IOS データ．インプラントポジションに関しては，既にプロビジョナルレストレーションの段階で採得した IOS データがあるため，ここでは粘膜面にフォーカスをあてた光学印象を行う.

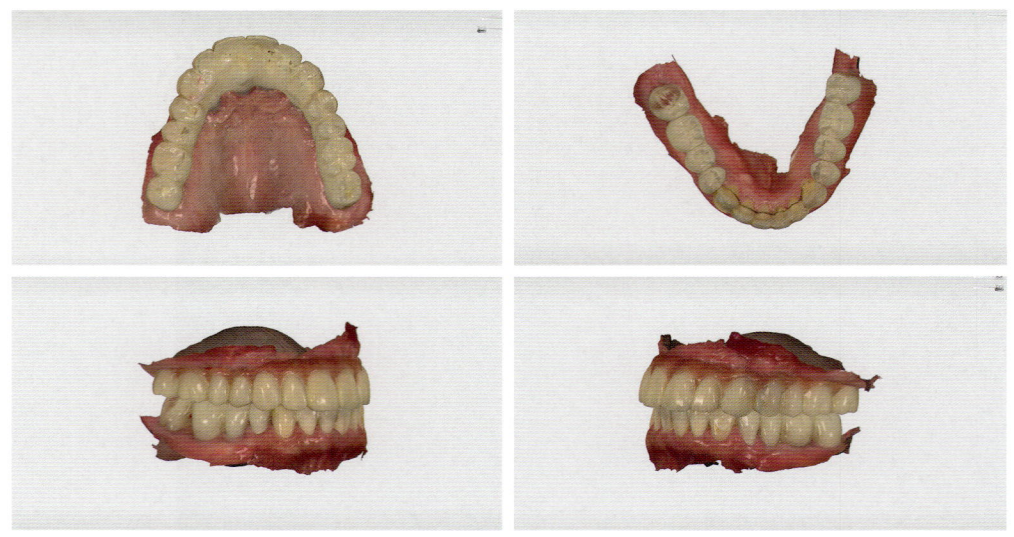

図 3-72b　プロビジョナルレストレーションの IOS データを咬合状態の検証に使用する.

　　IOSで採得された口腔内の状態は，咬合接触状態を含めて最終補綴装置を製作する上で非常に役に立つ情報を含んでいる（図3-73）．このIOSデータを，STLファイルでCBCTとスーパーインポーズする（図3-74）．歯列の咬合状態と骨格を同時に確認できるため，上下顎の骨格のズレ，下顎頭の位置など顎口腔機能全体の調和を確認することができる．ここで大きな問題がないことを確認した上で，最終補綴物の製作を行う．

　　最終補綴物は，上顎はミリングでチタンフレームを製作し，その上にジルコニアクラウンを接着し，歯肉部分はアナログ作業でハイブリッドレジンを用いた（図3-75，76）．

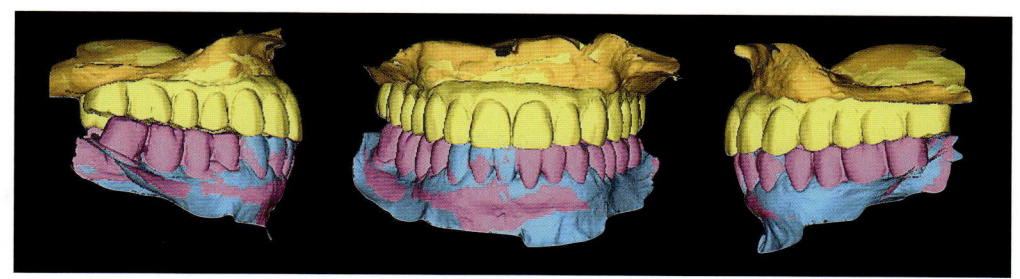

図 3-73　IOS で採得した口腔内の咬合接触関係を STL ファイルで CBCT とスーパーインポーズする．

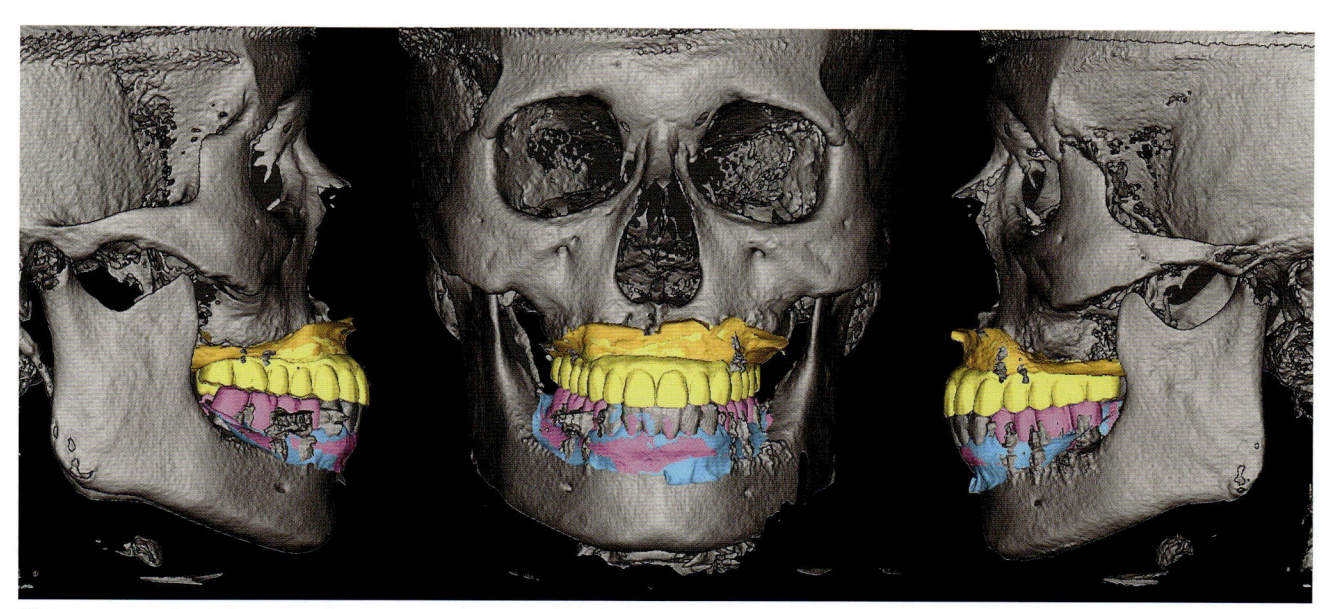

図 3-74　IOS データと CBCT データをスーパーインポーズした状態．歯列の咬合状態と上下顎の骨格にズレがないか，下顎頭の位置は正常か，といった顎口腔機能全体の調和を確認していく．

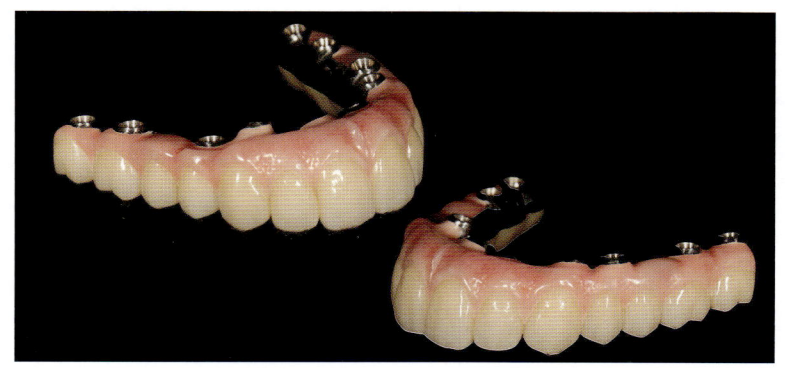

図 3-75　製作された最終補綴物．

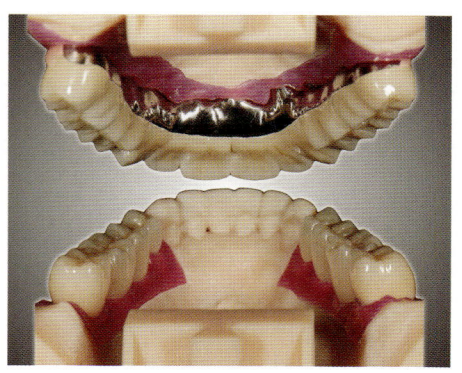

図 3-76　最終補綴物の口蓋側，舌側面観．

下顎の最終補綴物製作の流れ

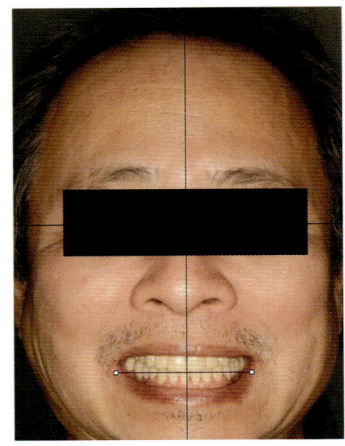
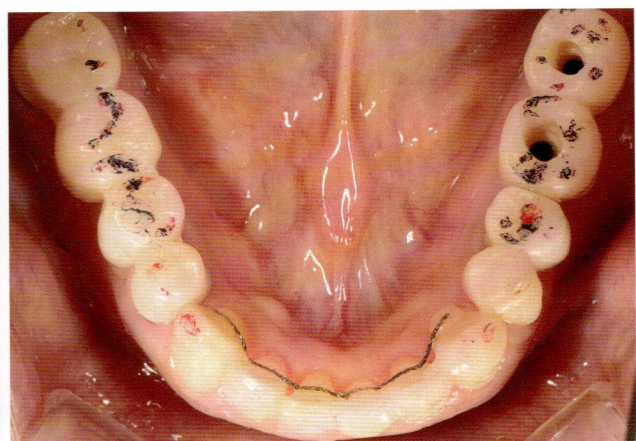

図 3-77a　約6カ月以上，経過観察と調整を行った．

図 3-77b　下顎のインプラントに装着されているスクリューリテインのプロビジョナルレストレーションをチタンアバットメントに置き換えて経過観察を行うことにした．急速に変化する粘膜面の光学印象は非常に困難であり，特に3歯以上の欠損部にインプラント埋入されたエマージェンスプロファイルはプロビジョナルを2歯以下（この症例では下顎左側第一・第二大臼歯部を部分的に外している）に分割してIOSで読み込むと容易で確実な光学印象を行うことができる．

MOVIE 　**3-7　チタンアバットメント作製時のバーチャルデザイニング**

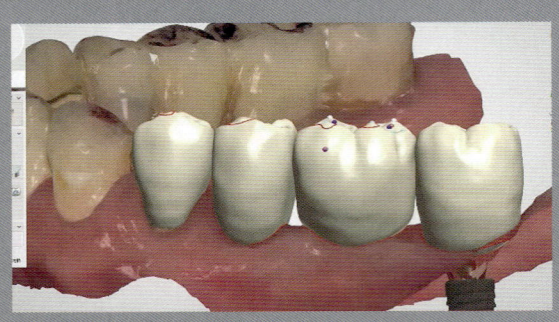

図 3-78a　デンタルデザイナー上でバーチャルワックスアップを行う．

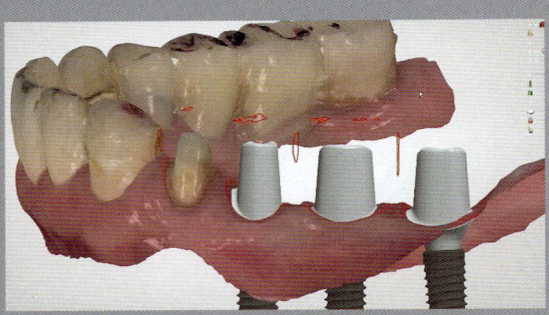

図 3-78b　クラウンの接触点を咬合面・隣接面で表示，同時にアバットメントの設計を行う．

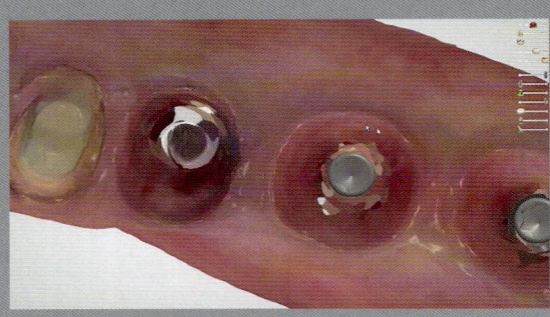

図 3-78c　エマージェンスプロファイルのデータ（咬合面観）．

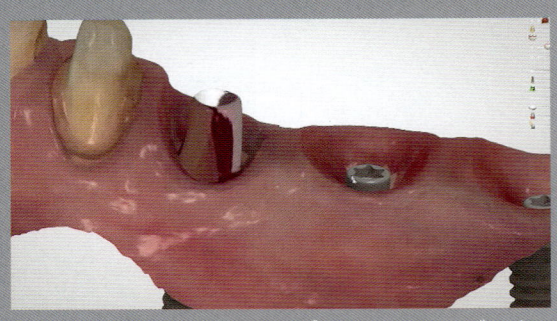

図 3-78d　エマージェンスプロファイルのデータ（頬側面観）．

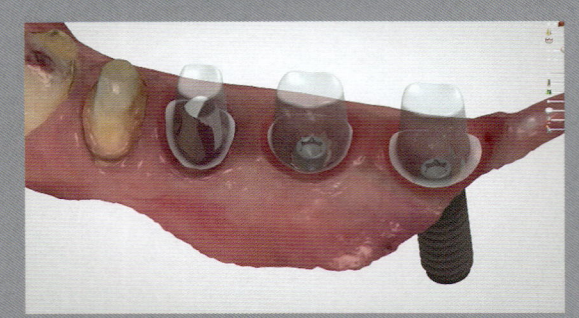

図 3-78e　設計したアバットメントのデータを合成する．

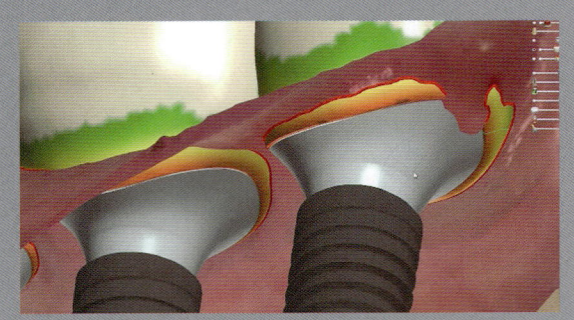

図 3-78f　トランジッショナルカントゥア，エマージェンスプロファイルと軟組織．

下顎の光学印象採得～最終補綴物

　下顎のインプラントに装着されているスクリューリテインのプロビジョナルレストレーションをチタンバットメントに置き換えて経過観察を行う（図3-77）．印象採得においては，粘膜面は急速に変化するため光学印象が困難である．そこでプロビジョナルを2歯以下に分割してIOSで読み込むことで容易に光学印象を行うことができた（関連：MOVIE 3-7）．

　下顎のインプラントは，チタンアバットメントが装着されており，補綴主導型で埋入されたインプラントとアバットメントの位置関係は良好である（図3-79）．最終補綴物は，スピー彎曲，ウィルソン彎曲も計画通りに作製でき（図3-80），審美的にも機能的にも満足した結果を得ることができた（図3-81，82）．

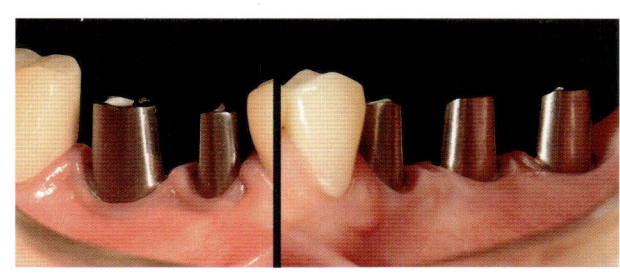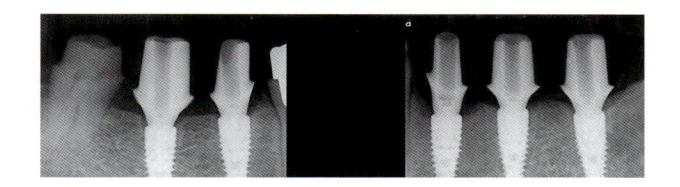

図3-79　下顎インプラントのアバットメントはチタンで製作されている．

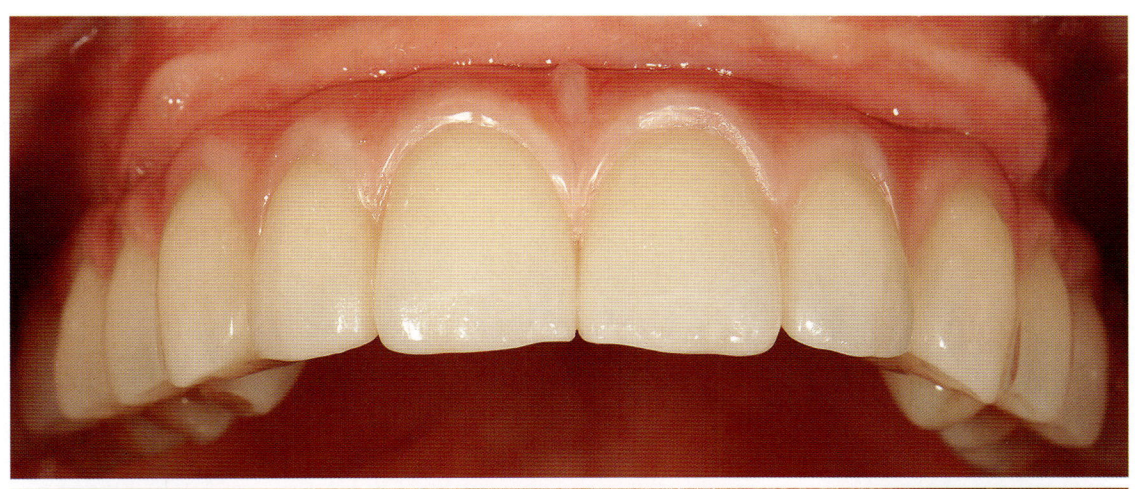
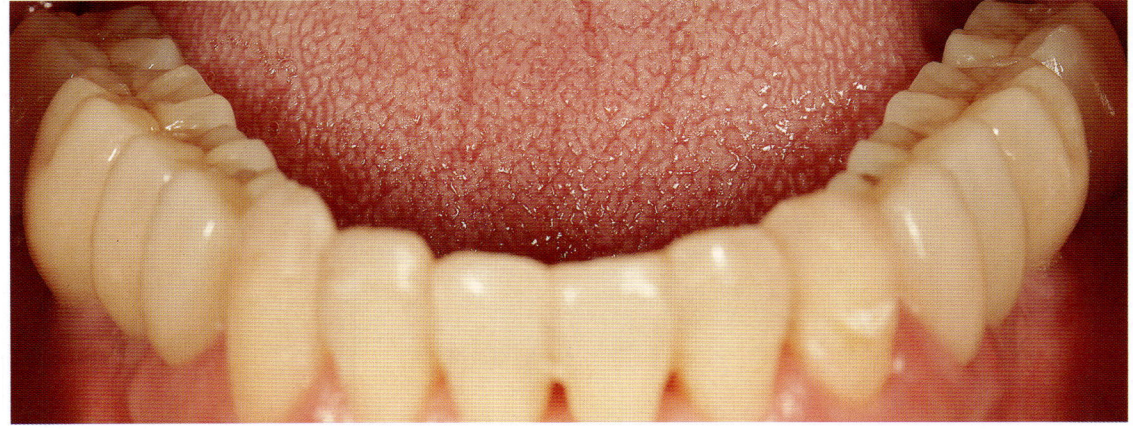

図3-80　最終補綴物装着後の上下顎歯列の状態．スピー彎曲，ウィルソン彎曲も計画通りに作製されている．

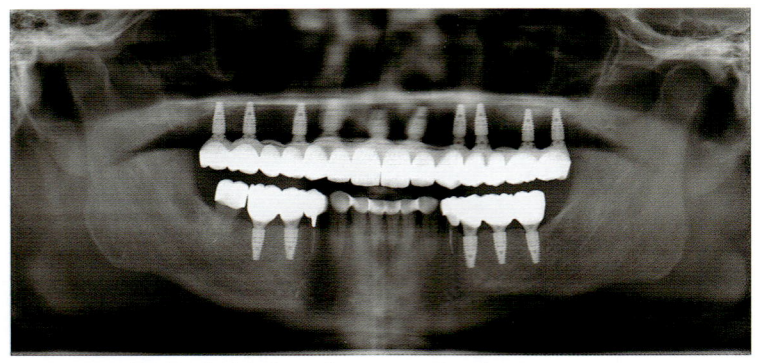

図 3-81　最終補綴物装着後のパノラマ X 線写真.

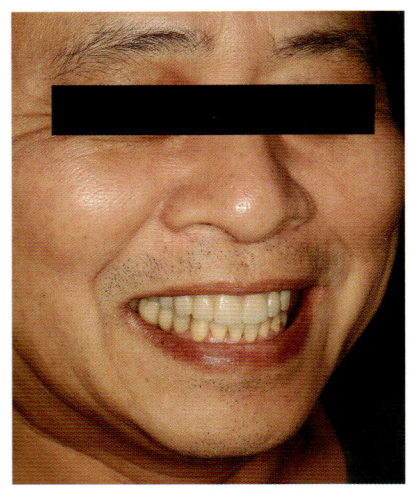

図 3-82　最終補綴物装着後の顔貌. 咀嚼効率も上がり，審美的・機能的に満足した結果であることが患者の微笑みからも伺える.

　最後に矯正治療のバーチャルプランニングと実際の矯正治療後がどの程度異なっているか，治療結果の再評価を行った（**MOVIE3-8**）.

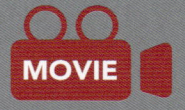 **3-8　バーチャルプランニングと治療結果の再評価**

　下顎における矯正治療のバーチャルプランニングと実際の矯正治療後の光学印象をスーパーインポーズする事で歯の移動が予定通りに行われたか確認できる. 白い模型が実際の矯正治療後で黄色い模型が最初の矯正治療計画時である. ロングプロビジョナライゼーションで約 6 カ月経過観察を行っていた事で下顎左側臼歯部のプロビジョナルが咬耗して低位になっており，歯列弓全体がバーチャルプランニング時よりも近心に位置している事が確認できる. また，仮想咬合平面は右側は計画通りの位置を維持しているが，左側はわずかに仮想咬合平面より実際の咬合平面は下方に位置しており，下顎左側臼歯部のプロビジョナルが咬耗して低位になっている事と関連している.

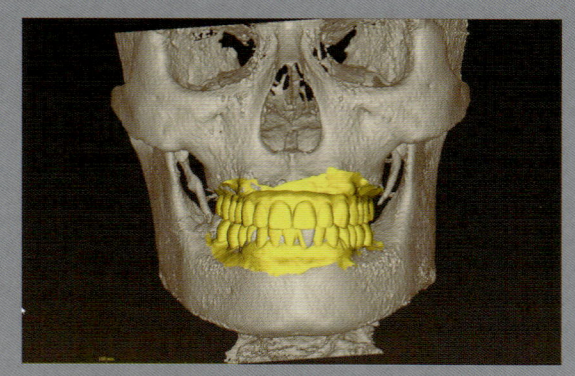

図 3-83 a　現在の口腔内を DICOM データと統合する.

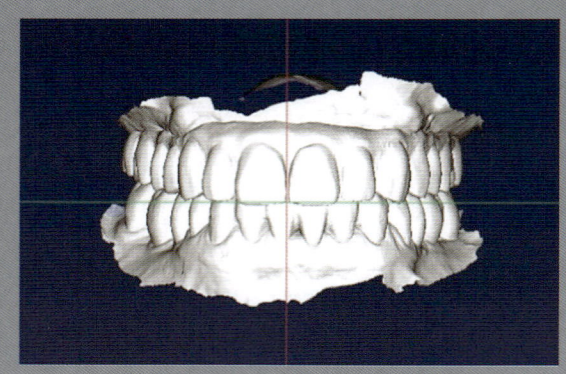

図 3-83 b　上下顎プロビジョナルレストレーションの状態.

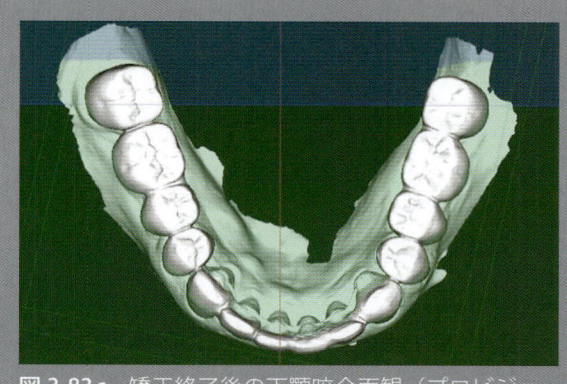

図 3-83c 矯正終了後の下顎咬合面観（プロビジョナルレストレーション装着）.

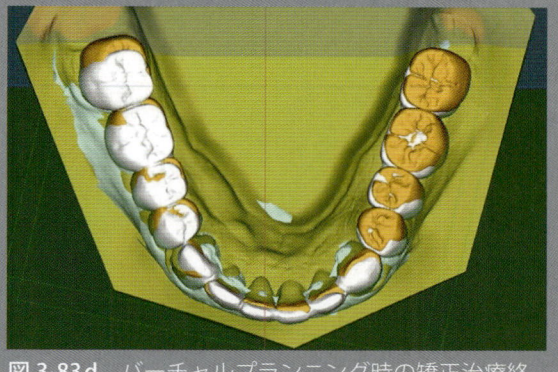

図 3-83d バーチャルプランニング時の矯正治療終了時の状態（黄）を矯正終了時（プロビジョナルレストレーション装着）の状態（白）と重ねる.

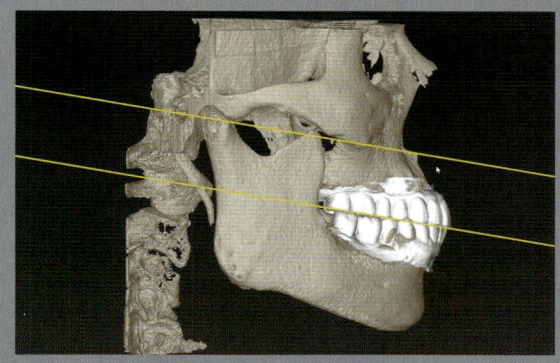

図 3-83e 最終補綴前にデータ統合してプロビジョナルレストレーションの咬合平面を確認する.

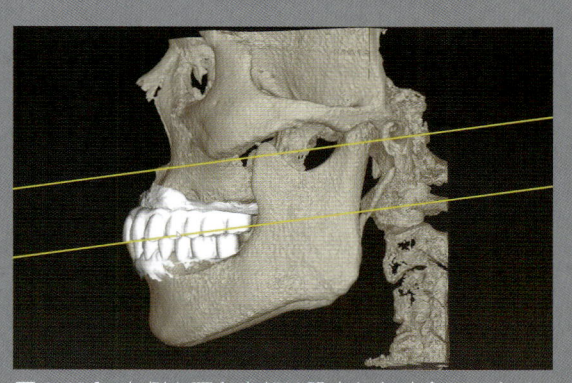

図 3-83f 左側上顎臼歯部は設定した咬合平面よりわずかに挺出している.

5 おわりに

咬合再構成の症例を通して，以下の点がデジタル化において大切な事項である.

1. 矯正前のシミュレーションはデジタル化によって更に精度高く，またインターディシプリナリーで共通したゴールのイメージを持つことができるようになった.

2. セットアップ模型から診断用ワックスアップ，そして欠損部へインプラント埋入用ガイドを製作する過程はデジタルの方がより簡便で精確であると思われる.

3. 上顎の仮想咬合平面や下顎の顆頭安定位の設定はデジタルによって位置関係を目で確認でき，仮想ではなくなる.

4. いままで補綴治療で行ってきた知識をデジタルに移行して確認不可能であった部分を具現化しながら治療を進めることで，更に補綴治療は進歩，発展すると考えられる.

5. バーチャル模型が従来の模型と大きく異なる点は，精度高くデータをスーパーインポーズして重ねながら検証できる点である.

Chapter 1　参考文献

1) Zaruba, M., Mehl, A.:Chairside systems: a current review.*Int. J. Comput. Dent.*, **20**(2):123-149, 2017.

2) Patzelt, S.B., Emmanouilidi, A., Stampf, S., Strub, J.R., Att, W.:Accuracy of full-arch scans using intraoral scanners. *Clin. Oral Investig.*, **18**(6):1687-1694, 2014.

3) Stimmelmayr, M., Güth, J.F., Erdelt, K., Edelhoff, D., Beuer, F.:Digital evaluation of the reproducibility of implant scanbody fit--an in vitro study. *Clin. Oral Investig.*, **16**(3):851-856, 2012.

4) Lee, S.J., Betensky, R.A., Gianneschi, G.E., Gallucci, G.O.; Accuracy of Digital vs. Conventional Implant Impressions. : *Clin Oral Implants Res*. **26**(6): 715-719, 2015.

5) Rhee, Y.K., Huh, Y.H., Cho, L.R., Park, C.J.:Comparison of intraoral scanning and conventional impression techniques using 3-dimensional superimposition. *J. Adv. Prosthodont.*, **7**(6):460-467, 2015.

6) Richert, R., Goujat, A., Venet, L., Viguie, G., Viennot, S., Robinson, P.,Farges,J.C., Fages, M., Ducret, M.:Intraoral Scanner Technologies: A Review to Make a Successful Impression. *J. Healthcare. Engineering.*, 2017.

7) 定松義樹：分析の信頼性にまつわる言葉の「信頼性」. CREATIVE 技術報告書，**10**，39-41，2011.

8) Ender, A., Mehl, A.:Accuracy of complete-arch dental impressions: a new method of measuring trueness and precision. *J. Prosthet. Dent.*, **109**(2):121-128,2013.

9) Renne, W., Ludlow, M., Fryml, J., Schurch, Z., Mennito, A., Kessler, R., Lauer, A. : Evaluation of the accuracy of 7 digital scanners: An in vitro analysis based on 3-dimensional comparisons. *J. Prosthet. Dent.*, **118**(1):36-42, 2017.

10) Gonzalez de Villaumbrosia, P., Martinez-Rus, F., Garcia-Orejas, A., Salido, M.P., Pradies, G.:In vitro comparison of the accuracy (trueness and precision) of six extraoral dental scanners with different scanning technologies. *J. Prosthet. Dent.*, **116**(4):543-550, 2016.

11) Lim, J. H., Park, J.M., Kim, M., Heo, S.J., Myung, J.Y.:Comparison of digital intraoral scanner reproducibility and image trueness considering repetitive experience. *J. Prosthet. Dent.*, **119**(2):225-232, 2018.

12) Ender, A., Mehl, A.:Influence of scanning strategies on the accuracy of digital intraoral scanning systems. *Int. J. Comput. Dent.*,**16**(1):11-21, 2013.

13) NPO 法人日本歯科放射線学会 診療ガイドライン委員会 編：歯科用コーンビーム CT の臨床利用指針（案）. 2017.

14) Kapila, A.D.:Cone Beam Computed Tomography in Orthodontics: Indications, Insights, and Innovations. Willy Blackwell, 5-102, 2014.

15) Vizzotto, M.B., Liedke, G.S., Delamare, E.L., Silveira, H.D., Dura, V., Silveira, H.E.:A comparative study of lateral cephalograms and cone-beam computed tomographic images in upper airway assessment. *Eur. J. Orthod.*, **34**(3):390-393, 2012.

16) Larheim, T.A., Abrahamsson, A.K., Kristensen, M., Arvidsson, L.Z.:Temporomandibular joint diagnostics using CBCT. *Dentomaxillofac. Radiol.*, **44**(1), 2015.

17) Alkhader, M., Ohbayashi, N., Tetsumura, A., Nakamura, S., Okochi, K., Momin, M.A., Kurabayashi, T.: Diagnostic performance of magnetic resonance imaging for detecting osseous abnormalities of the temporomandibular joint and its correlation with cone beam computed tomography. *Dentomaxillofac. Radiol.*, **39**(5):270-276, 2010.

18) Ferreira, A.F., Henriques, J.C., Almeida, G.A., Machado, A.R., Machado, N.A., FernandesNeto, A.J.:Comparative analysis between mandibular positions in centric relation and maximum intercuspation by cone beam computed tomography (CONE-BEAM). *J. Appl. Oral Sci.*, **17**(Suppl): 27-34, 2009.

19) Schechtman, R.L.:Treatment planning for orthodontic-restorative cases with SureSmile technology. *J. Clin. Orthod.*, **48**(10):639-649, 2014.

20) Mah, J., Sachdeva,R.: Computer-assisted orthodontic treatment: the SureSmile process. *Am. J. Orthod. Dentofacial. Orthop.*, **120**(1):85-87, 2001.

Chapter 2　参考文献

1) Gan, N., Xiong, Y., Jiao, T.:Accuracy of Intraoral Digital Impressions for Whole Upper Jaws, Including Full Dentitions and Palatal Soft Tissues. *PLoS One.* 6;**11**(7), 2016.

2) Jeong, I.D., Lee, J.J., Jeon, J.H., Kim, J.H., Kim, H.Y., Kim, W.C.:Accuracy of complete-arch model using an intraoral video scanner: An in vitro study. *J.Prosthet. Dent.*, **115**(6):755-759, 2016.

3) Ender, A., Mehl, A.:In-vitro evaluation of the accuracy of conventional and digital methods of obtaining full-arch dental im-pressions. *Quintessence Int.* **46**(1):9-17, 2015.

4) Jin, S.J., Jeong, I.D., Kim, J.H., Kim, W.C.:Accuracy (trueness and precision) of dental models fabricated using additive manufacturing methods. *Int. J.Comput. Dent.*, **21**(2):107-113, 2018.

5) Treesh, J.C., Liacouras, P.C., Taft, R.M., Brooks, D.I., Raiciulescu, S., Ellert, D.O., Grant, G.T.,Ye, L.: Complete-arch accuracy of intraoral scanners. *J. Prosthet. Dent.*, **120**(3):382-388, 2018.

6) Bilbin, M.S., Baytaroglu, E.N., Erdem, A., Dilber, E.:A review of computer-aided design / computer-aided manufacture techniques for removable denture fabri-cation. *Eur. J. Dent.*, **10**:286-291, 2016.

7) McCoy, G.:Dental compression syndrome: a new look at an old disease. *J. Oral Implantol.*, **25**(1): 35-49, 1999.

8) Magne, P., Belser, U.:Bonded Porcelain Restorations in the Anterior Dentition. Quintessence, 2002, 48-49.

Chapter 3　参考文献

1) Damstra, J., Fourie, Z., Huddleston Slater, J.J., Ren,Y.:Accuracy of linear measurements from cone-beam computed tomography-derived surface models of different voxel sizes. *Am. J. Orthod. Dentofacial. Orthop.*, **137**(1):16.e1-6, 2010.

2) Flores-Mir, C., Rosenblatt, M.R., Major, P.W., Carey, J.P., Heo, G.:Measurement accuracy and reliability of tooth length on conventional and CBCT reconstructed panoramic radiographs. *Dental. Press. J. Orthod.*, **19**(5):45-53, 2014.

3) 金田　隆，森　進太郎，十河基文，月岡庸之，田中譲治，井汲憲治：インプラント CT シミュレーションのすべて．砂書房，2012，8-27.

4) 日本補綴歯科学会 編：歯科補綴学専門用語集　第4版．医歯薬出版，2015.

Epilogue

あとがき

　今では，「スマホが無ければ生きていけない。」と言われるくらいに私たちの生活必需品となった携帯電話ですが，その誕生は今から約30年前の1985年くらいです．国内で使われる携帯電話は，その端末自体の姿かたちを変えながら，またそれを取り巻くネットワーク環境の進歩発展に伴い進化してきました．そしてここ数年で，私たちの日常生活の行動パターンやコミュニケーションの在り方までも徐々に進化させてきています．例えば，歯科大学で講義を行っていると現在はノートを一所懸命にとる姿はほとんど見受けられません．学生はスマホを構えて写メや必要に応じて講義の動画を撮るようになっています．

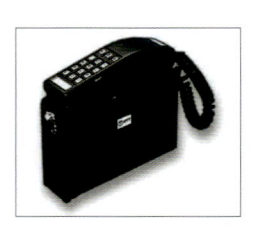

1985 年代：ショルダーフォン
（レンタル式）

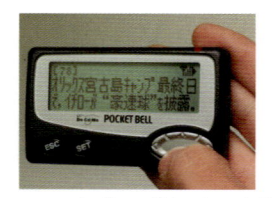

1990 年代：ポケベル時代の到来

　デジタル化は一般社会でも急速に進んでおり，ここから先に起こる3Dで動画を高速に移動できる5Gのネットワーク環境の進歩発展は私たちの治療環境に大きく関わってくることでしょう．

　デジタル歯科治療は，ここで例に挙げたようなスマートフォンで生じた進化に，さらに技工物などを移動させる物流の進化が相まって構築されていくと考えられます．

　そのスピードは想像以上に速く，今回も本文中に書いたものが数ヶ月ですでにアップデートされて改善されているものも少なくありません．

　しかし，アナログ時代に構築された診査，問題点の抽出，治療計画立案，治療方針の決定，治療，修復物の製作・装着そしてメインテナンスといった基本的な一連の流れは変化しません。

　デジタル歯科治療がデジタル化と関与しながら最終的に全体の流れを管理するソフトがパッケージとして完成することを期待しています．

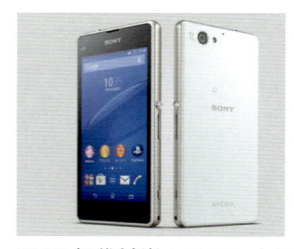

2000 年代前半：スマートフォンが登場

　最後になりますが，本書を執筆するにあたり多くの方々のご尽力に感謝しています．

　私が開業医となり，どのように歯科臨床を行っていったらいいか分からなかった22年前に，東京SJCDレギュラーコースを受講し，翌年から東京SJCD理事に抜擢して頂き，今も引き続き歯科医師人生の本当の楽しみ方について身をもって教えて下さる山﨑長郎先生に感謝致します．

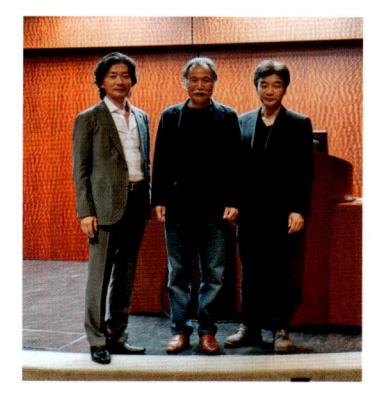

Frank Spear Education
at Scottsdale, AZ. 2012.

　また，初めて歯科雑誌へ執筆する事になったときやプレゼンテーションを行う事になったときなど，多忙な臨床の合間に丁寧に細かくご指導を頂いた土屋賢司先生に感謝致します．

　そして，不馴れなデジタル歯科治療に関して私の勝手なアイデアを聞き入れ，リアルな形にする事に多大なご協力を頂き，またオープンシステムによって自分一人ではできない部分を助けて頂いたコアデンタルラボ横浜のデジタル歯科技工関係者の方々，そして協和デンタル・ラボラトリーのデジタル歯科技工関係者の方々に感謝致します．

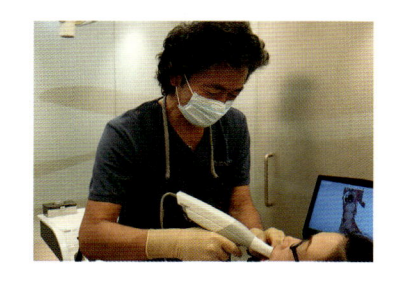

　また10年以上連載されている『補綴臨床』の座談会を通して，本書を制作するにあたり企画から校正まで多大な協力を頂いた医歯薬出版株式会社の菅野紀彦氏に感謝します．

　日ごろ私の臨床を理解・協力し助けてくれているウエマツ歯科医院の歯科衛生士，歯科技工士に感謝致します．そして，ウエマツ歯科医院が横浜にあった頃から約20年間の長きにわたりメインテナンスと歯科衛生士教育にご協力頂いている土屋和子さんに感謝します．

　横浜港北区で1993年に開業し，2009年に二子玉川へ移転開業して26年間もの長きにわたりに支えてきてくれている妻に感謝すると共にいつも笑顔にしてくれた愛犬クレア（2018年12月21日没　享年12歳）に感謝する．

植松厚夫

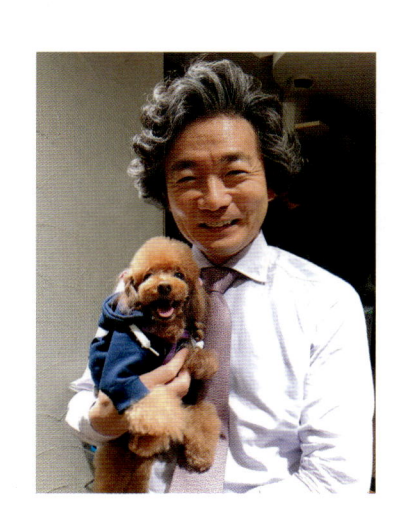

【著者略歴】
植 松 厚 夫

1959 年　群馬県出身
1985 年　神奈川歯科大学卒業
同年　　同大学歯周病学教室助手
1989 年　ハーバード大学歯学部留学（Clinical Fellow）
1993 年　植松歯科医院開設（横浜市港北区）
2007 年　博士号取得（歯学博士）
2008 年　シンガポール歯科医師免許取得
2009 年　ウエマツ歯科医院開設（東京都世田谷区二子玉川）

日本口腔インプラント学会　専門医・指導医
日本臨床歯科学会　指導医

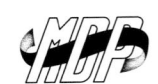

デジタルデンティストリーの実践
Digitally Guided Dental Therapy
State-of-the-Art Dental Technology　　　ISBN978-4-263-46216-4

2019 年 7 月 25 日　第 1 版第 1 刷発行

著者　植 松 厚 夫
発行者　白 石 泰 夫
発行所　医歯薬出版株式会社

〒113-8612　東京都文京区本駒込 1-7-10
TEL.（03）5395-7635（編集）・7630（販売）
FAX.（03）5395-7639（編集）・7633（販売）
https://www.ishiyaku.co.jp/
郵便振替番号 00190-5-13816

乱丁，落丁の際はお取り替えいたします　　　印刷・三報社印刷／製本・榎本製本